翁维良
活血化瘀十二法

主　审　翁维良

主　编　李秋艳

副主编　张　东　于大君

编　委　李秋艳　张　东　于大君　张　昱
　　　　郭明冬　张兰凤　李　岩　刘燊仡
　　　　李　睿　程苗苗　李刘生　于洁馨
　　　　孙爱军　马学竹

人民卫生出版社

图书在版编目（CIP）数据

翁维良活血化瘀十二法 / 李秋艳主编. —北京：人民
卫生出版社，2016
ISBN 978-7-117-22010-1

Ⅰ.①翁… Ⅱ.①李… Ⅲ.①活血祛瘀-中医疗
法 Ⅳ.①R254.2

中国版本图书馆 CIP 数据核字（2016）第 012730 号

| 人卫社官网 | www.pmph.com | 出版物查询，在线购书 |
| 人卫医学网 | www.ipmph.com | 医学考试辅导，医学数据库服务，医学教育资源，大众健康资讯 |

翁维良活血化瘀十二法

主　　编：李秋艳
出版发行：人民卫生出版社（中继线 010-59780011）
地　　址：北京市朝阳区潘家园南里 19 号
邮　　编：100021
E - mail：pmph @ pmph.com
购书热线：010-59787592　010-59787584　010-65264830
印　　刷：三河市博文印刷有限公司
经　　销：新华书店
开　　本：710×1000　1/16　印张：17
字　　数：314 千字
版　　次：2016 年 2 月第 1 版　2024年 2 月第 1 版第 8 次印刷
标准书号：ISBN 978-7-117-22010-1/R·22011
定　　价：38.00 元

打击盗版举报电话：010-59787491　E-mail：WQ @ pmph.com
（凡属印装质量问题请与本社市场营销中心联系退换）

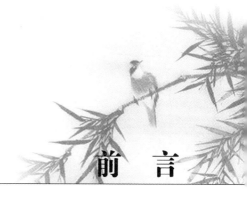

前　言

　　中医学对血瘀证和活血化瘀治法积累了丰富的理论知识和临床实践经验。自先秦《内经》总结了气血流通的重要性和血瘀证形成的病因病机、证候表现、治则治法及方药之后，历代医家都在此基础上对其进行了发挥和创新，不断丰富和完善血瘀证和活血化瘀治法的理论和临床，并形成了较为系统的理、法、方、药诊疗体系。

　　郭士魁老先生"以通为补"的学术思想，擅用活血化瘀治疗心血管疑难病，以冠心病为突破口，以提高疗效为目的，对"血瘀证及活血化瘀治法"，从临床、基础及理论等方面进行了深入系统的研究，揭示了血瘀证的科学内涵和活血化瘀基本作用原理，在国内外产生重大影响。

　　翁维良教授继承了郭老活血化瘀的思想体系，并在长期的临床实践中，形成了自身鲜明的学术特色，丰富了血瘀证的内涵，认为"百病多瘀"、"老年多瘀"、"久病多瘀"、"怪病多瘀"，擅从血瘀论治。同时亦主张化瘀不单活血，当知常达变，在辨证论治基础上总结概括出"活血化瘀十二法"，包括益气活血、养阴活血、温阳活血、补血活血、理气活血、清热活血、祛痰活血、凉血活血、祛风活血、利水活血、软坚活血、通下活血十二个治法。应用活血化瘀十二法治疗临床所遇到的疑难杂病、老年病、久病怪病等，屡试不爽。

　　本书系统全面地介绍了活血化瘀的这十二种治法，分别从理、法、方、药几个方面进行阐述，是翁老几十年临床和学术经验的概括和总结。翁老以年近八旬的高龄，仍坚持每周两次门诊，还要参加国家中医药管理局及中国中医科学院的多项科研活动，几无空闲之时。虽如此，为了避免本书整理者的主观臆测，翁老把仅有的休息时间用来审阅书稿，以求真实地呈现他的学术思想。翁老学识渊博精深，而我辈学识疏浅，对老师的学术思想难免有理解不当之处，诚请各位同仁斧正。

　　值此中国中医科学院建院60周年之际，谨以此书向老师以及老师为之奋斗一生的中国中医科学院致敬。

李秋艳

2015年于北京

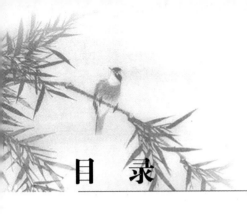

目　录

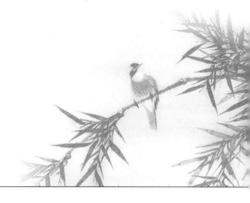

医家简介

　　翁维良（1937年—），首都国医名师，中国中医科学院首席研究员，科学技术委员会委员。主任医师，博士生导师，博士后合作导师，第二批、第四批全国老中医药专家学术经验继承工作指导老师。享受政府特殊津贴。国家食品药品监督管理总局新药审评专家，中华中医药学会临床药理学会副主任委员，世界中医药联合会中药上市后再评价分会会长，北京疑难病学会名誉会长，中国医药信息学会心功能学会常委。曾任中国中医科学院西苑医院副院长，临床药理基地主任，心血管研究室主任。

　　参与活血化瘀研究40余年，研究成果获2003年国家科技进步一等奖。主持或参加国家级自然科学基金、国家科技攻关、卫生部、国家中医药管理局、中国中医科学院等各级科研课题40余项，发表文章100余篇，出版了《杂病证治》《中医临床家郭士魁》《活血化瘀治疗疑难病》《中医活血化瘀治疗疑难病》《临床中药学》《中药不良反应与合理用药》《中医临床研究实施方案设计与优化》《中医临床研究质量控制与评估》等20余部专著。获国家科技进步二等奖3项，省部级、中华中医药学会、中国中医科学院等科研成果奖30余项。获中国中医科学院突出贡献奖，金质奖章。2014年获中华中医药学会中医药学术发展成就奖。

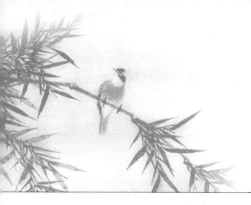

医家小传

一、从医之路

　　翁维良，1937年3月生于浙江宁波，同年底至上海。1955年毕业于上海市市南中学，考入上海第一医学院医疗系。1960年统一分配到卫生部中医研究院工作。1960-1962年响应国家"西医学习中医"的号召，参加卫生部第二届西学中班（北京中医学院）学习。结业后分配至中医研究院内外科研究所工作，拜岳美中老中医为师。1962年11月中医研究院院所调整，翁老随郭士魁、陈可冀、钱振准等被派至西苑医院，参与心血管病研究室筹建。到西苑医院后先拜赵锡武老中医为师，后又拜郭士魁老中医为师。

　　当时提倡继承发扬中医，热爱中医事业。受三位老师的熏陶，翁老逐渐养成了"能中不西，先中后西"的诊治思维。1969-1971年被调遣至山西稷山县筹建成立农村疾病研究所，到所后参加农村医疗队，边巡回医疗，边进行慢性支气管炎的防治科研。由于当时农村地区医疗条件所限，药物缺乏，翁老与同事运用中医针灸、草药（地锦草、马齿苋、洋金花、地肤子）等进行临床研究，获得了当地百姓的欢迎，取得了科研成果。

　　多年的跟师学习与工作经历，不仅为他积累了丰富的临床实践经验，同时也为其良好科研习惯的养成创造了条件。作为中医研究院的第一附属医院，西苑医院强调临床与科研并重，心血管研究室的医师既是临床医生，又是科研人员。在临床工作中经常需要轮流到科研的第一线，包括当时清华大学、北京大学、中国人民大学设立的科研门诊，以及与北医三院协作的每周一次的联合大查房和合作科研项目。当时信息技术尚不发达，没有电脑，查阅文献资料需要人工一本本地翻找，费时费力；统计只能使用手摇计算机完成，繁琐复杂，工作量大。但是研究室里学术气氛浓厚，工作积极性很高。研究室每周都会开一次临床与科研会议，讨论临床与科研进展及遇到的问题，探讨解决问题的方法及下一步工作计划，科研态度都十分认真严谨。正是凭借着这种不断的坚持与积累，为翁老今后在临床和科研养成的良好习惯打下了坚实的基础。正如他所说，科研和其他任何工作一样，永远没有终结。

二、学 术 思 想

翁老从事中医、中西医结合临床工作50余年,在心血管病和内科杂病的中医诊疗中,继承郭士魁老中医"以通为补"的学术思想,擅用活血化瘀治疗心血管疑难病,如不稳定型心绞痛、介入后再狭窄、老年冠心病、病态窦房结综合征、心房颤动、扩张型心肌病等。在长期的心血管病临床实践中,形成了自身鲜明的学术思想特色,擅长血瘀证的辨证论治,丰富了血瘀证的内涵。翁老的学术思想主要体现在以下方面:

1. 认为"百病多瘀"、"老年多瘀"、"久病多瘀"、"怪病多瘀"。临床遇到疑难杂病、老年病、久病怪病等,擅从血瘀论治。

2. 认为心血管系统疾病病位在心,"心主一身之血脉",心脉瘀阻不通即出现胸痛等表现。强调活血通脉是治疗心血管系统疾病的基本治法。

3. 主张活血化瘀治疗疑难病。认为化瘀不单活血,当知常达变。在辨证论治基础上总结出"活血化瘀十二法",用于临床疑难杂症的治疗。

4. 临床诊治中强调"用药如用兵",主张安全、合理、灵活地选用药物。

5. 重视天人相应一体观,在遣方用药时尤其重视结合气候季节特点,因时因人制宜。

6. 重视中医调补,擅用膏方治病与防病。

三、主 要 成 就

除对血瘀证和活血化瘀的系统深入研究外,由于工作需要,翁老还凭借其敏锐的科研思路与勤奋严谨的工作态度,克服多重困难,在其他多个不同领域取得了成绩。

1. 重视中药的合理安全用药。长期参加药典及国家药品不良反应中心中药安全性评价的工作,如"关木通事件"、"鱼腥草注射液事件"等的专家咨询;还参加了中药注射剂上市后再评价及合理安全用药的全国范围公益性巡回讲座。

2. 重视中药新药临床研究工作。西苑医院在20世纪90年代就建立了中药新药的 I 期临床试验病房,形成了完善的SOP制度,并最终得到卫生部、科技部专家的肯定,使西苑医院临床药理基地成为当时科技部两个重点中药新药临床研究中心之一。

3. 重视临床研究的方案优化与质量控制。在"十五"国家科技攻关计划、"十一五"国家科技支撑计划"中医防治重大疑难病专项"、"慢病行业专项"、

"重大传染病专项"等国家重大课题项目中承担方案优化、质量控制与评价等工作。

4. 重视新时期瘟病研究。在抗御SARS期间,负责"中西医结合治疗SARS临床特别专项"的方案设计、参与全程研究,对研究资料进行严格审核与把关。在"中医、中西医结合治疗SARS国际研讨会"上,担任大会主席、主报告人,经过紧张答辩与讨论,最终世界卫生组织专家肯定了我国中西医结合治疗SARS的疗效,并以WHO名义出版专著向世界介绍中国治疗SARS的经验。后期继续参与"中医瘟疫研究及其方法体系的构建"课题研究,分别荣获国家科技进步二等奖。

5. 重视中医传承工作。为解决目前个体化传承培养模式效率低,不能适应当代中医发展对中医高素质人才需要的问题,翁老作为负责人之一,参与了"十五"、"十一五"国家科技支撑计划"名老中医临床经验学术思想传承研究项目",建立了名老中医学术思想的传承研究信息服务平台,实现了对研究型传承方法的创新探索。

翁老治学严谨,富敬业精神,主张"用心学习工作"、"业精于勤"。跟随岳美中、赵锡武、郭士魁三位老专家学习长达十多年。经过不断的努力,博采众长,汲取了前人及三位老师治疗心血管疾病尤其是冠心病的理论和经验,特别是郭士魁老先生"以通为补,活血化瘀"的理论给了他很大的启发。在人才培养方面,翁老鼓励弟子、硕士、博士及博士后继承创新,重视临床科研并及时总结与发表论文与专著,加快人才培养,使中医事业后继有人。翁老医科教并重,多次在国家级的研讨培训班中做重要讲座,先后培养博士后11名,师带徒4名,博士10名,硕士10名,是人事部、国家中医药管理局第二批、第四批名师带徒老师。参与北京市中医管理局北京中医药薪火传承"3+3"工程项目"翁维良学术继承工作站"课题,获中华中医药学会"全国先进名医工作站"奖、中医药学术发展成就奖、北京中医药薪火传承贡献奖。

（程苗苗）

4

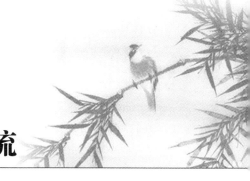

第一章 活血化瘀源流

活血化瘀法主要是中医学针对血瘀证进行治疗的重要方法。经历代医家长期临床实践,中医学积累了丰富的关于活血化瘀的理论知识和实践经验,有许多论述至今仍指导着我们的临床实践。目前,活血化瘀已经形成了包括病因、病机、诊断、治疗等在内的较为系统完备的理论体系,活血化瘀疗法单独或与其他疗法相配合已经成为中医临床解决实际问题的重要方法。

一、先秦时期

《内经》是我国现存最早的医学经典,其中虽无"瘀血""血瘀"等词汇,但对血瘀的形成原因、血瘀的证候及治疗都有较详细的论述,为后世血瘀学说的形成奠定了理论基础。如书中有"血凝涩""血脉凝泣""脉不通""恶血""留血""血著""血泣"等近似瘀血名称的记载。在一些篇章里谈到了瘀血产生的原因及瘀血导致的症状,如"有所堕坠,恶血留内","寒气客于脉中,则血泣脉急,故胁肋与少腹相引痛矣","血气不和,百病乃变化而生"。在血瘀证治疗方面,《内经》也提出了相应的治疗法则。如《素问·阴阳应象大论》指出:"血实者宜决之";《素问·至真要大论》指出:"疏其血气,令其调达,而致和平","坚者消之"、"结者散之"、"留者攻之";《素问·汤液醪醴论》曰:"去宛陈莝";《灵枢·小针解篇》曰:"菀陈则除之者,出恶血也";《素问·腹中痛》还创立了活血散瘀方剂四乌贼骨一芦茹丸。说明在当时对活血化瘀疗法已经有深刻的理论认识和丰富的临床实践。

与《内经》同时代的《神农本草经》则列出了牛膝、丹参、丹皮、泽兰、桃仁、水蛭、地鳖虫等40余种具有活血化瘀作用的药物。可见,当时对血瘀证进行活血化瘀治疗的药物已经很多,为中医临床药物治疗提供了必要的基础。

二、秦汉时期

汉代张仲景在前人认识的基础上,结合临床实践,著《伤寒杂病论》,创造性地建立了中医辨证论治的理论体系,也从理、法、方、药方面系统地建立了血瘀证学说。提出了瘀血的概念,对血瘀的形成、临床表现、诊断、治疗都作出了较为详细的论述,总结出了不少行之有效的治疗方法和方药,是应用活血化瘀治疗多种疾病的开始,为活血化瘀疗法的发展奠定了重要基础。

他首创了望舌诊断血瘀的方法,并对瘀血的症状与脉弦有较为详尽的论述。《金匮要略方论·惊悸吐衄下血胸满淤血病脉证治第十六》:"病人胸满,唇萎舌青,口燥,但欲漱水不欲咽,无寒热,脉微大来迟,腹不满,其人言我满,为有瘀血",明确指出舌青为有瘀血的表现,为后世舌诊的发展,特别是血瘀证舌诊的应用开创了先河;并采用大量虫类药物活血通络治疗血瘀证,如水蛭、虻虫、䗪虫等,为后世络病学说的发展奠定了基础。

仲景创制了诸多活血化瘀方治疗各种血瘀证,其活血化瘀治法灵活多变,不拘一格,而又严谨慎密,轻重缓解,独行间用,井然有序,至今为临床所效仿和应用。其中以当归四逆汤(当归、白芍、桂枝、通草、细辛、甘草、大枣)活血通脉,温经散寒,治疗"手足厥寒,脉微欲绝";桃核承气汤由桃仁、大黄、桂枝、甘草、芒硝组成,活血清热治疗血热互结少腹的太阳蓄血轻证;抵挡汤(丸)由水蛭、虻虫、桃仁、大黄组成,治疗太阳蓄血重证;大黄牡丹汤由大黄、丹皮、桃仁、瓜子、芒硝组成,荡热逐瘀治疗热毒内聚,营血瘀结的肠痈。《金匮要略·疟病脉证并治第四》:"病疟,以月一日发,当十五日愈;设不差,当月尽解;如其不差,当如何?师曰:此结为癥瘕。名曰疟母,急治之,宜鳖甲煎丸",以鳖甲煎丸攻补兼施、寒热并用、化痰消癥、理气活血治疗癥积;《金匮要略·五脏风寒积聚病脉证并治第十一》以旋覆花汤活血理气治疗肝着证:"肝着,其人常欲蹈其胸上,先未苦时,但欲饮热,旋覆花汤(旋覆花、葱、新绛)主之";《金匮要略·血痹虚劳病脉证并治第六》:"五劳虚极羸瘦,腹满不能饮食……内有干血,肌肤甲错,两目暗黑,缓中补虚,大黄䗪虫丸主之",以大黄䗪虫丸缓中补虚治疗"干血痨"。

对于妇科多种疾病,仲景大量采用了活血化瘀的治疗方法,为后世所遵从。如妇科癥积采用桂枝茯苓丸(桂枝、茯苓、丹皮、芍药、桃仁)消瘀化癥,妊娠腹痛绵绵用当归芍药散(当归、川芎、芍药、茯苓、泽泻、白术),妊娠胎动用当归散(当归、芍药、川芎、黄芩、白术),妊娠养胎用白术散方(白术、川芎、蜀椒、牡蛎);产后腹痛瘀血实证用枳实芍药散(枳实、芍药)或下瘀血汤(大黄、桃仁、䗪虫);妇人经带疾患如带下瘀血在少腹不去,少腹里急,暮即发热用温经汤(吴茱萸、当归、川芎、芍药、人参、桂枝、阿胶、生姜、丹皮、甘草、半夏、麦冬);带下经水不利用土瓜根散(土瓜根、芍药、桂枝、䗪虫),经水不利用抵挡汤等。其中妇科妊娠腹痛兼下血用芎归胶艾汤(川芎、阿胶、当归、芍药、甘草、艾叶、地黄)治疗,可以认为是出血疾病用活血化瘀法治疗的肇始。

以上可以看出,张仲景对活血化瘀疗法的应用已经十分成熟,所涉及的药物、药方、病种、病症、治法均十分复杂多变。癥积、虚劳、痹证、膀胱蓄血、肠痈、各种疼痛、各种妇科疾病，甚至出血性疾病，仲景均提出了采用活血化瘀进行治疗的方法。即在仲景看来，有是证即用是法，只要疾病存在血瘀，就可以应用活血化瘀法进行治疗。

三、晋唐时期

晋唐时期，在《内经》《伤寒杂病论》的血瘀证理论指导下，对血瘀证候的病机、病因与治疗方药等方面，均积累了宝贵的经验，取得了较大的进展。出现了《诸病源候论》《本草经集注》《千金方》《外台秘要》《肘后备急方》《理伤续断方》等对活血化瘀的应用有较多论述。目前常用的活血化瘀药如姜黄、郁金、三棱、莪术、川芎、血竭、苏木、丹参等都被发现并得到了应用；发明了不少活血化瘀方剂，如蒲黄散、桃仁散、五积散、四物汤等。其中《理伤续断方》是一部治疗跌打损伤的专书，记载了大量活血化瘀治疗伤科病证的方剂，为活血化瘀法在伤科中的应用奠定了重要的基础。

四、宋金元时期

宋金元时期，活血化瘀理论与实践得到了进一步的整理提高，采用活血化瘀治疗的方法得到广泛应用，以活血化瘀为主的方剂大量涌现。

宋代《太平惠民和剂局方》治妇人诸疾里记载了失笑散、蒲黄散、当归散、牡丹散、红花当归散等许多活血化瘀方。宋代名医陈言著《三因极一病证方论》，该书对癥瘕积聚进行了详尽的论述，并用三圣丸（赤芍、当归、三棱、莪术、红花）、小三棱煎（三棱、莪术、芫花）等理气活血治疗癥瘕积块。宋·许叔微著《本事方》用弹丸（乳香、没药、五灵脂、麝香）活血化瘀治疗瘫痪。

金·李东垣属补土派，但也重视调气血、通血脉，在《医学发明·中风同堕坠论》中创立了著名的活血化瘀方剂-复元活血汤（柴胡、瓜蒌根、当归、穿山甲、桃仁、红花、大黄、甘草），"治从高坠下，恶血留于胁下，及疼痛不可忍者"。在《脾胃论》中以当归活血散（川芎、青皮、槐花、荆芥穗、熟地、白术、当归、升麻）活血化瘀治疗肠澼下血，湿毒下血。张子和提出"气血以流通为贵"，下法有"陈去而肠胃洁，瘀证尽而营卫昌，不补之中有补存焉"。

元·朱丹溪对情志致病十分重视，认为情志失调可以导致气血失和而为病，指出"气血冲和，万病不生，一有怫郁，诸病生焉"，并提出"苍术、抚芎，总解诸郁，随证加入诸药"的理气活血治疗大法，创越鞠丸（川芎、醋香附、炒神曲、炒苍术、炒栀子）活血化瘀为主治疗诸郁。这说明情志疾病多存在血瘀的情况,应当合用活血化瘀的方法进行治疗,这是对活血化瘀疗法的又一发展,扩大了活血化瘀疗法的使用范围,对后世有很大影响。如《景岳全书》引《医学统旨》疏肝解郁活血的代表方剂柴胡疏肝散(陈皮、柴胡、川芎、枳壳、芍药、甘草、香附)就是丹溪思想的生动体现。

五、明清时期

明清时期,名家辈出,中医学理论与实践相结合,发展迅速,活血化瘀理论与实践也得到了极大的发展,并且开始形成独立的理论体系,为现代活血化瘀学说的建立与完善奠定了坚实的基础。

明朝有万全、王肯堂、李中梓、李时珍等医学大家,其著作中有许多关于血瘀证治疗的论述。如万全立固精汤(怀牛膝、杜仲、当归、陈皮、黄芩、地骨皮、知母、川芎、白芍、补骨脂、红花、甘草、棕灰)"治血瘀,不拘牙缝、发尖流血等症,并治之"。李中梓在《医宗必读》中立积聚专篇,对"血积",轻者用干漆、桃仁、丹皮、归尾、赤芍、红花,甚者用大黄、虻虫、水蛭、穿山甲、花蕊石。明·王肯堂《证治准绳》立蓄血专篇,指出:"夫人饮食起居,一失其宜,皆能使血瘀滞不行,故百病由污血者多",提出了饮食起居失宜可以致瘀的观点,并进一步指出:"人知百病生于气,而不知血为病之始也"。董宿的《奇效良方》与李时珍的《本草纲目》则记载了大量的活血化瘀方剂和活血化瘀药物。

清代是活血化瘀法发展的重要时期,涌现了王清任、叶天士、唐宗海、张锡纯、吴瑭等医学大家,他们对活血化瘀法的发展作出了重要贡献。

清·王清任在实践基础上著《医林改错》,该书可以认为是一部论述活血化瘀的专书,对血瘀证的症状、证候、辨识、治疗等都有详尽的论述,使活血化瘀法的应用扩大到内、外、妇、儿各科及瘟病等多个领域,极大地扩大了活血化瘀法的应用范围,丰富了活血化瘀的内容,成为活血化瘀疗法的集大成者。王清任论病,尤其重视气血,提出治病以气血为本的重要思想,指出"治病之要诀,在明白气血,无论外感内伤,要知初病伤人何物,不能伤脏腑,不能伤筋骨,不能伤皮肉,所伤者无非气血。气有虚实……血有亏瘀",明确提出了气血辨证的法则,在此思想指导下,从气血入手识别各种血瘀病症,提高了血瘀证诊断效能,减少了血瘀证的漏诊率,并从气血入手治疗各种疾病,取得了较好的疗效。在治疗方面,王氏从气血辨证入手倡导的益气活血法及创制的大量益气活血方剂,大大丰富了活血化瘀的方法,进一步提高了活血化瘀的疗效。王氏认为:"元气既虚,必不能传达于血管,血管无力,必停留而瘀"。故王氏据此创立了益气活血法治疗气虚血瘀证,创制了不少补气活血方,如补阳还五汤、黄芪赤风汤、黄芪桃红汤、助阳止痒汤等,其中治疗半身不遂的补阳还五汤堪称典范,该方以大剂量黄芪为君,峻补元气,使气旺血行,气足血通,配以小剂量的当归尾、桃仁、红花、川芎、地龙、赤芍活血通络使脉络通畅,补气药与活血药相配,使气足血活,气血畅通,对中风、胸痹等多种疾病属气虚血瘀者均有较好疗效。

纵观全书,王氏的活血化瘀法应用十分广泛,几乎涵盖了今天活血化瘀的所有主要治法,包括解表活血法、疏风活血法、理气活血法、解毒活血法、化痰活血法、通络活血法、益气活血法、温阳活血法、养阴活血法、养血活血法等均有涉及,体现了王氏应用活血化瘀的纯熟经验。除上述的补阳还五汤等益气活血方外,他创立的血府逐瘀汤、通窍活血汤、身痛逐瘀汤、膈下逐瘀汤、少腹逐瘀汤、癫狂梦醒汤等诸多方剂所治病症繁多,适用面广,至今为临床所常用。如血府逐瘀汤(由桃仁、红花、川芎、赤芍、当归、生地、牛膝、柴胡、桔梗、枳壳、甘草组成),王氏以之治疗头痛、胸痛、胸不任物、胸任重物、天亮汗出、急躁、不眠、心跳心忙等诸多病症,应用广泛。在该书中,王清任将活血化瘀法所治疾病的种类从以往的癥积、疼痛(胁痛、胸痛、脘腹痛、痹病等)、跌打损伤、妇科疾病、情志疾病等扩展到了中风、胸痹心痛、癫狂、汗症、发热、脱发、皮肤病(如白癜风、酒渣鼻等)、耳聋、久泻等诸多杂病,以及小儿抽风、痘疹、霍乱等急症、时令病,极大地扩大了活血化瘀疗法的使用范围,为后世活血化瘀疗法的发展起到了很大的推动作用,以丰富的实践进一步诠释了"百病多瘀"理论。

清·唐宗海著《血证论》是论述出血证的专书,但对血瘀证及出血与血瘀之间的关系都作出了详尽的论述,明确提出出血也存在瘀血。他把消瘀作为止血四法之一,认为:"干血不去,则新血断无生理",扩大了活血化瘀治法的应用范围;同时立血瘀证专篇,其中包括"瘀血、蓄血、血臌、经闭",并指出"吐衄便漏,其血无不离经。凡系离经之血,与荣养周身之血,已睽绝而不合",即离经之血是瘀血,且"既是离经之血,虽清血鲜血,亦是瘀血";提出血瘀证"总以去瘀为先,且既有瘀血,便有瘀血之证,医者按证治之,无庸畏阻";《血证论》中又指出:"肝属木,木气冲和条达,不致遏郁,则血脉得畅",否则易于气滞血瘀。"治血者必调气","气和则血和"。重视疏肝调气理血,倡导应用疏肝理气活血的方法治疗血瘀证。

清·叶天士明确提出"久病入络"、"久痛必入络",这个"入络"即是瘀的表现,进一步直接指出:"络主血,久病血瘀"。录其医案之一于此以为证:王(三七)骑射驰骤,寒暑劳形,皆令阳气受伤。三年来,右胸胁形高微突,初病胀痛无形,久则形坚似梗,是初为气结在经,久则血伤入络。盖经络系于脏腑外廓,犹堪勉强支撑。但气钝血滞,日渐瘀痹,而延癥瘕。怒劳努力,气血交乱,病必旋发,故寒温消克,理气逐血。总之未能讲究络病工夫。考仲景于劳伤血痹诸法,其通络方法,每取虫蚁迅速飞走诸灵,俾飞者升,走者降血无凝著。气可宣通。与攻积除坚。徒入脏腑者有间。录法备参末议。蜣螂虫、当归须、桃仁、川郁金、川芎、生香附、煨木香、生牡蛎、夏枯草,用大酒曲末二两加水稀糊丸无灰酒送三钱。

叶氏在《外感温热病篇》提出"卫气营血"辨证的温病辨治大法,其中提出:"大凡看法,卫之后,方言气,营之后,方言血,在卫汗之可也,到气方可清气,入营犹可透营转气,如犀角元参羚羊等物,入血就恐耗血动血,直须凉血散血,如生地丹皮阿胶赤芍等物",明确提出了在温病血分阶段应直接采用凉血散血治法,而凉血散血即是活血化瘀的一种。

吴瑭在《温病条辨》中用活血化瘀法治疗秋燥所致血瘀证,化瘀回生丹(人参、肉桂、两头尖、片姜黄、公丁香、川椒炭、虻虫、三棱、元胡、香附、川芎、乳香、没药、当归尾、熟地等)最为有名。张锡纯创制活络效灵丹(当归、丹参、乳香、没药),用活血化瘀药治疗气血凝滞所致疼痛,疗效卓著。并创金铃泻肝汤理气活血为主治胁下掀疼,该方由川楝子、生明乳香、生明没药、三棱、莪术、甘草组成,"凡心腹作疼,而非寒凉者,用之皆甚效验"。

六、民国及近现代

进入近现代以来,随着西医学的传入与发展,中医学的发展受到一定的冲击,但在继承前人的基础上,中医理论与实践得到了极大的发展完善,中医活血化瘀理论体系得以建立并发展起来。当前,在现代技术的支持下,从血液流变学、血流动力学、微循环障碍、血小板功能障碍、血管内皮损伤等多角度对血瘀证的成因进行了系统研究,获得了重大进展。创制的活血化瘀制剂数不胜数,在临床上得到了广泛的应用。其中涌现了不少倡导活血化瘀的大家,代表人物有郭士魁、陈可冀、翁维良等。

郭士魁老先生不仅是一位卓越的临床大家,而且是一位中药学专家,中医功底深厚,善于思考,勇于创新。20世纪60年代初,郭老受清代王清任《医林改错》血府逐瘀汤活血化瘀治疗胸痛的启发,结合自己的实践经验,倡导应用活血化瘀治疗冠心病,并创制了活血化瘀的"冠心2号方"(丹参、川芎、降香、赤芍、红花)加减治疗心绞痛缓解期患者,同时倡导应用芳香温通法快速缓解心绞痛,创制了宽胸丸、宽胸气雾剂缓解心绞痛症状,二者配合用于治疗冠心病十分有效。在此基础上,他对活血化瘀法扩大临床应用范围,用于治疗多种疑难疾病,均取得了较好疗效。西苑医院心血管病研究室还与北京阜外医院对活血化瘀法治疗冠心病进行了合作研究,其卓越的疗效获得了当时阜外医院西医同行的认同,为活血化瘀的广泛临床应用奠定了临床基础。郭老对活血化瘀的成功研究与应用影响了以后的一大批学者,使活血化瘀疗法焕发出新的活力,开辟了活血化瘀应用的新纪元。翁老跟从郭士魁老先生学习时间最长,受其影响最深,耳濡目染,尽得其真传。

陈可冀院士是建国后倡导活血化瘀理论的集大成者,他主编了《血瘀证与活血化瘀》《实用血瘀证学》等,主持制订了血瘀证标准和分类方法,得到国内外一致认同,其一系列工作使活血化瘀成为各科临床常用治法,也使血瘀证理论体系更加完善。

翁老几十年来,一直致力于血瘀证的研究与临床,倡导"百病多瘀",对血瘀证的舌色进行了标准化研究,并对34种活血化瘀药进行了系统研究,参与制定血瘀证诊断标准,发表文章百余篇,撰写了《活血化瘀治疗疑难病》等著作,对血瘀证学说的完善与发展做出了积极的贡献。

主要参考文献

翁维良,于英奇.郭士魁临床经验选集——杂病证治[M].1版.北京:人民卫生出版社,2005.

（郭明冬）

附　清代以前活血化瘀方剂

一粒珠

【来源】《良方集腋》(清·谢元庆)

【组成】穿山甲(制)2400g,麝香50g,乳香(醋制)200g,没药(醋制)200g,牛黄35g,冰片50g,雄黄50g,朱砂50g,蟾酥(制)15g,珍珠35g。制成水丸。

【功效】活血化瘀,消肿解毒。

【主治】痈疽疮疖,乳痈乳岩,红肿疼痛,初起未溃者可消。脓成者速溃。

【用法】每次1.5g,每日1次。

【禁忌】孕妇忌服。

【按语】方中重用山甲,活血化瘀,消肿排脓;麝香芳香走窜,消肿散结;乳香、没药,活血理气散结;牛黄、冰片、雄黄、朱砂清热解毒,化腐消肿;蟾酥解毒止痛;珍珠解毒生肌。用于外科痈疽疖肿,乳痈、乳岩,红肿疼痛等。

七厘散

【来源】《同寿录》

【组成】血竭200g,红花15g,乳香(醋制)15g,没药(醋制)15g,朱砂15g,麝香1.2g,冰片1.2g,儿茶24g。

【功效】活血化瘀,消肿止痛。

【主治】跌打损伤,瘀血肿痛,外伤出血、扭伤等。

【用法】口服每次0.2~0.9g(每瓶重3g)。每日1~3次,温开水或黄酒送下。外用以白酒调敷于患处,或干粉撒布伤口。

【禁忌】孕妇忌服。

【按语】七厘散为伤科常用药,不论内伤、外伤、新伤、久伤均可应用,亦可用于无名肿毒,烫伤,烧伤等。方中重用血竭,祛瘀止痛;红花、乳香、没药,活血行气止痛;麝香、冰片开窍通络,散瘀止痛;儿茶清热止血;朱砂镇静安神。现代药理研究表明,本方具有镇静、镇痛、抗炎止血、抗凝、解痉的作用,能够改善局部组织血液循环,并抗血栓形成,使炎性水肿消退,病变组织康复;多用于急性软组织损伤、创伤性关节炎、腰椎间盘突出症、骨折、断指再植术后;也有本方治疗冠心病心绞痛、中毒性心肌炎、肝炎胁痛、带状疱疹等取得良效的报道。

九分散

【来源】《急救应验良方》

【组成】马钱子25g,麻黄25g,乳香25g,没药25g。

【功效】活血散瘀,消肿止痛。

【主治】跌打损伤,瘀血肿痛。

【用法】每服2.7g以下,每日1次。不可过量。用温开水或黄酒送下。外用适量酒调涂敷患处(每包2.7g,重9分而得名)。

【禁忌】孕妇及高血压,心、肾病患者忌用,破伤出血者不可外敷。

【按语】九分散中四药等份,其中马钱子有剧毒,通络止痛、散结消肿之功尤著;麻黄辛温、散风寒,宜通气血;乳香、没药活血理气,消肿止痛。主要用于外伤后瘀血肿痛。对寒湿痹痛也有疗效。但应注意中病即止,切不可久服。

三黄宝蜡丸

【来源】《医宗金鉴》(外科心法要诀)

【组成】藤黄(制)200g,血竭150g,刘寄奴150g,红大戟(醋制)150g,竹黄150g,雄黄150g,当归75g,乳香(醋制)15g,儿茶150g,芒硝50g,水银(制)15g,琥珀10g,麝香15g。

【功效】活血化瘀,解毒消肿。

【主治】跌打损伤,瘀血肿痛,腰腿扭伤。

【用法】每次1丸(3g),黄酒或水炖化温服。外用麻油炖化敷患处。

【禁忌】孕妇忌服。

【按语】方中三黄(竹黄、雄黄、藤黄)解毒消肿;当归、乳香、没药、儿茶等活血化瘀止痛;红大戟、水银、芒硝利水通经泻下;麝香行气活血止痛;琥珀通络利水安神。适用于一切跌打损伤及破伤风,或伤力成瘀,妇女产后恶露不尽,瘀血奔心,痰迷心窍,危在旦夕者。因含有剧毒药,注意用量及适应证。

下瘀血汤

【来源】《金匮要略》

【组成】大黄9g,桃仁9g,䗪虫6g(去足)。

【功效】破血下瘀。

【主治】瘀血积于下焦,小便疼痛不可忍,经水不利,产妇腹痛,跌打损伤。

【用法】1.三味药共研末,炼蜜和为4丸,以酒适量煎1丸顿服。2.水煎服,加适量黄酒。

【禁忌】孕妇忌服。出血疾患或体虚者慎用。

【按语】方中大黄破血下瘀、推陈致新;桃仁活血化瘀润燥;䗪虫攻逐瘀血;蜂蜜缓中;以黄酒为药引入血分。服用本方应注意连渣顿服,利于发挥药效。适用于妇科诸证,如子宫肌瘤、卵巢囊肿;亦常用于治疗肝纤维化、慢性肾病、冠心病等。此外,本方尚可用治狂犬病、慢性萎缩性胃炎、下肢深静脉血栓形成后综合征、骨质增生症。

大黄牡丹皮汤

【来源】《金匮要略》

【组成】大黄12g,丹皮9g,桃仁12g,冬瓜子15g,芒硝9g。

【功效】泄热逐瘀。

【主治】肠痈初起及瘀热内结的痈疽、恶疮,经水不调,赤白带下,赤白痢疾等。

【用法】先煎前四味药,去渣,后入芒硝,再煮沸,顿服。

【禁忌】孕妇忌服。

【按语】方中大黄泄热祛瘀;丹皮凉血活血;芒硝通下去实热;桃仁破瘀血;冬瓜子消痈。现代药理研究表明,本方具有改善微循环、促进炎性水肿消退的作用。适用于胰腺炎、腹膜炎、阑尾炎、阑尾周围脓肿、慢性盆腔炎、肝脓肿、慢性肝炎等。亦可用于头部疾患等属于局部微循环障碍者。

大黄䗪虫丸

【来源】《金匮要略》

【组成】大黄(蒸)300g,䗪虫30g,水蛭(砂烫)60g,虻虫45g,蛴螬45g,干漆(煅)30g,桃仁120g,杏仁120g,黄芩60g,生地300g,白芍120g,甘草90g。

【功效】祛瘀生新,破血通经。

【主治】干血内结,经闭不通,经血不调,腹胀腹痛,肌肤甲错,癥瘕积聚。

【用法】每次1丸(3g),每日2次。

【禁忌】孕妇忌服。

【按语】本方通补兼施,以通为主。用大黄、土鳖虫、水蛭、虻虫、蛴螬、桃仁等破血通经,祛瘀生新。其用活血化瘀特点为:广用虫类药物,白芍、生地、甘草养血和中,缓急止痛;桃仁、杏仁清热润肠。故有祛瘀而不伤正,扶正而不留瘀的缓中补虚作用。现代药理研究表明,本方具有改善微循环、促进血管新生的作用,广泛用于治疗多种内科疾病,如心绞痛、肺纤维化、乙型肝炎、乙型肝炎纤维化、高脂血症、肾病综合征等;亦常用于外科、妇科、儿科、皮肤科、五官科等伴有循环不良诸症的治疗。

小金丹

【来源】《外科全生集》

【组成】草乌(制)300g,木鳖子(去壳)300g,五灵脂(醋制)300g,白胶香300g,地龙300g,当归150g,麝香20g,乳香(醋制)150g,没药(醋制)150g,京墨64g。

【功效】活血止痛,解毒消肿。

【主治】疮疽瘰疬,乳疮肿痛,无名肿毒,阴疽初起,痛肿疼痛。

【用法】每次1.5g,每日2次(每20粒为1.5g)。

【禁忌】孕妇忌服。

【按语】方用草乌温经散寒;木鳖子消肿毒;五灵脂散瘀止痛;白胶香解毒消肿;地龙通经络;当归养血活血;乳香、没药活血破瘀;麝香理气止痛;京墨消痈肿。临床广泛用于多种内科癌病,如肿瘤型肺门淋巴结核、胃癌、肺癌、肝炎(血瘀型)等;用治外科诸症,如顽固性坐骨神经痛、胸腹腔炎症包块和脓肿、痤疮、带状疱疹、颌下腺炎等;此外,尚有本方治疗肢端肥大症的报道。

手拈散

【来源】《奇效良方》

【组成】五灵脂、玄胡索、没药、草果各等分,共研为末。

【功效】活血化瘀,理气止痛。

【主治】气滞血瘀所致胃痛、腹痛。

【用法】每次服6~9g,每日1~2次。

【禁忌】孕妇忌服。

【按语】本方中五灵脂、没药活血化瘀;玄胡活血理气止痛;草果温中燥湿。现代药理研究表明,本方具有解除平滑肌痉挛,促进胃肠蠕动,调节幽门括约肌功能,减少胆汁淤积,控制胆汁反流的作用。临床用于治疗胃食管反流病、胃痛、胁肋胀痛、胆石症等。

丹参饮

【来源】《时方妙用》

【组成】丹参30g,檀香5g,砂仁5g。

【功效】理气活血。

【主治】气滞血瘀,心腹疼痛。

【用法】水煎服。

【按语】方中重用丹参活血化瘀；檀香行气止痛，散寒温胃；砂仁温中行气。现代药理研究表明，本方具有降低炎症因子水平、保护血管内皮、改善微循环的作用，临床用于治疗冠心病心绞痛气滞血瘀型、寒痛者，具有化瘀行气、疏通血脉的效果。对十二指肠溃疡、胃炎等气滞血瘀的胃脘痛，本方也有较好的效果。

化癥回生丹

【来源】《温病条辨》

【组成】人参180g，熟地120g，肉桂60g，麝香60g，姜黄60g，丁香90g，蜀椒炭60g，吴茱萸（甘草水制）60g，高良姜60g，小茴香（盐制）90g，香附90g，红花60g，桃仁60g，虻虫60g，三棱60g，蒲黄炭60g，降香60g，五灵脂（醋制）60g，当归120g，白芍120g，干漆60g，乳香60g，没药60g，水蛭（砂烫）60g，川芎60g，益母草480g，鳖甲胶480g，大黄240g，玄胡（醋制）160g，艾炭60g，苏木90g，阿魏60g，苏子霜60g，杏仁60g，竹节香附60g。

【功效】祛瘀生新，消癥散结。

【主治】癥瘕积聚，产后瘀血腹痛，干血痨等瘀血内结之证。

【用法】口服每日1丸（重6g），每日2次。

【禁忌】孕妇忌服。

【按语】方中重用活血化瘀药大黄、桃仁、红花、水蛭、虻虫、乳香、没药、三棱、苏木、益母草等；鳖甲软坚散结；玄胡、蒲黄理气活血；麝香、香附、丁香理气止痛；熟地、当归养血活血；人参、白芍补气滋阴，使祛邪而不伤正。临床上本方用于治疗跌打损伤所致的头晕、腰痛伴有瘀滞者，产后瘀血腹痛；亦可用于肝脾肿大、慢性肝炎、卵巢囊肿、子宫肌瘤、闭经等多种气滞血瘀症。

少腹逐瘀汤

【来源】《医林改错》

【组成】玄胡3g，没药3g，当归9g，川芎6g，官桂3g，赤芍6g，蒲黄9g，五灵脂6g，干姜1g，小茴香7粒。

【功效】活血化瘀，行气止痛。

【主治】偏寒气滞血瘀的少腹胀痛，积块，经期腹痛，闭经，不孕等。

【用法】水煎服。

【禁忌】孕妇忌用。瘀热者不宜用。

【按语】方中当归、赤芍、川芎、蒲黄、五灵脂、没药活血祛瘀；玄胡理气活血止痛；官桂、炮姜、小茴香温经散寒，并引药直达少腹。诸药合用，对气滞、血瘀、寒凝所致的"不通而痛"的病证功效显著。临床上用于偏寒血瘀的痛经、不孕症、慢性盆腔炎、闭经等。

心痛方

【来源】《孙氏集效方》

【组成】大川芎1个。

【功效】活血理气。

【主治】一切心痛。

【用法】共研为末,烧酒送服。

【按语】《本草述钩元》中说"芎穷血中之气药"具有理气活血之作用。治疗气滞血瘀之一切心痛、胃脘痛、头痛。

四物汤

【来源】《太平惠民和剂局方》

【组成】当归(酒浸微炒)10g,川芎6g,白芍10g,熟地(酒蒸)15g。制成水丸。

【功效】活血补血,调经止痛。

【主治】血瘀血滞之月经不调,少腹疼痛,产后诸症。

【用法】水煎服。

【按语】方中熟地、当归活血养血;川芎行气活血;白芍柔肝和血。具有补血活血、通补兼施作用,专长调理血证,为血证之基本方剂。后世本方加桃仁、红花为桃红四物汤,合四君子汤为八珍汤等。现代药理研究表明,本方具有促进血红蛋白及红细胞生成、抗缺氧、调节机体免疫、抗自由基损伤的作用。临床上本方作为治疗各种月经病(月经先期、后期,痛经,倒经,月经过多、过少)的基本方。尚用于荨麻疹、血管神经性水肿、神经性头痛等多种疾病。

失笑散

【来源】《太平惠民和剂局方》

【组成】五灵脂90g,蒲黄60g。

【功效】活血祛瘀,理气止痛。

【主治】血瘀气滞之心腹作痛,产后恶露不行。

【用法】每次6~9g,黄酒冲服。

【禁忌】孕妇忌服。

【按语】方中蒲黄活血化瘀,五灵脂活血理气止痛。二者相辅,活血化瘀止痛功效更强,以酒引经、温经通脉,为活血诸痛之要药,对妇科尤佳。痛者常于药后诸症俱除,不禁失笑而取名。现代药理研究表明,失笑散有镇静、抗缺氧和降压作用。临床上用于治疗冠心病心绞痛、胃痛、慢性肝炎肝区痛、胆囊炎、宫外孕、痛经、经闭、不孕、产后恶露不净等。

生化汤

【来源】《景岳全书》

【组成】全当归24g,川芎9g,桃仁(去皮尖)6g,干姜(炮黑)2g,炙甘草2g。

【功效】祛瘀生新,温经止痛。

【主治】产后恶露不行,小腹作痛。

【用法】水煎服。服时加少量黄酒。蜜丸重9.4g,每次1丸,每日2~3次。

【按语】方中当归养血活血;川芎理气活血;桃仁活血化瘀;炮姜温中止痛为佐药;甘草缓急止痛,调和诸药。本方以养血活血、化瘀生新为主,兼理气止痛、温经散寒,而得生化汤之名。临床多用于产后诸证,如产后恶露不尽、子宫复旧不良和宫缩疼痛,可促进生理功能恢复、预防产褥热、促进泌乳功能等;妊娠病、月经病等;亦可治疗妇科杂病,如子宫肌瘤、盆腔炎、子宫内膜炎等。

生蒲黄汤

【来源】《眼科六经法要》

【组成】生蒲黄24g,旱莲草24g,丹参15g,丹皮12g,郁金I5g,生地12g,川芎6g,荆芥炭12g。

【功效】活血化瘀,凉血止血。

【主治】血分有热,眼底出血,球结膜出血,视力减退。

【用法】水煎服。

【按语】方中生蒲黄活血化瘀;川芎、郁金理气活血;丹参养血活血;丹皮、生地滋阴活血;荆芥炭活血止血;旱莲草养肝益肾,活血止血。用于眼科出血及青光眼等眼科疾病。

仙方活命饮

【来源】《外科发挥》

【组成】金银花12~30g,当归10g,赤芍10g,贝母6g,白芷6g,乳香6g,没药6g,防风6g,穿山甲6g,皂角刺6g,陈皮6g,甘草3g,花粉10g。

【功效】清热解毒,活血消肿。

【主治】阳证疮疡肿毒初起,红肿热痛。

【用法】水煎服。

【按语】方中金银花、甘草解毒清热;花粉、贝母清热祛痰;当归、赤芍、穿山甲、乳香、没药活血化瘀;皂刺活血通络,溃坚消肿;白芷除湿排脓;防风、陈皮除湿和中。临床用于妇科慢性盆腔炎、乳腺增生、乳腺炎等;男科睾丸炎、附睾炎、前列腺炎等;皮肤科痤疮、带状疱疹等;亦可用于肛肠疾病、消化系统疾病、周围血管病等。

当归芍药散

【来源】《金匮要略》

【组成】当归9g,芍药15g,川芎9g,泽泻12g,白术12g,茯苓12g。

【功效】活血利水,柔肝健脾。

【主治】脾虚血瘀之肢体浮肿,小便不利,头晕,腹痛等。

【用法】方中当归养血活血;川芎理气活血;芍药滋阴柔肝;泽泻、茯苓、白术健脾利水。本方组方严谨,临床应用效如桴鼓,尤以在妇科疾病中使用最多。临床用于妇女更年期、不孕症、习惯性流产后遗症、肾炎、肾病综合征、子宫内膜炎、月经不调等,亦可用于贫血浮肿、梅尼埃病等多种疾病的治疗。

血府逐瘀汤

【来源】《医林改错》

【组成】桃仁12g,当归9g,红花9g,生地黄9g,川芎5g,赤芍6g,牛膝9g,桔梗5g,柴胡3g,枳壳6g,甘草3g。

【功效】活血祛瘀,行气止痛。

【主治】胸中血瘀,血行不畅所致头痛,胸痛日久不愈,痛有定处,或呃逆日久、或内热烦闷、心悸失眠、入暮渐热,以及血瘀经闭、痛经等。

【用法】水煎服。或用丸剂(蜜丸)每次1丸,每日2~3次。温开水送服。

【禁忌】孕妇忌服。

【按语】血府逐瘀汤为临床用以治疗气滞血瘀证的最常用方剂之一。方中桃仁、红花、川芎、赤芍活血化瘀;生地、当归养血活血;柴胡、枳壳疏肝理气;牛膝活血补肾,导瘀血下行;桔梗开胸气于上,甘草缓中。本方气行瘀去,气血兼顾。临床上用于气滞血瘀的头痛、头晕、三叉神经痛、冠心病心绞痛、高血压、脑血栓形成、脑震荡后综合征、狂躁型精神病、自主神经功能失调、失眠、低热、支气管哮喘、经闭、痛经、月经后期、外阴白斑病、更年期综合征、结节性红斑、过敏性紫癜、银屑病等多种疑难杂症。

会厌逐瘀汤

【来源】《医林改错》

【组成】桃仁(炒)15g,红花15g,甘草9g,桔梗9g,生地12g,当归6g,玄参9g,柴胡6g,枳壳6g,赤芍6g。

【功效】活血祛瘀,养阴利咽。

【主治】热毒血瘀,咽喉不利,暗哑失音,喉中如有物阻等病症。

【用法】水煎服。

【按语】方中桃仁、红花、当归、赤芍活血化瘀;枳壳、柴胡疏肝理气解郁;生地、玄参养阴清热活血;桔梗、甘草清利咽喉。本方由血府逐瘀汤化裁而来,加清热养阴之品,用于治疗气滞血瘀而有炎症,常用于慢性咽喉炎,扁桃体炎,声带肥厚,声带结节病等咽喉部疾患。

身痛逐瘀汤

【来源】《医林改错》

【组成】牛膝9g,地龙6g,秦艽9g,羌活9g,川芎6g,当归9g,香附6g,甘草6g,

18

桃仁9g,没药6g,五灵脂9g,红花9g。

【功效】活血化瘀,祛风止痛。

【主治】血脉痹阻所致肩痛、臂痛、腰痛、腿痛或周身疼痛。

【用法】水煎服。或酌加黄酒服。

【按语】方中桃仁、红花、五灵脂、当归活血祛瘀;地龙、牛膝活血通络;川芎、香附、没药活血理气止痛;羌活、秦艽散风活络;甘草缓中。本方用于外邪入络阻碍气血流通、血凝痹证。临床上用以治疗风湿性关节炎、类风湿关节炎、关节风湿症、糖尿病血管神经病变、腰椎间盘突出症、膝关节骨性关节炎、坐骨神经痛、中风后遗症等。

补阳还五汤

【来源】《医林改错》

【组成】生黄芪60g,当归6g,赤芍6g,地龙3g,川芎3g,桃仁3g,红花3g。

【功效】补气活血,祛瘀通络。

【主治】中风后遗症,半身不遂,肢体麻木,口眼歪斜,语言不利等证。

【用法】水煎服。

【按语】方中重用黄芪补气通络,气行血行;桃仁、红花、当归、赤芍养血活血化瘀;地龙、川芎理气活血通络。本方为王清任补气活血的名方,王氏认为气虚无力推动血液运行,是造成血瘀的主要原因。故以大剂黄芪补元气,配以活血通络之剂治疗半身不遂。现代药理研究表明,本方具有改善心肌缺血、抗动脉粥样硬化、降血脂、抗脑缺血及脑缺血再灌注损伤、降低全血比黏度、抗血栓形成、修复周围神经损伤等作用。临床主要用于治疗心脑血管疾病、神经系统疾病、消化系统疾病等,如中风后遗症半身不遂、脑震荡后综合征、脉管炎、急性心肌梗死、脑动脉硬化、面神经麻痹、糖尿病、高脂血症、进行性肌营养不良等疾病。对盆腔瘀血综合征(慢性盆腔静脉淤血)也有较好疗效。

抵当汤

【来源】《伤寒论》《金匮要略》

【组成】汤剂:水蛭6g,虻虫(去翅足)6g,大黄(酒洗)9g,桃仁(去皮尖)9g。丸剂:水蛭4g,虻虫(去翅足)4g,桃仁10g,大黄9g。(4丸药量)。

【功效】破血逐瘀。

【主治】蓄血发狂,少腹硬满,小便不利,脉证俱实者。

【用法】抵当汤水煎服。抵当丸每服水煎1丸,若不下者再服。

【禁忌】孕妇忌服。体虚及出血病症者忌用或慎用。

【按语】方中水蛭、虻虫、桃仁攻逐瘀血;大黄通下祛瘀。本方为攻逐瘀血之重剂,广泛用于外感、内伤所致的血分证。适于蓄血证、狂躁型精神病、脑血管疾病、代谢综合征、老年性痴呆、前列腺增生、闭经、宫颈癌等。

活络效灵丹

【来源】《医学衷中参西录》

【组成】当归、丹参、乳香、没药各15g。

【功效】活血化瘀,通络止痛。

【主治】气滞血瘀的癥瘕积聚,跌打损伤,心腹疼痛,肩背腰痛等。

【用法】水煎服。或共研细末,每次10g,温酒送服。

【禁忌】孕妇忌服。胃弱者慎服。

【按语】方中乳香、没药活血化瘀,理气止痛;当归、丹参养血活血。可用于宫外孕、血栓性浅静脉炎、糖尿病并发症、肋间神经痛、风湿性关节炎、心绞痛、胃脘痛、痛经、神经性头痛、外伤后遗症疼痛等。

姜黄散

【来源】《圣济总录》

【组成】姜黄(微炒)30g,当归30g,木香15g,乌药(微炒)15g。

【功效】活血化瘀,理气止痛。

【主治】用于气滞血瘀之心痛不可忍,胃脘痛,妇科痛经,经闭等。

【用法】为散剂每服6g。亦可为汤剂,煎吴茱萸汤调下。

【按语】方中姜黄理气活血,当归养血活血,木香理气和中,乌药温中。本方理气又活血,作用温和。用于气滞血瘀偏寒的心绞痛、胃脘痛、痛经等。亦可用于高脂血症的治疗。

破血汤

【来源】《眼科纂要》

【组成】刘寄奴9g,赤芍9g,菊花9g,丹皮9g,桔梗9g,生地12g,红花6g,苏木6g,生甘草6g。

【功效】活血化瘀,清热凉血。

【主治】撞击伤目,瘀血停留,肿胀疼痛。

【用法】水煎服。

【按语】方中刘寄奴、赤芍、红花、丹皮、苏木活血化瘀凉血;菊花明目;桔梗引药上行;甘草和中。本方用于眼外伤、视网膜炎、结膜炎等多种眼科疾病。亦可用于眩晕、高血压、脑外伤后遗症等。

复元活血汤

【来源】《医学发明》

【组成】柴胡、当归、天花粉各9g,红花、甘草、炮山甲各6g,大黄(酒浸)、桃仁各12g。

【功用】活血化瘀,通络止痛。

【主治】跌打损伤的血瘀肿痛,胸胁作痛等。

【用法】水煎服,或酌加黄酒服用。

【按语】方中当归、桃仁、红花、山甲活血化瘀,通络止痛;柴胡疏肝理气,甘草和中缓急使血畅气行而得以"复元"。临床主要用于跌打损伤诸症,如外伤性胸胁痛、血瘀头痛、骨折(促进其愈合)、挤压综合征及肋软骨炎等;亦可用于治疗慢性肝炎、肝硬化腹水、颅脑外伤性硬脑膜下血肿等病症。

通窍活血汤

【来源】《医林改错》

【组成】赤芍6g,川芎6g,桃仁6g,红花9g,鲜姜9g,红枣7个,老葱根三根,麝香1.5g(绢包或冲服)。

【功效】活血化瘀,通窍。

【主治】头面部血瘀证之头痛、眩晕、耳鸣、脱发、干血痨、小儿疳积、酒渣鼻等。

【用法】水煎服,酌加黄酒。

【按语】方中赤芍、川芎、桃仁、红花活血祛瘀;葱、姜发散通阳上行;黄酒引经;大枣缓中。全方配合祛瘀通窍。临床上用于脑外伤、急性脑血管病、血管性痴呆、健忘、脱发、酒渣鼻、白癜风、脑膜炎后遗症等。

通经逐瘀汤

【来源】《医林改错》

【组成】桃仁24g,红花12g,赤芍9g,山甲(炒)12g,连翘9g,地龙9g,柴胡3g,麝香0.03g(绢包)。

【功效】通经逐瘀,清热解毒。

【主治】热毒血瘀、小儿痘疹、湿热,疮疡痈疽。

【用法】水煎服。

【按语】方中桃仁、红花、赤芍活血逐瘀;连翘、柴胡疏肝、清热解毒;地龙、山甲、皂刺疏通经络;麝香理气活血止痛。王清任认为"瘟毒在内烧烁其血,血受烧烁,其血必凝",所以主张解毒活血逐瘀并用。后世用此疗法治疗肺心病急性发作、肺炎、荨麻疹、风湿热等疾病。

透脓散

【来源】《外科正宗》

【组成】生黄芪9~15g,山甲、皂刺各3~9g,川芎9g,当归6~12g。

【功效】活血化瘀,益气透脓。

【主治】气虚血瘀,疮疡不易成脓,或不易溃穿。

【用法】水煎服。

【按语】方中重用生黄芪益气托毒,鼓动血行;当归和血补血,除积血内塞,川芎活血补血,养新血而破积宿血,畅血中之元气,二者常合用活血和营;

穿山甲气腥而窜,无微不至,贯彻经络而搜风,并能治癥瘕积聚与周身麻痹;皂角刺搜风化痰引药上行,与穿山甲助黄芪消散穿透,直达病所,软坚溃脓,以达消散脉络中之积,祛除陈腐之气之功。临床常用于内科诸症如内痈、糖尿病性周围神经病变、婴儿久泻的治疗,外科疾病如化脓性扁桃体炎、烧伤、阑尾周围脓肿、前列腺炎等,其他如产后缺乳、乳腺脓肿、卵巢囊肿等。

桃核承气汤

【来源】《伤寒论》

【组成】桃仁9g,大黄4g,桂枝4g,芒硝4g,炙甘草4.5g。

【功效】破血下瘀。

【主治】下焦蓄血,少腹胀满,大便色黑,小便自利,或谵语烦躁者。

【用法】水煎服。

【禁忌】孕妇忌服,体弱者慎用。

【按语】方中桃仁破血活血;大黄泻热逐瘀;桂枝通利血脉;芒硝助大黄泄热;甘草缓中。本方通下祛瘀,适用于热结、血瘀偏实证。现代药理研究表明,本方具有调节免疫、抗缺氧、改善微循环等作用。临床上常用于急腹症、心脑血管疾病、慢性肾病、骨科疾病等。

桃红四物汤

【来源】《医宗金鉴》

【组成】当归9g,赤芍9g,生地9g,川芎6g,桃仁9g,红花6g。

【功效】活血化瘀,调经止痛。

【主治】由于血瘀引起的月经不调、痛经、血色紫暗有块者。

【禁忌】孕妇忌服。

【用法】水煎服。

【按语】本方以四物汤为基础,将芍药改为赤芍,加桃仁、红花而成,以加强原方的活血化瘀作用。为妇科血瘀证治疗的名方。临床应用甚广,用于瘀血所致的痛经、崩漏、乳腺增生、异位妊娠等,心脑血管疾病,糖尿病及其并发症的治疗等,亦可用治黄褐斑、慢性荨麻疹、银屑病等多种皮肤病变。

桂枝茯苓丸

【来源】《金匮要略》

【组成】桂枝、茯苓、丹皮、桃仁、芍药各等份,共研细末,炼蜜为丸。

【功效】活血祛瘀,消癥散结。

【主治】血瘀癥瘕,腹痛,挛急,经闭。

【用法】每服1~3丸。

【按语】方中桃仁、丹皮活血化瘀;桂枝温通经脉;芍药缓急止痛柔肝;茯苓引药下行。临床用于肝郁脾虚、湿瘀互结所致的子宫肌瘤、子宫腺肌症、卵巢囊肿、乳腺增生等；由瘀血阻滞、寒湿凝滞所致的附睾炎、前列腺炎、前列腺增生等；消化系统疾病如肝囊肿、阑尾炎、脂肪肝等；此外，本方尚可用治由于阳虚寒凝所致的心血管疾病、神经系统疾病、呼吸系统疾病等。

温经汤

【来源】《金匮要略》

【组成】吴茱萸9g，当归9g，芍药9g，川芎6g，人参6g，桂枝6g，阿胶9g，丹皮6g，生姜6g，甘草6g，半夏9g，麦冬9g。

【功效】活血祛瘀，补气温经。

【主治】寒凝血瘀，月经不调、痛经、不孕。

【用法】水煎服。

【按语】方中当归、川芎、丹皮活血化瘀；人参补气；阿胶、芍药养血柔肝；吴茱萸、桂枝、生姜温经暖宫；半夏、甘草、麦冬补脾和胃。为妇科要方，治疗不孕症、卵巢囊肿、月经不调、痛经、习惯性流产，亦可用于湿疹、更年期综合征、阑尾炎等。

解毒活血汤

【来源】《医林改错》

【组成】连翘15g，葛根9g，柴胡9g，当归9g，生地15g，赤芍9g，桃仁15g，红花15g，枳壳6g，甘草9g。

【功效】清热解毒，活血化瘀。

【主治】瘟毒，瘀血。

【用法】水煎服。

【按语】方中当归、赤芍、桃仁、红花活血化瘀；枳壳理气；连翘、葛根、柴胡、甘草清热解毒；生地滋阴活血。临床用于热毒壅盛所致的肺炎、脑膜炎、流脑、麻疹等。

膈下逐瘀汤

【来源】《医林改错》

【组成】五灵脂(炒)6g，当归9g，川芎6g，桃仁9g，丹皮6g，赤芍6g，乌药6g，玄胡3g，甘草9g，香附5g，红花9g，枳壳5g。

【功效】活血祛瘀，理气止痛。

【主治】气滞血瘀在膈下，形成痞块；痛处固定不移。

【用法】水煎服。

【禁忌】孕妇忌服。

【按语】方中红花、桃仁、赤芍、当归、丹皮活血化瘀；五灵脂、玄胡、川芎理气活血；香附、乌药、枳壳疏肝理气；甘草和中。本方重理气活血，逐瘀止痛，用于气滞血瘀所致的冠心病心绞痛、胃炎、胃溃疡等；妇科闭经、痛经、盆腔炎、宫外孕、不孕症等。

鳖甲煎丸

【来源】《金匮要略》

【组成】龟板胶18g,䗪虫50g,蜣螂60g,鼠妇虫30g,桃仁20g,丹皮50g,凌霄花30g,大黄30g,桂枝30g,柴胡60g,黄芩30g,厚朴30g,射干30g,葶苈子10g,半夏10g,硝石120g,蜂房40g,石韦30g,瞿麦20g,干姜30g,白芍50g,阿胶30g,党参（或人参）10g。

【功效】活血破瘀,通经消癥。

【主治】血瘀癥积痞块,胁肋胀痛。

【用法】每次1丸（3g）,每日2~3次。

【禁忌】孕妇忌服。

【按语】方中鳖甲软坚散结;大黄、䗪虫、桃仁、硝石、鼠妇、凌霄花、蜂房、蜣螂攻瘀破血;芍药柔肝,厚朴、半夏、葶苈子、射干、石韦、瞿麦下气化痰利水;桂枝、干姜、柴胡、黄芩除寒热;人参、阿胶补气血。本方以活血破瘀为主,兼有祛痰利水,扶助正气,为攻补兼施之剂,重在祛邪。临床用于慢性肝炎、早期肝硬化、血吸虫病肝脾肿大等的治疗,亦可用治卵巢囊肿、高脂血症、面部色素沉着、心绞痛等。

（马学竹）

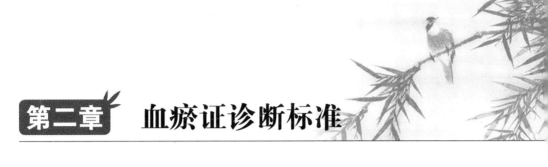

第二章 血瘀证诊断标准

中医血瘀证临床表现十分复杂,涉及面广,历代医家有各自的见解与经验,但缺乏关于血瘀证统一的诊断标准。1982年全国第一届活血化瘀研究学术会议上制订了"血瘀证诊断标准",经临床使用后于1986年广州会议上做了补充修改,成为我国应用最广、内容比较全面的血瘀证诊断标准,1988年,在广州标准的基础上又制订了充分反映中医特色的北京标准。1985年,日本小川新提出了《国际瘀血诊断标准试行方案》,具有一定的特色。现将目前常用的几个标准录之于此,以供参考。

一、血瘀证的诊断标准(广州标准)

在第二届全国活血化瘀研究学术会议上,修订了血瘀证诊断主要标准,简称广州会议标准(1986年11月,广州)。

1. 主要依据

(1)舌质紫暗或舌体瘀斑、瘀点,舌下静脉曲张瘀血;

(2)固定性疼痛,或绞痛,或腹痛拒按;

(3)病理性肿块,包括内脏肿大,新生物,炎性或非炎性包块,组织增生;

(4)血管痉挛,唇及肢端发绀,血栓形成,血管阻塞;

(5)血不循经而停滞及出血后引起的瘀血、黑粪、皮下瘀斑等,或血性腹水;

(6)月经紊乱、经期腹痛、色黑有血块、少腹急结等;

(7)面部、唇、齿龈及眼周紫黑者;

(8)脉涩或结、代,或无脉。

2. 其他依据

(1)肌肤甲错(皮肤粗糙、肥厚、鳞屑增多);

(2)肢体麻木或偏瘫;

(3)血液凝固性增高或纤溶活性降低;

(4)腮黏膜征阳性(血管曲张、色调紫暗)。

3. 实验室依据

(1)微循环障碍;

（2）血液流变学异常；

（3）血液凝固性增高或纤溶活性降低；

（4）血小板聚集性增高或释放功能亢进；

（5）血流动力学障碍；

（6）病理切片示有瘀血表现等；

（7）特异性新技术显示血管阻塞。

4. 判断标准

凡符合以下条件者可诊断血瘀证：

（1）具有主要依据两项以上；

（2）具有主要依据一项，加实验室依据两项或其他依据两项；

（3）具有其他依据两项以上，加实验室依据一项。

说明：临床血瘀证常有兼证，如气虚血瘀、气滞血瘀、痰阻血瘀或寒凝血瘀等，临床可根据中医理论或其他相关标准进行辨证，作出兼证诊断。

二、血瘀证参考诊断标准（北京标准）

"广州会议标准"1986年制订以来，对血瘀证的研究起到了规范化的作用，但仍不够完善，尤其是对中医诊断血瘀证的标准反映不够，故在1988年10月北京血瘀证研究国际会议上制定了《血瘀证诊断参考标准》，简称北京标准。

（1）舌质暗或有瘀斑、瘀点。

（2）典型涩脉或无脉。

（3）痛有定处（或久痛、锥刺性痛或不喜按）。

（4）瘀血腹证。

（5）癥积。

（6）离经之血（出血或外伤破血）。

（7）皮肤黏膜瘀血斑、脉络异常。

（8）痛经伴色黑有血块或闭经。

（9）肌肤甲错。

（10）偏瘫麻木。

（11）瘀血躁狂。

（12）理化检查具有血液循环瘀滞表现。

说明:（1）具有以上任何一项可诊断为血瘀证。

（2）各科血瘀证标准诊断另行制定。

（3）有关兼证应注意整体辨治。

三、日本小川新国际血瘀证诊断标准试行方案

日本对血瘀证诊断做了大量的研究,其诊断依据多基于中医古典内容,但具有重视腹诊和运用电子计算机进行资料分析等特点。

小川新(日本):

1. **必备项目** 瘀血的腹证。

2. **一般项目**

(1)皮肤甲错、粗糙、色素异常(颜面及全部体表)。

(2)舌暗紫色。

(3)固定性疼痛(心、肺、肝、脾、脑、腰、臀、背、四肢)。

(4)病理性肿块,包括内脏肿大、新生物、炎性或非炎性包块、组织增生变性。

(5)血管异常:①舌下、下肢、腹壁静脉曲张;②毛细血管扩张(细络、手掌红斑)。

(6)出血倾向,出血后引起的瘀血(包括外伤后瘀血)。

(7)月经紊乱(女)、排尿异常(男)。

(8)肢体麻木或偏瘫。

(9)精神异常(包括郁病、癫痫)。

(10)精神狂躁或健忘、自主神经失调。

(11)口干、手足烦热。

3. **实验室检查**

(1)微循环障碍。

(2)血液流变性异常。

(3)血小板凝集性增高。

(4)血液黏度,P-TC(P-血小板球蛋白)值。

(5)脑及心血管造影或CT、心肌闪烁扫描示有血管栓塞。

(6)骨盆腰椎的X线异常所见。

说明:(1)瘀血的腹证是必须具备的条件。

(2)在一般检查项目的11项中,如果具备1项以上,就可以进一步确认为瘀血。

(3)在未病的阶段,常常只有腹证。

(4)实验室检查最早出现异常的是骨盆的X线像。

(5)其他检查所见异常,在疾病的早期尚不出现,但在瘀血导致的特定性疾病发生之前易出现。这些有益于瘀血所致疾病经过的观察。

（6）手部脉涩、在其他场合也可出现，所以其客观不确定。有时也出现扎脉。足部后胫骨动脉沉、弱、伏、无脉等，多与瘀血的腹证一致，故应检查足脉（少阴脉）。

（7）瘀血时不但女性出现血道症，而且男性也会出现排尿异常等前列腺病症。

（8）皮肤异常不仅有颜面，而且在全身体表各处均可出现。

（9）本方案未列入中国血瘀试行标准中的腹水症状，因为它是瘀血的结果。如将这些亦列入，有可能无限制地扩大诊断项目。

主要参考文献

1. 第二届全国活血化瘀研究学术会议修订，血瘀证诊断标准. 中西医结合杂志，1987，7（3）：129.

2. 血瘀证研究国际会议. 血瘀证诊断参考标准. 实用中西医结合杂志，1989，2（1）：7.

3. 符为民，涂晋文，熊宁宁，等. 实用中医瘀血病证治[M]. 北京：人民卫生出版社，2006：157-158.

（李秋艳，马学竹）

第三章

翁维良活血化瘀药物应用经验

　　翁老擅用活血化瘀法来治疗临床所遇到的疑难杂病、老年病、久病怪病等，临床遣方用药，使用活血化瘀药物种类多，几乎涵盖了所有常用的活血化瘀药物。对2015年1月至5月翁老门诊333诊次处方用药进行统计，共计使用22味活血化瘀药物，使用频次由高到低依次为（图3-1）：赤芍（272次）、郁金（261次）、丹参（248次）、红花（181次）、川芎（176次）、葛根（125次）、牛膝（113次）、延胡索（112次）、三七（111次）、三棱（106次）、莪术（106次）、生地（81次）、鸡血藤（63次）、当归（37次）、山楂（30次）、丹皮（26次）、姜黄（11次）、蒲黄（9次）、水蛭（2次）、乳香（1次）、没药（1次）。

　　活血化瘀药物按照其药物作用强度可以分为和血、活血、破血三类。和血类药物多具有养血、和血脉作用，翁老常用的有赤芍、丹参、生地、鸡血藤、当归、丹皮；活血类药物具有活血、行血、通瘀作用，翁老常用的有川芎、红花、郁金、三七、延胡索、牛膝、姜黄、蒲黄、益母草、大黄；破血类药物具有破血消癥攻坚作用，翁老常用的有三棱、莪术、乳香、没药、水蛭、桃仁，还有其他具有活血化瘀作用的药物，如葛根、刺五加、山楂等。

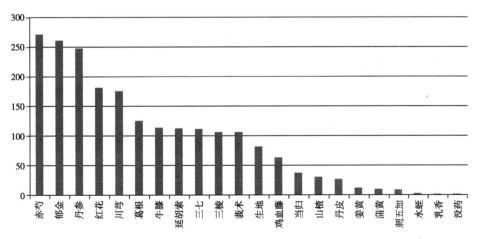

图 3-1　翁老常用活血化瘀药物使用频次图

　　基于中医传承辅助平台（V2.5），对翁老常用的22种活血化瘀药物进行统计分析，对其组方及配伍规律进行归纳、总结。

一、和血类药物

1. 赤芍

【性味归经】味苦，性微寒。归肝经。

【作用功效】清热凉血，散瘀止痛。

【主治病证】用于治疗温毒发斑、血热吐衄、目赤肿痛、痈肿疮疡、肝郁胁痛、经闭痛经、癥瘕、腹痛、跌打损伤等症。

【翁老经验】赤芍为翁老临床最常用的活血化瘀药之一，具有活血柔肝、养阴清热作用，但柔肝作用比白芍弱，活血作用与丹参类似，且有清热凉血的作用，尤其适用于血热瘀滞所致冠心病、高血压、心律失常、心肌病、脑血管病等。翁老亦常赤芍和白芍同用，因白芍偏于镇静止痛，兼有补性，故补血养阴，宜加白芍。赤芍入肝经，对肝郁气滞血瘀或气郁化热之瘀滞更适合，因凉肝则通顺血脉，肝主血，入肝行血，故散瘀血，行血凉血，则痈肿自消；肝开窍于目，目赤者肝热也，酸寒能凉肝，故治目赤；以其能主降，善行血滞，调女人之经，消瘀通乳；以其性禀寒，能解热烦，祛内停之湿，利水通便。故凡因瘀血而引起的疼痛或烦热，翁老都用赤芍，赤芍亦为翁老自制冠心3号方的主药。翁老常用量12g。

　　检索翁老2015年1月至5月333诊次门诊处方，含有赤芍的处方272首，涉及中药174味。基于中医传承辅助平台（V2.5），在支持度55%、置信度0.9条件下，即以赤芍为核心药物，涉及生黄芪、丹参、郁金、川芎、红花等6味中药的组合至少出现在55%的含有赤芍的处方中（图3-2）。

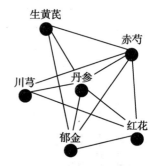

图3-2　以赤芍为核心的药物组合

2. 丹参

【性味归经】味苦，性微寒。归心、肝经。

【作用功效】养血活血，通经止痛，清心除烦，凉血消痈。

【主治病证】适用于所有部位的血瘀证如心胸、脘腹疼痛及癥瘕痞块等。

【翁老经验】丹参尚善调经水，为妇科调经要药，用于月经不调、痛经、闭经或产后小腹瘀滞疼痛。《妇人明理论》有"一味丹参，功同四物"的记载，是说丹参具有养血活血的功效，有补血而不留瘀、活血而不损伤正气的功效。丹参活血作用比当归强，而补血作用与当归类似。翁老临证十分注意用药安全性,故丹参以其疗效好、安全性高、副作用小等成为翁老治疗心血管疾病应用最广泛最普遍的和血类药物之一,广泛应用于各种血瘀证,如冠心病、心律失常、心肌病、高血压、高脂血症、更年期等各类疾病有血瘀表现者。翁老常用量12~15g。

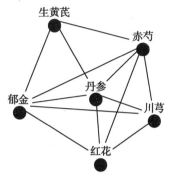

图3-3　以丹参为核心的药物组合

检索翁老2015年1月至5月333诊次门诊处方,含有丹参的处方248首,涉及中药174味。基于中医传承辅助平台(V2.5),在支持度55%、置信度0.9条件下,即以丹参为核心药物,涉及生黄芪、赤芍、郁金、川芎、红花等6味中药的组合至少出现在55%的含有丹参的处方中(图3-3)。

3. 生地

【性味归经】味甘、苦,性寒。归心、肝、肾经。

【作用功效】补血活血,清热凉血,养阴润肠。

【主治病证】用于热入营血、身热口干、神昏舌绛,血热吐血、衄血、便血、崩漏,内伤消渴,热伤津液、肠燥便秘。

【翁老经验】生地为补血活血药,活血作用较弱,但有滋阴、润肠作用,补五脏不足,为常用药,翁老临床上广泛应用于冠心病、高血压、糖尿病、心肌炎、心肌病、脑血管病、习惯性便秘等血瘀证伴失眠、盗汗、潮热、消渴、便秘的阴虚内热患者,翁老常用量12~20g。

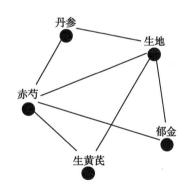

图3-4　以生地为核心的药物组合

检索翁老2015年1月至5月333诊次门诊处方,含有生地的处方81首,涉及中药137味。基于中医传承辅助平台(V2.5),在支持度60%、置信度0.9条件下,即以生地为核心药物,涉及生黄芪、丹参、郁金、赤芍等5味中药的组合至少出现在60%的含有生地的处方中(图3-4)。

4. 鸡血藤

【性味归经】味苦、微甘,性温。归肝、脾经。

【作用功效】活血补血,调经,舒筋活络。

【主治病证】用于治疗血虚经闭、失眠、头晕耳鸣、风湿痹痛、跌扑损伤、各种贫血、血小板减少症等。临床上被广泛用于风湿性心脏病、贫血、放化疗引起的白细胞减少、血小板减少、血管痉挛性头痛、顽固性失眠、面神经麻痹、重症肌无力、月经不调、痛经、风湿性关节炎等的治疗。

【翁老经验】鸡血藤具有活血通络,略有补血养血作用,故翁老多应用于血虚兼有血瘀的冠心病、高血压、心律失常、中风等老年人或女性患者。翁老常用量15g。

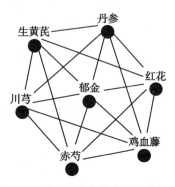

检索翁老2015年1月至5月333诊次门诊处方,含有鸡血藤的处方63首,涉及中药132味。基于中医传承辅助平台(V2.5),在支持度55%、置信度0.9条件下,即以鸡血藤为核心药物,涉及生黄芪、丹参、郁金、川芎、红花、赤芍等7味中药的组合至少出现在55%的含有鸡血藤的处方中(图3-5)。

图 3-5　以鸡血藤为核心的药物组合

5. 当归

【性味归经】味甘、辛,性温。归肝、心、脾经。

【作用功效】补血活血,调经止痛,润肠通便。

【主治病证】用于治疗血虚萎黄、心悸失眠、血虚血瘀之月经不调、经闭、痛经、跌打损伤、痈疽疮疡、风寒痹痛、血虚肠燥便秘等症。

【翁老经验】当归补血活血,通补兼施,为血瘀证治疗中的主要药物之一,有血中之圣药之称。翁老广泛应用于冠心病、心律失常、更年期、心肌病、贫血、月经病等有头晕、耳鸣、目眩、心动悸、胸闷痛、月经不调、肠燥便秘等症状者,翁老常用量12~15g。

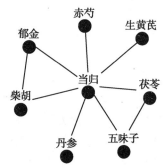

检索翁老2015年1月至5月333诊次门诊处方,含有当归的处方37首,涉及中药135味。基于中医传承辅助平台(V2.5),在支持度50%、置信度0.9条件下,即以当归为核心药物,涉及赤芍、郁金、柴胡、丹参、五味子、茯苓、生黄芪等8味中药的组合至少出现在50%的含有当归的处方中(图3-6)。

图 3-6　以当归为核心的药物组合

6. 丹皮

【性味归经】味苦、甘,性微寒。归心、肝、肾经。

【作用功效】清热凉血,活血散瘀。

【主治病证】用于治疗温病热入营血所致发斑、吐血、衄血;温病伤阴,阴虚发热,夜热早凉、无汗骨蒸、血滞经闭、痛经,跌打伤痛、痈肿疮毒等症。

【翁老经验】《本草纲目》称丹皮有"和血、生血、凉血、治血中伏火、除烦热"等作用。《本草经疏》言牡丹"辛以散结聚,苦寒除血热,入血分凉血热之要药也";朱丹溪认为丹皮可除"无汗骨蒸";还有医家提出丹皮有泻阴胞中之火和除心火的作用。现代研究具有抗动脉粥样硬化、降血压、抗血栓、抗心律失常、抗心肌及脑缺血再灌注性损伤、保护心肌细胞、促进微循环、增强机体免疫作用。所以翁老用之治疗肝郁火旺而致的冠心病、心律失常、更年期综合征、高血压、动脉硬化、发热(下午较甚)、盗汗或自汗、头痛目涩、面赤口干、月经不调以及损伤等各类疾病。常配伍柴胡、栀子清肝热;血瘀重,配川芎、赤芍、丹参等;肝阳上亢加决明子、菊花、钩藤;阴虚发热,配地黄、青蒿、鳖甲;血脉不通时加桂枝。翁老常用量12g。

检索翁老2015年1月至5月333诊次门诊处方,含有丹皮的处方26首,涉及中药92味。基于中医传承辅助平台(V2.5),在支持度55%、置信度0.9条件下,即以丹皮为核心药物,涉及天麻、葛根、菊花、赤芍、郁金、茯苓等7味中药的组合至少出现在55%的含有丹皮的处方中(图3-7)。

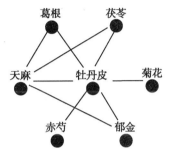

图3-7 以丹皮为核心的药物组合

二、活血类药物

1. 川芎

【性味归经】味辛,性温。归肝、胆经。

【作用功效】活血理气,祛风止痛,行气开郁。

【主治病证】月经不调,经闭痛经,产后瘀滞疼痛,癥瘕肿块,胸胁疼痛,头痛眩晕,风寒湿痹,跌打损伤,痈疽疮疡等。

【翁老经验】川芎气香味辛,通行十二经,具有行气活血化瘀作用,为血中之气药,活血作用强而不破血,理气而不伤气,与其他活血药配伍治疗各种血瘀证,用途十分广泛。早在《本草纲目》有记载用大川芎治疗心痛,《医学启源》记载:"补血,治血虚头痛。"王好古:"搜肝气,补肝血,润肝燥,补风虚。"翁老多用于心脑血管病与头痛的患者,常与郁金、丹参、赤芍、红花等配伍,理气活血,治疗各种血瘀证。如治头痛常与白芷配伍,治高血压头晕常与天麻、葛根、钩藤等配伍,治疗痹证关节疼痛常与川断、川牛膝、秦艽等配伍。常用量10~15g。

检索翁老2015年1月至5月333诊次门诊处方,含有川芎的处方176首,涉及中药158味。基于中医传承辅助平台(V2.5),在支持度60%、置信度0.9条件下,即以川芎为核心药物,涉及赤芍、生黄芪、丹参、郁金、红花等6味中药的组合至少出现在60%的含有川芎的处方中(图3-8)。

2. 红花

【性味归经】味辛,性温。归心、肝经。

【作用功效】活血调经,祛瘀止痛。

【主治病证】用于血滞经闭、痛经恶露并行、心腹瘀阻疼痛、癥瘕痞块、跌扑损伤等症。

【翁老经验】红花为活血化瘀常用药,广泛用于各科血瘀证。活血作用较桃仁弱。红花与桃仁常配对用,可增加活血祛瘀作用。翁老治疗冠心病心绞痛患者常与赤芍、丹参合用,因红花历来为妇科要药,更年期妇女冠心病患者尤其适用,翁老常用量10~15g。

检索翁老2015年1月至5月333诊次门诊处方,含有红花的处方181首,涉及中药158味。基于中医传承辅助平台(V2.5),在支持度60%、置信度0.9条件下,即以红花为核心药物,涉及川芎、赤芍、生黄芪、丹参、郁金等6味中药的组合至少出现在60%的含有红花的处方中(图3-9)。

3. 郁金

【性味归经】味辛、苦,性寒。归肝、胆、心、肺经。

【作用功效】行气化瘀,清心解郁,利胆退黄,疏肝凉血。

【主治病证】用于气滞血瘀痛证,经闭、痛经,癥瘕结块,热病神昏、癫痫发狂、黄疸尿赤等。

【翁老经验】翁老认为郁金能入气分而疏肝木之郁、开肺金之郁,入血分而活血化瘀,且能化痰湿而开心窍,通胸阳,安心神,活血化瘀又理气,为血中之气药,故翁老临床上用于治疗冠心病心绞痛属于气滞血瘀者,对各类心律失常患者亦选择应用。对于郁久有热者,常与丹参、赤芍、生地、丹皮等合用凉血止血。《本草备要》:"行气,解郁;泄血,破瘀。凉心热,散肝郁,治妇人经脉逆行",所以翁老强调,郁金尤其适用于女性,治疗妇女焦虑抑郁状态、神经官能症、血瘀痛经,多用郁金配伍香附、柴胡、白芍,共奏疏肝解郁、行气活血、缓急止痛之功效。翁老常用量12g。

检索翁老2015年1月至5月333诊次门诊处方,含有郁金的处方262首,涉及

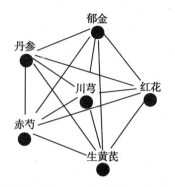

图 3-8　以川芎为核心的药物组合

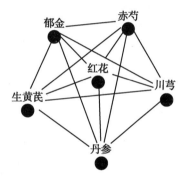

图 3-9　以红花为核心的药物组合

中药175味。基于中医传承辅助平台（V2.5），在支持度55%、置信度0.9条件下，即以郁金为核心药物，涉及川芎、赤芍、生黄芪、丹参、红花等6味中药的组合至少出现在55%的含有郁金的处方中（图3-10）。

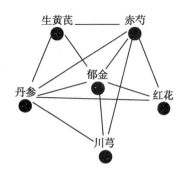

图 3-10　以郁金为核心的药物组合

4. 三七

【性味归经】味甘、微苦，性温。归肝、胃经。

【作用功效】益气补血，化瘀止血，消肿定痛。

【主治病证】用于治疗体内外各种出血。如咳血、吐血、衄血、尿血、便血、崩漏、紫癜、创伤出血、跌打瘀肿疼痛、胸痹心痛、癥瘕、血瘀经闭、痛经及产后瘀血腹痛诸证。

【翁老经验】三七善入血分，通中有补，具有"止血而不留瘀，化瘀而不伤正"的特点，尤以瘀血阻滞、气虚血瘀者为宜，尚可活血化瘀止痛。现代基础研究三七主要含有三七总皂苷，具有扩张冠脉、增加冠脉血流量、改善心肌微循环、明显降低心肌耗氧量的作用；能增强机体的细胞免疫及体液免疫功能；对血糖有双向调节作用，降低血脂水平作用。故翁老广泛用于冠心病心绞痛、冠脉支架术后、慢性心力衰竭、高脂血症、脑梗死、消化道出血、糖尿病肾病、慢性肾衰竭、妇科、骨科疾病等的治疗。尤其适用于老年人多瘀多痛的病症。翁老常用三七粉3g冲服。

检索翁老2015年1月至5月333诊次门诊处方，含有三七的处方111首，涉及中药152味。基于中医传承辅助平台（V2.5），在支持度60%、置信度0.9条件下，即以三七为核心药物，涉及郁金、川芎、赤芍、生黄芪、丹参、红花、三棱、莪术等9味中药的组合至少出现在60%的含有三七的处方中（图3-11）。

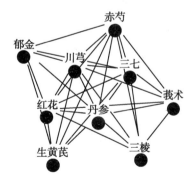

图 3-11　以三七为核心的药物组合

5. 延胡索

【性味归经】味辛、苦，性温。归肝、脾、心经。

【作用功效】活血，行气，止痛。

【主治病证】临床上通治周身上下诸痛之气滞血瘀者，适用于胸痹心痛、胸胁痛、胃脘痛、风湿痹痛、寒疝腹痛、下痢腹痛、经闭痛经、癥瘕积聚、产后瘀阻、跌打肿痛、肢体疼痛等症。

【翁老经验】延胡索,能行血中之气滞,气中之血滞,可以治疗一身上下诸痛,治疗胸痛有速效,为活血、理气、止痛良药。用于冠心病心绞痛治疗不仅可以有效缓解心绞痛,还可显著改善心脏供血作用。此外,翁老还广泛用于头痛、胁肋痛、三叉神经痛等多种痛症中,起到活血行气止痛、通则不痛的作用。翁老常用量12~15g。

检索翁老2015年1月至5月333诊次门诊处方,含有延胡索的处方112首,涉及中药153味。基于中医传承辅助平台（V2.5）,在支持度55%、置信度0.9条件下,即以延胡索为核心药物,涉及郁金、赤芍、丹参、生黄芪、柴胡、五味子等7味中药的组合至少出现在55%的含有延胡索的处方中（图3-12）。

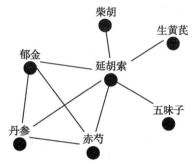

图 3-12　以延胡索为核心的药物组合

6. 牛膝

【性味归经】味苦、甘、酸,性平。归肝、肾经。

【作用功效】活血祛瘀,补肝肾,强筋骨,引火（血）下行,利尿通淋。

【主治病证】用于瘀血阻滞的胸痹心痛、风湿痹痛、月经不调、痛经、经闭、产后瘀阻腹痛以及跌打伤痛等症,还可用于腰膝酸痛、下肢无力、尿血、小便不利、尿道涩痛、吐血衄血、齿痛、口舌生疮,以及头痛、眩晕等症。

【翁老经验】牛膝有怀牛膝和川牛膝之分,怀牛膝偏于补益肝肾、强筋壮骨,川牛膝偏于活血化瘀、通经利尿。翁老在行补肾功效时多二者合用,如治疗骨性关节炎时配伍续断、狗脊以补肝肾、强筋骨。牛膝活血利水,引水火下行,既能利水通淋又能活血祛瘀,治疗淋证及水肿,且可降上炎之火,故翁老常以牛膝治疗冠心病、高血压、2型糖尿病、脑供血不足、原发性痛经、膝关节炎等有肝肾阴虚表现的血瘀证患者。但该品属于动血之品,性专下行,月经过多、中气下陷、脾虚泄泻、下元不固者慎用。翁老常用量12~15g。

检索翁老2015年1月至5月333诊次门诊处方,含有牛膝的处方113首,涉及中药151味。基于中医传承辅助平台（V2.5）,在支持度50%、置信度0.9条件下,即以川牛膝为核心药物,涉及川芎、赤芍、丹参、郁金、红花、生黄芪等7味中药的组合至少出现在50%的含有牛膝的处方中（图3-13）。

7. 姜黄

【性味归经】味辛、苦,性温。归肝、脾经。

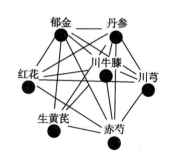

图 3-13　以牛膝为核心的药物组合

【作用功效】活血行气,通经止痛。

【主治病证】用于治疗风湿痹痛、心胸痛、痛经、经闭、产后腹痛、胸胁痛、跌扑损伤等。

【翁老经验】姜黄活血化瘀作用较强,且性温、辛散善行,通利经络关节。郁金为姜科植物郁金、姜黄的块根,性寒,而姜黄是姜科姜黄的根茎,性温。翁老用于治疗冠心病心绞痛、高脂血症、妇科月经病、风湿痹痛、肩周炎等患者,常于严寒季节或阴寒较盛患者,用姜黄代替郁金以温阳活血。翁老常用量12g。

检索翁老2015年1月至5月333诊次门诊处方,含有姜黄的处方11首,涉及中药71味。基于中医传承辅助平台(V2.5),在支持度80%、置信度0.9条件下,即以姜黄为核心药物,涉及丹参、赤芍、郁金、红花、酸枣仁等6味中药的组合至少出现在80%的含有姜黄的处方中(图3-14)。

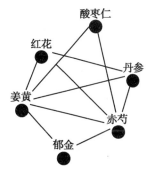

图3-14 以姜黄为核心的药物组合

8. 蒲黄

【性味归经】味甘,性平。归肝、心包经。

【作用功效】炒用补血止血,生用活血化瘀,通淋消肿。

【主治病证】用于跌打损伤、痛经、产后疼痛或心腹疼痛及各种出血症,如吐血、衄血、咳血、崩漏、外伤出血、血淋、尿血等。

【翁老经验】翁老认为蒲黄,生用偏凉,性能活血化瘀,活血化瘀力属中度,常用于妇科及消化系统出血者;炒用偏温,收敛止血,对于血证,无论寒热均可使用,但以属实夹瘀者尤为适宜;翁老主要用其行血通经,消瘀止痛的功效,常与元胡、三七粉同用。蒲黄可治疗冠心病心绞痛、脑梗死、降低血清胆固醇、血小板黏附和聚集,显著升高高密度脂蛋白胆固醇水平。翁老在临床上广泛用于心脑血管疾病、高脂血症的治疗。翁老常用量12g。

检索翁老2015年1月至5月333诊次门诊处方,含有蒲黄的处方9首,涉及中药54味。基于中医传承辅助平台(V2.5)版本,在支持度88%、置信度0.9条件下,即以蒲黄为核心药物,涉及黄芪、丹参、赤芍、郁金、川芎、红花等7味中药的组合至少出现在88%的含有蒲黄的处方中(图3-15)。

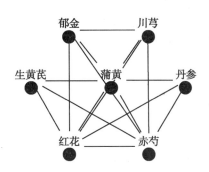

图3-15 以蒲黄为核心的药物组合

9. 益母草

【性味归经】味苦、辛,性微寒。归肝、

心包经。

【作用功效】活血调经,利水消肿。

【主治病证】治血滞经闭痛经、月经不调、产后恶露不尽、瘀滞腹痛或难产或水瘀互阻的水肿,血热与瘀滞之血淋尿血;还可用于跌打损伤瘀痛、疮痈肿毒、皮肤瘾疹等。

【翁老经验】益母草为妇科经产要药,其既能活血又能利水,且副作用小、是一种安全、有效、经济的产后调理药。对瘀血所致的月经不调,急慢性肾炎、冠心病心绞痛、高血压等均有一定效果。翁老常用量12g。

检索翁老2015年1月至5月333诊次门诊处方,含有益母草的处方1首,涉及21味中药。由于收集的含有本药的处方偏少,无法使用软件进行分析。

10. 大黄

【性味归经】味苦,性寒。归脾、胃、大肠、肝、心经。

【作用功效】活血化瘀,泻下攻积,清热泻火,止血解毒。

【主治病证】主治各种血瘀证,如下焦蓄血、妇女经闭、跌打损伤、瘀血肿痛等;胃肠积滞、大便秘结;血热妄行之出血证以及火邪上炎之目赤、咽痛、牙龈肿痛;也可用于热毒疮疡、丹毒及烧烫伤。

【翁老经验】大黄苦寒,善攻下泄热、活血逐瘀,但大黄生用或后下,泻下力猛易伤正气,如非实证,不宜妄用;本品苦寒,易伤胃气,且含有具有蒽醌类化合物,久服可以导致结肠黑变,故脾胃虚寒、气血亏虚、无瘀血、无积滞、阴疽或痈肿溃后脓清者、妇女妊娠期、月经期、哺乳期应慎用或忌用,使用中应予注意。

三、破血类药物

1. 三棱

【性味归经】味苦、辛,性平。归肝、脾经。

【作用功效】破血行气,消积止痛。

【主治病证】用于气滞血瘀所致癥瘕积聚、经闭以及心腹瘀痛等。

【翁老经验】翁老临床三棱、莪术常相须为用,破血逐瘀而消癥积。有人认为三棱作用更强,说有"化血为水"的作用。实际上二者作用相差不多,用于冠心病心绞痛血瘀程度较重者,本药药性峻猛,用量过大、用药日久,易耗气动血,耗气伤阴,二药攻伐之力较强,虚弱患者慎用,用时宜适当配伍补虚药。翁老常用量10g。

检索翁老2015年1月至5月333诊次门诊处方,含有三棱的处方106首,涉及中药128味。基于中医传承辅助平台(V2.5)版本,在支持度60%、置信度0.9

条件下,即以三棱为核心药物,涉及莪术、三七、郁金、川芎、赤芍、生黄芪、丹参、红花等9味中药的组合至少出现在60%的含有三棱的处方中(图3-16)。

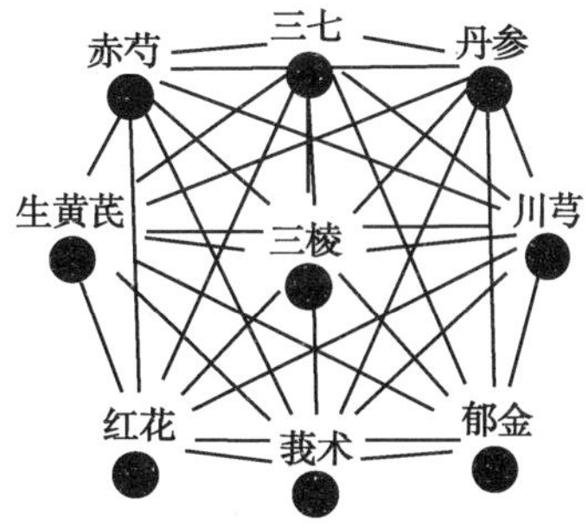

2. 莪术

【性味归经】味辛、苦,性温。归肝、脾经。

【作用功效】破血行气,消积止痛。

【主治病证】所治病证与三棱基本相同,然三棱偏于破血,莪术偏于破气。

【翁老经验】同"三棱"。

检索翁老2015年1月至5月333诊次门诊处方,含有莪术的处方106首,涉及中药128味。基于中医传承辅助平台(V2.5),在支持度60%、置信度0.9条件下,即以莪术为核心药物,涉及莪术、三棱、三七、郁金、川芎、赤芍、生黄芪、丹参、红花等9味中药的组合至少出现在60%的含有莪术的处方中(图3-17)。

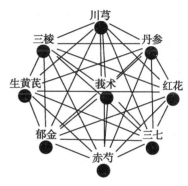

图 3-16 以三棱为核心的药物组合

图 3-17 以莪术为核心的药物组合

3. 乳香

【性味归经】味辛、苦,性温。归肝、心、脾经。

【作用功效】活血行气止痛,消肿生肌。

【主治病证】用于瘀血阻滞诸痛证。如心腹瘀痛,癥瘕积聚及风湿痹痛,或外伤科跌打损伤、疮疡痈肿等。

【翁老经验】乳香香窜,理气活血止痛,常与没药配伍使用,用于气滞血瘀证之冠心病心绞痛、痛经的治疗。本品气味浊苦,易导致恶心、呕吐,故内服不宜多用,胃肠功能弱者慎用或减量使用。翁老常用量6~10g。

检索翁老2015年1月至5月333诊次门诊处方,含有乳香的处方1首,涉及中药19味。由于收集的含有本药的处方偏少,无法使用软件进行分析。

4. 没药

【性味归经】味苦、辛,性平。归心、肝、脾经。

【作用功效】活血止痛,消肿生肌。

【主治病证】本品功效主治与乳香相似。治跌打损伤瘀滞肿痛,外科痈疽肿痛,疮疡溃后久不收口以及一切瘀滞心腹诸痛,常与乳香相须为用。

【翁老经验】没药常与乳香配用,活血散瘀、行气舒筋;配穿山甲,活血散瘀、消肿止痛;配血竭,活血散瘀止痛。《本草纲目》:乳香活血,没药散血,皆能止痛消肿,生肌,故二药每每相兼而用。翁老常用量6~10g。

检索翁老2015年1月至5月333诊次门诊处方,含有没药的处方1首,涉及中药19味。由于收集的含有本药的处方偏少,无法使用软件进行分析。

5. 水蛭

【性味归经】味咸、苦,性平;有小毒。归肝经。

【作用功效】破血逐瘀。

【主治病证】用于治疗血瘀经闭、癥瘕积聚、跌打损伤等症。

【翁老经验】水蛭为活血化瘀药中之峻药,具有破瘀血、利水道、消痰水的作用。因水蛭作用峻猛,且部分患者服用动物药易出现过敏反应,故翁老临床较少使用,使用时常用量6~10g。

检索翁老2015年1月至5月333诊次门诊处方,含有水蛭的处方2首,涉及中药28味。由于收集的含有本药的处方偏少,无法使用软件进行分析。

6. 桃仁

【性味归经】味苦、甘,性平;有小毒。归心、肝、大肠经。

【作用功效】活血祛瘀,润肠通便,止咳平喘。

【主治病证】用于多种血瘀证,如经闭、痛经、癥积、跌打损伤;或治肺痈、肠痈、肠燥便秘;亦可用治咳嗽、气喘。

【翁老经验】桃仁,入血分,活血作用强弱与量有关,量大破血,量小化瘀,翁老临床上用于冠心病心绞痛、高血压、无症状性高脂血症等血瘀证伴有肠燥便秘者,但本药有小毒,不可过量,过量可出现头痛、目眩、心悸、甚至呼吸衰竭而死亡。翁老常用量6~10g。

四、其他具有活血作用的药物

1. 葛根

【性味归经】味甘、辛,性凉。归脾、胃、肺经。

【作用功效】活血通络,解肌退热,透发麻疹,生津止渴。

【主治病证】用于外感发热头痛、高血压颈项强痛、口渴、消渴、麻疹不透、热痢、泄泻。

【翁老经验】翁老认为,葛根具有很好的活血作用。现代药理研究表明,葛根具有抑制血小板聚集、抑制平滑肌痉挛、扩张心脑血管、增加冠脉血流量、抗心肌缺血、抗心律失常、改善心肌代谢、改善微循环、降低血糖等作用。葛根的活血作用不仅局限在外伤痛肿的治疗中,结合其现代药理研究,可广泛应用于心脑血管病的治疗中。如愈风宁心片即由葛根一味药组成,应用于高血压头晕、头痛、颈项疼痛、冠心病、心绞痛、神经性头痛、早期突发性耳聋等多种疾病的治疗中。翁老在治疗冠心病、病毒性心肌炎、心律失常、高血压、高脂血症等疾病时,常加用葛根15g,即取其升阳解痉,以助血脉通畅之力;也结合了其改善微循环、扩张冠脉、调节心率之现代药理作用。此乃辨病与辨证相结合的具体体现。翁老常用量12~15g。

检索翁老2015年1月至5月333诊次门诊处方,含有葛根的处方125首,涉及中药140味。基于中医传承辅助平台(V2.5),在支持度55%、置信度0.9条件下,即以葛根为核心药物,涉及生黄芪、郁金、丹参、赤芍、川芎、天麻、红花等8味中药的组合至少出现在55%的含有葛根的处方中(图3-18)。

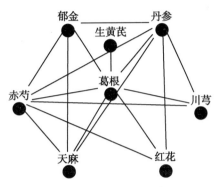

图3-18 以葛根为核心的药物组合

2. 山楂

【性味归经】味酸、甘,性微温。归肝、脾、胃经。

【作用功效】行气散瘀,消食化积。

【主治病证】用于肉食积滞证、泻痢腹痛、瘀滞胸腹痛、痛经等。现代单用本品制剂治疗心血管疾病、细菌性痢疾等,均有较好疗效。

【翁老经验】《本草纲目》记载本药能"化饮食,消肉积,癥瘕痰饮,痞满吞酸,滞血痛胀"。现代研究山楂含有黄酮,能够扩张血管,降低血压,降低血糖,能够改善和促进胆固醇排泄而降低血脂,预防高血脂的发生。翁老常用于既有瘀血,又有消化不良的患者,活血化瘀常用生山楂,消食常用焦山楂。常用量12~15g。

检索翁老2015年1月至5月333诊次门诊处方,含有山楂的处方30首,涉及中药121味。基于中医传承辅助平台(V2.5),在支持度40%、置信度0.9条件下,即以山楂为核心药物,涉及郁金、赤芍、柴胡、生黄芪、丹参、五味子等7味中药的组合至少出现在40%的含有山楂的处方中(图3-19)。

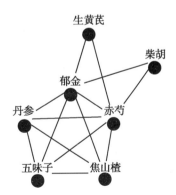

图3-19 以山楂为核心的药物组合

3. 刺五加

【性味归经】味辛、微苦,性微温。归脾、肾、心经。

【作用功效】益气活血,祛风湿,补肝肾,强筋骨。

【主治病证】风寒湿痹、筋骨挛急、腰痛、阳痿、疮疽肿毒、跌打劳伤、体虚乏力、食欲不振、腰膝酸痛、失眠多梦等尤为有效。

【翁老经验】近代医学研究证明,刺五加及其有效成分具有增强机体对有害刺激因素的抵抗能力,能改善循环系统,使紊乱的糖脂代谢正常化。此外,刺五加提取物还能扩张脑血管改善大脑的供血量,增强骨髓造血功能、抑制血小板聚集、抗心律失常、改善心肌缺血组织损害、促进表面细胞的再生和心肌梗死区域的恢复等作用。翁老常用于冠心病、糖尿病、高脂血症、神经衰弱、风湿病等病症的治疗。常用量10g。

检索翁老2015年1月至5月333诊次门诊处方,含有刺五加的处方8首,涉及中药62味。基于中医传承辅助平台(V2.5),在支持度87.5%、置信度0.9条件下,即以刺五加为核心药物,涉及赤芍、红花、丹参、川芎、生黄芪等6味中药的组合至少出现在87.5%的含有刺五加的处方中(图3-20)。

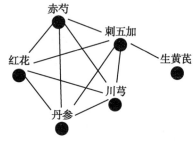

图 3-20　以刺五加为核心的药物组合

4. 银杏叶

【性味归经】味甘、苦、涩,性平。归心、肺经。

【作用功效】活血化瘀,通络止痛,敛肺平喘,化浊降脂。

【主治病证】用于瘀血阻络,胸痹心痛、中风偏瘫、肺虚咳喘。银杏叶制剂目前在临床上被广泛用于缺血性脑病、冠心病、糖尿病肾病、血脂异常、下肢静脉疾病、突发性耳聋、颈源性眩晕等的治疗。

【翁老经验】现代基础研究显示,银杏叶主要有效成分为黄酮类和萜内酯化合物。具有抗氧化,清除自由基,抗血小板活化,调节血管活性,增加血流量,神经保护等作用。中药学记载银杏叶有小毒,虽可供食用,但多食则可导致中毒。一般中毒症状表现为恶心呕吐、腹痛腹泻、发热、烦躁不安、惊厥、精神萎顿等,严重者可引发肌肉抽搐,呼吸困难,瞳孔对光反应迟钝或消失。翁老强调应用时一定注意其安全性。常用量10~12g。

（孙爱军）

第四章　翁维良活血化瘀十二法概述

翁老从事心血管内科临床、科研工作50余年,继承传统"血瘀证-活血化瘀"理论,擅用活血化瘀治疗心血管病及各类疑难杂病,在血瘀证和活血化瘀治法领域积累了丰富的理论知识和临床实践经验。针对血瘀形成的不同病因病机,以及血瘀证兼加气虚、气滞、血虚、热邪等的不同,随证配伍,标本兼顾;并根据活血化瘀各类药物的不同特点加以灵活选择应用。在长期临证过程中,总结归纳出"活血化瘀十二法",即益气活血、理气活血、清热活血、温阳活血、凉血活血、祛风活血、养阴活血、软坚活血、补血活血、祛痰活血、通下活血、利水活血。"活血化瘀十二法"是"血瘀证-活血化瘀"治法理论的继承和发扬,与郭士魁老先生活血化瘀学术思想一脉相承,是翁老活血化瘀学术思想的集中体现。

通过对2015年1月至5月翁老门诊333例就诊患者的完整病例资料进行分析,借此对翁老提出的"活血化瘀十二法"经验进行总结归纳。

一、数据分析结果

1. 基本信息

333例次就诊患者中,男性186例(占55.9%),女性147例(占44.1%)。患者疾病以心、脑血管病等慢性病为主(冠心病211例,高血压143例,糖尿病53例,高脂血症57例,心律失常68例,慢性心衰21例,心肌炎17例,脑血管病20例)。共得到处方333首,涉及中药184味。

2. 药物使用频次列表(表4-1)

表4-1　2015年1月至5月就诊患者药物使用频次表

序号	中药	频次	序号	中药	频次	序号	中药	频次
1	赤芍	272	63	法半夏	27	125	熟地黄	6
2	郁金	261	64	续断	27	126	木香	6
3	丹参	248	65	葶苈子	26	127	附子	6
4	生黄芪	210	66	牡丹皮	26	128	甘松	6

续表

序号	中药	频次	序号	中药	频次	序号	中药	频次
5	红花	181	67	百合	26	129	鳖甲	5
6	五味子	176	68	车前草	26	130	连翘	5
7	川芎	176	69	苦地丁	24	131	大枣	5
8	茯苓	172	70	泽泻	24	132	阿胶珠	5
9	柴胡	165	71	桔梗	24	133	南沙参	5
10	合欢皮	146	72	苦参	23	134	益智仁	5
11	地肤子	134	73	鸡内金	23	135	玫瑰花	5
12	酸枣仁	129	74	络石藤	22	136	覆盆子	5
13	天麻	128	75	女贞子	21	137	桑枝	4
14	葛根	125	76	远志	21	138	干姜	4
15	延胡索	112	77	茵陈	21	139	乌梅	4
16	北沙参	112	78	金钱草	20	140	石菖蒲	4
17	三七	111	79	莲子心	19	141	浮小麦	4
18	川牛膝	107	80	人参	18	142	枇杷叶	4
19	三棱	106	81	薤白	18	143	白前	3
20	莪术	106	82	刺蒺藜	18	144	猪苓	3
21	黄芩	103	83	玉米须	17	145	焦麦芽	3
22	黄连	101	84	桑寄生	16	146	焦神曲	3
23	银柴胡	100	85	枸杞子	16	147	大腹皮	3
24	玄参	86	86	焦山楂	16	148	小蓟	2
25	珍珠母	86	87	土茯苓	15	149	龟甲	2
26	炒白术	85	88	生山楂	14	150	水蛭	2
27	菊花	85	89	龙胆草	14	151	野菊花	2
28	炒神曲	84	90	佩兰	13	152	百部	2
29	荷叶	82	91	金银花	13	153	白茅根	2
30	生地黄	81	92	山药	13	154	荜芨	2
31	佛手	76	93	细辛	13	155	首乌藤	2
32	薏苡仁	76	94	瓦楞子	13	156	天冬	2
33	玉竹	71	95	藿香	13	157	骨碎补	2

序号	中药	频次	序号	中药	频次	序号	中药	频次
34	青蒿	67	96	瓜蒌	13	158	肉苁蓉	2
35	黄柏	64	97	淡竹叶	13	159	砂仁	1
36	鸡血藤	63	98	丝瓜络	13	160	仙鹤草	1
37	麦冬	62	99	穿山龙	12	161	胡黄连	1
38	地龙	56	100	肉桂	12	162	栀子	1
39	太子参	53	101	莲子肉	12	163	巴戟天	1
40	火麻仁	51	102	怀牛膝	12	164	乌梢蛇	1
41	决明子	49	103	秦艽	11	165	煅龙骨	1
42	钩藤	46	104	炙甘草	11	166	马鞭草	1
43	桑叶	45	105	姜黄	11	167	淡豆豉	1
44	桂枝	44	106	金莲花	11	168	乌药	1
45	厚朴	41	107	山茱萸	10	169	乳香	1
46	防风	39	108	知母	10	170	前胡	1
47	杜仲	37	109	炒栀子	10	171	炙黄芪	1
48	当归	37	110	生甘草	9	172	白果	1
49	狗脊	37	111	蒲黄	9	173	石斛	1
50	柏子仁	36	112	薄荷	8	174	清半夏	1
51	陈皮	35	113	独活	8	175	龙骨	1
52	菟丝子	35	114	刺五加	8	176	苍术	1
53	夏枯草	35	115	白芷	8	177	蜜麻黄	1
54	路路通	35	116	羌活	7	178	车前子	1
55	黄精	33	117	青果	7	179	没药	1
56	旱莲草	33	118	紫苏叶	7	180	白花蛇舌草	1
57	白薇	32	119	煅牡蛎	7	181	穿山甲	1
58	香附	29	120	枳壳	7	182	益母草	1
59	高良姜	29	121	谷精草	7	183	大蓟	1
60	紫苏梗	27	122	虎杖	7	184	生石膏	1
61	白芍	27	123	杏仁	7			
62	党参	27	124	桑螵蛸	6			

3. 翁老常用药物功效分类

将翁老2015年1月—5月门诊处方中常与活血化瘀药配伍使用的中药进行分类：其中具有清热作用的中药65味，凉血作用的中药14味，温阳作用的中药22味，祛痰作用的中药19味，理气作用的中药22味，利水作用的中药30味，祛风作用的中药38味，通下作用的中药8味，软坚作用的中药8味，益气作用的中药15味，养阴作用的中药24味，补血作用的中药17味（表4-2）。

表4-2 活血化瘀十二法常用药物分类表

清热类（62味）	薄荷、桑叶、生石膏、知母、黄芩、黄连、黄柏、栀子、淡竹叶、龙胆草、金银花、金莲花、连翘、桑叶、菊花、野菊花、土茯苓、苦地丁、白花蛇舌草、银柴胡、青蒿、白薇、赤芍、玄参、丹皮、生地、荷叶、茵陈、金钱草、虎杖、苦参、郁金、地龙、薏苡仁、地肤子、夏枯草、决明子、钩藤、车前子、车前草、莲子心、瓜蒌、玉米须、丝瓜络、百合、女贞子、玉竹、青果、旱莲草、藿香、佩兰、枇杷叶、白茅根、仙鹤草、胡黄连、淡豆豉、地肤子、络石藤、秦艽、小蓟、谷精草、马鞭草
凉血类（14味）	赤芍、玄参、生地、丹皮、郁金、栀子、旱莲草、白薇、银柴胡、青蒿、白茅根、胡黄连、络石藤、马鞭草
温阳类（22味）	附子、干姜、桂枝、高良姜、细辛、肉桂、麻黄、薤白、荜茇、肉苁蓉、乌药、巴戟天、菟丝子、续断、杜仲、狗脊、续断、枸杞子、桑螵蛸、益智仁、覆盆子、骨碎补
祛痰类（19味）	半夏、陈皮、瓜蒌、薤白、桔梗、厚朴、远志、石菖蒲、杏仁、枇杷叶、南沙参、北沙参、车前子、车前草、瓦楞子、青果、虎杖、白前、细辛
理气类（22味）	柴胡、陈皮、香附、厚朴、枳壳、薤白、延胡索、郁金、苏叶、苏梗、砂仁、薄荷、藿香、佛手、合欢皮、甘松、乌药、川芎、木香、荜茇、神曲、山楂
利水类（28味）	茯苓、猪苓、泽泻、车前子、车前草、薏苡仁、淡竹叶、葶苈子、玉米须、苦参、大腹皮、茵陈、金钱草、丝瓜络、路路通、川牛膝、怀牛膝、地龙、白薇、白花蛇舌草、夏枯草、栀子、马鞭草、鸡内金、白术、姜黄、蒲黄、麻黄
祛风类（38味）	桂枝、细辛、防风、桑叶、金银花、菊花、白芷、羌活、川芎、独活、秦艽、桑枝、牛膝、桑寄生、刺五加、络石藤、路路通、鸡血藤、首乌藤、地肤子、刺蒺藜、天麻、钩藤、葛根、地龙、夏枯草、杜仲、狗脊、珍珠母、穿山龙、乌梢蛇、巴戟天、苍术、金钱草、虎杖、谷精草、薏苡仁、苍术
通下类（8味）	火麻仁、柏子仁、杏仁、决明子、生地、知母、肉苁蓉、胡黄连
软坚类（8味）	三棱、莪术、鳖甲、水蛭、穿山甲、夏枯草、牡蛎、瓦楞子
益气类（15味）	人参、党参、太子参、炒白术、黄芪、山药、茯苓、炙甘草、五味子、黄精、浮小麦、神曲、百合、莲子肉、大枣

续表

养阴类 （24味）	北沙参、南沙参、麦冬、天冬、五味子、女贞子、旱莲草、玄参、白芍、生地黄、玉竹、太子参、黄精、枸杞子、石斛、山药、阿胶珠、知母、百合、龟板、鳖甲、酸枣仁、柏子仁、山萸肉
补血类 （17味）	当归、白芍、熟地、阿胶珠、鸡血藤、三七、大枣、丹参、黄芪、桑寄生、枸杞子、夜交藤、龟板、党参、肉苁蓉、酸枣仁、天麻

二、翁老活血化瘀治法临床应用特点

1. 注意用药安全性

中药毒副作用小的特点远远优于西药,但也容易造成医生忽视其安全性,近年来由于服用中药造成不良事件的情况屡有发生,也使中药的安全使用提升到前所未有的高度。翁老临床就诊患者多为老年心脑血管患者,需要长期坚持服药,应最大限度避免药物毒副作用的发生。所以翁老临床用药在注重疗效的同时,将安全性放在首位,在用药安全性上遵循几条原则:

（1）严格按照国家药典规定剂量范围使用中草药,不超剂量使用,经统计所有处方,单味药平均使用剂量远低于医院平均使用剂量。

（2）不使用相反、相畏的药物。

（3）较少使用刺激性强、毒性大、副作用大的药物。如全蝎、蜈蚣等虫类药物很少用,一是味道难闻,口感差;二是刺激脾胃,出现恶心呕吐等;三是因异体蛋白容易导致过敏。

（4）熟悉中草药的现代药理研究,避免使用经现代药理研究对人体副作用大的药物。如木通、天花粉、何首乌等。

（5）较少使用保护性动物药材、珍稀药材。如麝香、虎骨、犀角、琥珀等。

（6）和血类药物使用依频率较高:丹参、赤芍、红花、当归、丹皮;活血类药物居中:郁金、川芎、姜黄、牛膝、元胡等;翁老很少使用破血类药物,对于瘀血深重者使用三棱、莪术等,剂量较小,或同时配伍补益药,以防伤正。

2. 因时制宜,与时俱进

《晋书·刘颂传》:"所遇不同,故当因时制宜,以尽事适今",即指根据不同时期的具体情况,采取与之相适应的措施。体质的形成受先天遗传和后天诸多因素的影响,现今我们生存的自然、社会环境等因素可使体质呈现趋同性,体质又决定了对疾病的易感性,正确认识和分析现代人群的疾病特点,可以帮助我们较准确地把握某些特定疾病人群的共性问题,对疾病的诊断治疗有一定的指导意义。翁老将中医传统三因制宜的"因时制宜"思想灵活运用在临床中,不仅注重根据不同季节特点的用药变化,还强调要根据不同时代背景患者的特点,不断完善调整治疗方案。就如后世医家在传统"经方"基础上,不断创制出被后人广泛应用的"时方"一样,才使中医药在传承中得以发展。翁老在治疗上主要发生如下变化。

(1)处方较前普遍偏大,包括药味增多、药力增强和剂量增大三方面。主要是因为翁老就诊患者本来老年人居多,随着人们生活水平的提高,医疗条件的不断改善,生存期随之延长,很多患者不仅并发症多,而且多系统疾病并存,病机复杂,虚实兼夹、多脏器受累,病情深重,非既往药专、量轻之剂所能及。所以针对这些患者,翁老处方要照顾阴阳、气血、虚实、脏腑诸方面。药味有增,比如原来用冠心3号方益气活血,现在要用之与生脉散或参苓白术散合方;药力增强,如原来很少用的破血药三棱、莪术等,现使用频率明显增多;药物剂量也稍有增大,如生黄芪由12g增至15g。

(2)随着病情复杂深重,翁老强调痰瘀同治的重要性。根据久病多瘀、痰瘀互结等理论,对于顽疾,即久病病证复杂难愈的疾病,一般都经过长时间的治疗,看似复杂难辨,证型不一,然细辨之,多有痰浊瘀血存在。又心血管病、脑血管病、糖尿病、高脂血症等慢性病多发生于肥胖患者,肥人多脾虚湿性体质,引起津液、血液代谢的不畅通,水停生痰湿,血停成瘀血,痰浊与血瘀又相互影响而相兼为病,而且病情更为深重。临床除见舌质黯、有瘀点、舌下静脉增粗、某些部位疼痛等血瘀表现,还多有舌体胖大、舌苔厚腻、身体酸重、痰多等痰湿表现。翁老根据患者的这些变化,选方用药注重清化痰瘀,严重者予涤痰破瘀治疗。

(3)重视自然环境及情志因素对人体的影响,主张疏肝解郁,理气清肝治疗。激烈的社会竞争,给许多人带来了前所未有的心理压力,尤其是中年阶层,甚至年轻人的学习、就业压力等,使人们的情绪经常处于压抑、忧愁、思虑、焦虑、烦躁的状态中,日久"神劳"。不同的消极情志对脏腑气机的影响各有侧重,中医早有怒伤肝、思伤脾、恐伤肾等七情致病之说,其中压抑、郁怒、忧愁、思虑最容易造成人体气机郁滞,气滞郁久不解会化热化火,致肝气不疏、肝郁脾虚、肝阳上亢、肝郁化火等。另外,人类的生存环境随着经济的发展日趋恶化,环境污染其实是多种毒素淤积作用于人体,排毒不畅,日久造成内生郁热,加上温室效应使气候的变化以阳气旺盛为主要趋势,这是形成阳热体质的气候条件。基于以上原因,翁老认为现代人多郁多热,故强调疏肝解郁、调理气机、清热解毒的重要性。

3. 翁老治疗以心血管患者为主,服用阿司匹林的患者占比较高,有些患者是因为服用西药太多而且担心西药的副作用,希望用活血化瘀药替代阿司匹林治疗。翁老通过多年观察,提出以下观点。

（1）阿司匹林通常是通过抑制血小板的聚集发挥治疗作用的,用于预防和治疗缺血性心脏病、心绞痛、心肺梗死、脑血栓形成。作用单一但明确。

（2）活血化瘀药含有多种化学成分,决定了它们具有多靶点的治疗作用,现代药理研究表明活血化瘀药能增加动脉血流量、抗血小板聚集、降低胆固醇、对抗动脉粥样硬化、改善血液流变学、扩张血管、降低纤维蛋白原含量、降低全血黏滞度等,可能通过多种因子、多种途径和多种机制起到抗血栓作用。但药效机制、作用剂量均不十分明确,难于量化。

（3）多项研究表明,阿司匹林与不同活血化瘀药物联合应用治疗各系统疾病,均有很好的协同作用,也有联合应用致出血的报道。

（4）翁老擅长活血化瘀治疗各种疾病,确有一些拒绝西药治疗或因患有消化道溃疡不能服用阿司匹林的患者,通过翁老活血化瘀辨证治疗取得很好疗效。

基于以上观点,翁老认为:活血化瘀药物无论从药理机制、临床疗效都证实有阿司匹林样作用,且作用机制更加广泛,但单纯抗血小板凝集作用力量较阿司匹林弱。所以活血化瘀药物不能完全替代阿司匹林治疗,瘀血重的患者可以在联合活血化瘀中药的同时适当减少阿司匹林用量;对于病情较轻者可以单纯活血化瘀治疗。但均应在医生指导下,结合相关指标的客观检查结果和临床表现,切不可自行减药。

（李秋艳,孙爱军）

第五章　活血化瘀十二法

第一节　益气活血法

益气活血法是由益气法与活血法所组成,用以治疗气虚血瘀所致的各类疾患。气虚血瘀在人体中是相互联系、相互制约、相互影响的。应用益气活血法就是为了改变气虚血瘀这一根本病机,使正气得复,病血去新血生,气血流通,机体功能恢复。因此,它不同于单纯益气,也与单纯活血有别。数十年来,翁老应用益气活血法于临床,治疗心血管系统以及其他系统疾病均取得较好的效果,也在学生们自身的临床中得到很好的验证。现从治法源流、应用心法、方药解析、医案分析、自身应用心得几方面进行探讨。

一、治法源流

中医学对益气活血化瘀疗法积累了丰富的理论知识和临床实践经验。自先秦《黄帝内经》总结了气血流通的重要性和血瘀证形成的病因病机、证候表现、治则治法及方药之后,历代医家都在此基础上对其进行了发挥和创新,不断丰富和完善益气活血化瘀疗法的理论和临床,并形成了较为系统的理、法、方、药诊疗体系。

1. 先秦时期

我国中医经典著作《内经》中虽无"益气活血"等词,但对气与血之间的关系进行了精要阐述,并对血瘀证有了相当丰富的总结,初步形成了益气活血化瘀的基本概念及思想。

气血是构成人体的基本物质,又是维持人体生命活动的物质基础。从生理角度思考,气血密切相关,"气为血之帅,血为气之母",气能生血,气能行血,而血为气之载体,血能生气,二者互根互用,相互依存。两者在生理上相互依存、相互转化,病理上相互影响、互为因果。血的运行,主要依赖于气的推动作用,其中最重要者为心气。《素问·痿论》说:"心主身之血脉",《医学入门》说:"人心动,则血行诸经"。生理上,气的推动作用是血液运行的动力,气行则血行;

病理上,气虚则血行无力。血液的循行,主要有赖于心气的推动及肺气的宣发,气行则血行。气虚则无力推动血行,可使血行迟缓而形成血瘀,甚则阻滞于脉络,导致气血皆瘀滞。

关于气虚血瘀的形成机理,《灵枢·天年》曰:"心气始衰,若忧悲,血气懈惰"。气虚是一个笼统的概念,结合《内经》中的关于气血功能的论述及脏腑辨证角度看,主要是指心气虚、脾气虚、肾气虚三个方面。心主血脉,心气虚则血无以推动,如果心气不足,血流缓慢,则形成血流不畅或血脉空虚,甚至气血瘀滞,凝涩而瘀,引发中风;脾为后天之本、升降之枢、气血生化之源,脾土健运则化源充足,气血充沛,营卫滋荣,经脉通畅而不病,若脾胃气虚,中阳不运,湿聚痰生,气血不能四达,四肢经络不畅,可成瘀血;肾为先天之本,元气之所系,元气为脏腑功能活动、气血运行之原动力,肾气虚则元气不足,脑髓失养,五脏失去元气的推动,必致气虚无力行血而致瘀。

在治疗类似瘀血等疾病中,《素问·至真要大论》有言:"疏其血气,令其调达,而致和平",指出了化瘀的同时要注重气血同治。《素问·阴阳应象大论篇》中有"审其阴阳,以别柔刚。阳病治阴,阴病治阳。定其血气,各守其乡,血实者宜决之,气虚者宜掣引之"的论述,可认为是益气活血法的立法之源。气虚法当补气,血瘀法当活血,使气旺盛得以推动血行,血流通畅,致气血调和。《素问·三部九候论》:"必先度其形之肥瘦,以调其气之虚实,实则泻之,虚则补之,必先去其血脉,而后调之",则指出若有瘀血壅塞脉道者,必先去其壅滞之瘀血,而后再辨气之虚实,虚则补之,是谓运用益气活血疗法治疗血瘀时益气、活血应有先后之分。

2. 西汉时期

《神农本草经》反映了公元前二百多年运用益气、活血化瘀药物品种之丰富。全书总结了三百六十五种药物的性能功用,其中五十余种具有补中、益气、补虚等效果,如人参"补五脏"、黄芪"补虚"、薯蓣"补虚羸,补中益气力"、蓄实"益气"、赤芝"益心气,补中"、黑芝"益肾气"、青芝"补肝气"等;四十一种具有明确的活血、化瘀、破血、消瘀和攻瘀的作用,如丹皮"除癥坚瘀血"、牛膝"逐血气"、赤芍"除血痹"、桃仁"治瘀血、血闭、癥瘕邪气"、水蛭"主逐恶血、瘀血血闭、破血瘕积聚"、蛰虫"血积癥瘕、破坚下血闭"等;其中认为丹参、蒲黄等药同时具有益气及活血效果,其中描述蒲黄"消瘀血,久服,轻身益气力"、丹参"破癥除瘕,益气"。该书为后世益气活血药物的应用提供了重要的历史资料,其中大部分药物至今仍广泛运用于气虚血瘀证患者。

3. 东汉时期

汉代张仲景是血瘀理论的奠基人。他在《金匮要略·惊悸吐衄下血胸满瘀血病篇》中总结前人的经验,首先提出了"瘀血"这个病名,并用活血化瘀法治疗各科疾病,开后世血瘀证之先河。并在治疗蓄血、血痹、血结、虚劳、癥、产后腹痛等疾病中,叙述了瘀血的几种主要症状及脉象,且在其他篇章中谈到了瘀血产生的原因和治疗;在《伤寒论》的太阳和阳明病篇中,对血瘀证作了比较详细的阐述。他总结了血瘀证的辨证论治规律,提出了动物药特别是虫类药物可以治疗瘀血重症,制定了桂枝茯苓丸、下瘀血汤、桃核承气汤、抵当汤、鳖甲煎丸、大黄䗪虫丸、旋覆花汤、温经汤、当归芍药散等一系列具有活血化瘀功效的方剂。

同时,2000多年前张仲景就已经认识到气虚导致血瘀的本质。其中,张仲景在鳖甲煎丸中,于大黄、桃仁等众多活血药中加入人参,通过益气、活血药物共同使用达到祛瘀生新的效果,为后世应用活血化瘀药树立了典范。而在治疗"妇人腹中诸疾痛"和"妇人妊娠,腹中疼痛"的当归芍药散中,虽可认为从肝论治,但其同时运用具有养血活血功效之当归、芍药、川芎和具健脾益气功效之白术、茯苓,其中亦蕴含了一定益气活血的医理。尤其对胸痹的认识,张仲景在总结前人论述的基础上,在其著作《金匮要略》中,对其病机进行高度的概括,提出了"阳微阴弦"的病机,揭示了胸痹本虚标实的病变实质。着重指出"阳微"是胸中阳气不振,即上焦阳虚,"阴弦"是阴寒太盛,浊阴内结,瘀血停着之证。"阳微"与"阴弦"是胸痹心痛病机不可缺失的两个方面,胸阳不振,阴寒偏胜,导致胸痹心痛的发生,即气虚血瘀致胸痹的病机。在《金匮要略·血痹虚劳病脉证并治第六》篇中提到:"血痹阴阳俱微,寸口关上微,尺中小紧,外证身体不仁,如风状,黄芪桂枝五物汤主之"。阴阳俱微属营卫气血不足,寸口关上微,尺中小紧为阳气虚,阴血涩滞的脉象。由于气虚血滞,筋脉失养,故有身体麻木的症状。治宜益气温阳,活血通脉。以黄芪益气补中,桂枝温阳通脉,芍药入荣理血,大枣、生姜调营卫,共成益气活血通脉之效。张仲景在《内经》理论的基础上,开创了益气活血法在临床上应用的先例。

4. 魏晋隋唐时期

汉之后,益气和活血方得到进一步发展与补充。魏晋时期,许多疾病的病因病机得到进一步的认识,如《脉经》中言"心者,脉之合也。脉不通则血不流……",这一时期,心气和血行相关理论在发挥、应用中进一步丰富、发展。隋唐时期,心气影响血行的病因病机在多种疾病中得到探讨,益气活血方药也得到一定程度的积累,比如《备急千金要方》中所载的"补心汤",就兼具补心气、活血的功效;代表性医书中增添了不少益气和活血化瘀方剂和药物。如《千金要方》,除引述张仲景活血化瘀方外,并增加了以泽兰丸治产后恶血未尽;桃仁煎治妇人产后百疾;蒲黄汤治产后余疾,有积血不去;牡丹丸治新产后瘀血不消。《外台秘要》增添了犀角地黄汤等。唐《新修本草》增加了血竭、玄胡索、降真香、琥珀等活血化瘀药,现在应用仍极广泛,效验甚著。唐·孙思邈著《千金方》用芍菊汤治产后腹痛,芍药黄芪汤治产后心腹痛。

5. 宋金元时期

金元四大家之一朱丹溪虽为滋阴派,但对活血化瘀药的应用也富有经验,他创立气、血、湿、痰、食、热六郁之说,其中以气血之郁尤为重要,他认为"气血冲和,万病不生,一有怫郁,诸病生焉"。故人生诸病,多生于郁,他所谓的郁,可看作是血瘀的早期或轻症。如治热痰方中加桃仁,治酒渣鼻用四物汤,治一切瘀血为痛用香附、桃仁、瓦楞子、牡丹皮、大黄、当归、川芎、红花。李东垣重补土,但也强调调和气血、通血脉,创著名活血化瘀方剂复元活血汤,至今仍广泛应用。但隋唐及宋金元时期的这些著作均提到了用益气以及活血法治疗某些疾病,却很少同时从益气和活血两方面论述。如《仁斋直指方论》中就提到"夫肝藏血而心主之,动则血运于诸经",从心与其他脏腑的关系探讨了心气对血行的影响。

6. 明清时期

这一时期,随着温病学说的出现及气血辨证的发展大大丰富了对血瘀证辨证及益气活血治法的认识。许多医家深入探讨了气和血之间的关系,并提出了气血同治的思想。如《景岳全书》云:"血无气不行,血非气不化,故经曰:血者,神气也,然则血之与气,诚异名而同类,而实惟气为主"。明朝内府大御医龚廷贤所著《寿世保元·血气论》中说:"气取诸阳,血取诸阴,血为荣,荣行脉中,滋荣之义也。气为卫,卫行脉外,护卫之意也。……夫血者,譬则水也。气者,譬则风也。风行水上,有血气之象焉。盖气者,血之帅也。气行则血行,气止则血止,气温则血滑,气寒则血凝。气有一息之不运,则血有一息之行"。清《张氏医通·诸血门》曰:"盖气与血,两相维附。气不得血,则散而无统;血不得气,则凝而不流"。其中龚廷贤治疗瘀血和调气的思想亦与《内经》一致:"气有一息之不运,则血有一息之不行。病出于血,调其气犹可以导达病原于气。区区调血,又何加焉。故人之一身,调气为上,调血次之,先阳后阴也若夫血有败瘀滞泥诸经,壅遏气之道路,经所谓去其血而后调之,不可不通其变矣"。

晚清对益气活血化瘀治法有发扬者,首推王清任和唐容川。王清任根据自己的实践发展了中医学的气血理论。他认为"气"和"血"是人体的重要物质,所以"治病之要诀,在明白气血"。他非常注重元气(正气),他提出"人行坐动转,全仗元气。若元气足则有力,元气绝则死矣",并认为(正)气虚证临床十分常见:"正气虚,当与半身不遂门四十种气虚之症,抽风门二十种气虚之症互相参考"。对于血,他提出"血有亏瘀血,血亏必有亏血之因……",并明确提出气虚导致血瘀而相兼为病的气虚血瘀论学术思想:"元气即虚,必不能达于血管。血管无气,必停流而瘀",认为元气虚不能推动血液运行,血液运行无力而成血瘀。因此治疗气虚血瘀证的关键是大补其气,而后方能"使周身之气通而无滞,血活而不瘀"，但"若专用补气者，气愈补而血愈瘀"。因此，在大补其气的同时应配伍活血之药，补气以治其本，活血以治其标，而达"通开血道"，"气通血活，何患疾病不除"的目的。其所运用益气活血法的特点是为以桃红四物汤为基础，配伍大剂量的黄芪等补气药，使元气充足，从而达到血气运行畅通的目的。如其所创"补阳还五汤"更是以益气活血立法的经典名方，该方以四两黄芪为君，大补元气伍以少量归尾、川芎、桃仁、红花、地龙活血通络，用以治疗"中风"；"黄芪桃红汤"由八两黄芪配伍少量桃仁、红花组成，治疗妇人"产后抽风"诸症。前方中黄芪用量是其他活血药总量的五倍多，后方则八倍余，这种明显的剂量差别充分体现了王清任重视元气、注重补气活血的学术思想。此外，其创立的治疗"积块"之膈下逐瘀汤以党参加活血药、主治"小儿痘后，脾虚泄泻"之止泻调中汤和"痘后抽风证"之足卫和荣汤、"小儿抽风之证"之可保立苏汤均由黄芪、党参、甘草、白术加活血等药，主治"小儿痘后，气虚作痒"之助阳止痒汤、"气虚难产"的古开骨散，皆体现了其治疗血瘀重视益气活血的治疗思想。

继王清任之后，唐容川对瘀血学说和益气活血也有较大的贡献。他所著的《血证论》详述了各种出血证的证治，同时，阐明了瘀血和出血之间的关系，把消瘀作为活血四法之一，并认为祛瘀与生新有着辨证关系，主张"凡吐血衄血，不论清、凝、鲜、黑总以祛瘀为先"，大大地扩大了活血化瘀治法的应用范围。关于气虚血瘀的形成，《血证论·吐血》中说："气为血之帅，血随之而营运；血为气之守，气得之而静谧，气结则血凝，气虚则血脱……凡系离经之血，与荣养周身之血，已联绝而不合……血积既久，亦能化为痰水……瘀血化水，亦发水讲……水病累血"，认为气虚则血脱为离经之血，气虚则血瘀。

张锡纯在王清任学术思想的启发下，亦十分注重益气活血。关于气虚血瘀的形成，他在《医学衷中参西录》中提到"或纵欲过度，气血亏损，流通于周身者，必然迟缓，血即因之而瘀"，"气血虚者，其经络多瘀滞，此与偏枯痿废亦颇有关系"，认为气虚是血瘀的形成条件。他创制的内托生肌散，以益气托毒生肌之生黄芪、甘草加乳香、没药、杭芍、天花粉、丹参等活血药治疗外科久不生肌，体现了益气活血的治疗思想。

7. 近现代以来

在20世纪60年代之前，中医对于"胸痹"也就是冠心病、心绞痛、心衰等疾病的认识与治疗同现在大不相同，认为这类疾病属于心气不足的虚证，治疗上倾向于使用温通胸阳、补气宣痹的栝楼薤白半夏汤一类的经方，活血化瘀的治疗方法除清代医家王清任外鲜有人采用，理论是活血药会损伤正气致虚证加重。名医郭士魁通过对大量活血化瘀类药物的应用研究，创制冠心2号方、宽胸丸、宽胸气雾剂，开启了血瘀证和活血化瘀研究的时代。他倡导引领了活血化瘀治法防治心脑血管病,并推广应用到临床各科,形成了现代活血化瘀学派。在此基础上,由国家主持编写的大型心病专著相继出版,如在中华中医药学会2011年出台的一系列心病诊疗指南中,将心气虚证、心血瘀阻证作为主要证型,至此,心气虚致血瘀理论得到系统的整理、丰富和提高。

二、应用心法

(一)郭士魁益气活血法应用经验

郭老主张依靠中医理论研究发展中医,提倡中西医结合。他毕生致力于中医中药防治冠心病的研究,较早地提出了活血化瘀治疗冠心病的思路,并不断应用于临床实践,发展了活血化瘀、芳香温通的理论,创制了冠心2号方、宽胸丸和宽胸气雾剂等名方。

1. 冠心病的气血辨证

(1)气虚血瘀为基本病机:在祖国医学文献中,虽然没有冠心病的病名,但有类似证候的记载,如真心痛、胸痹心痛等。按照中医的看法,不通则痛,痛则不通。心绞痛主要表现为痛,痛因不通,不通主要因为气滞血瘀和胸阳不振,故主要治则是活血化瘀与芳香温通。"真心痛"与《金匮要略》所谓的"胸痹心痛"是截然不同的,前者"伤正经",正如《诸病源候论》中所谓"心为诸脏主而藏神,其正经不可伤,伤之而痛,为真心痛";后者伤及"支别脉络",其"乍间乍盛,或发病不死"。真心痛以气分虚损为主,因气虚而致血脉瘀阻;胸痹心痛乃"本虚标实",不仅正气虚,而且血瘀、痰浊盛。

(2)益气活血通阳为基本大法:治疗胸痹心痛,以通为补、通补结合,务必区分虚实标本缓急,所以郭老治疗胸痹特别突出活血化瘀。他认为胸痹心痛发作时,瘀血作为各种标证之首,故"急则治其标",多以活血化瘀为主治疗。郭老应用活血化瘀治法同时根据辨证又分为益气活血、理气活血、通阳活血、平肝滋阴活血等,如胸痹兼痰饮者,用栝楼薤白半夏汤;偏于气滞者,用枳实薤白桂枝汤;寒邪内闭、疼痛难忍或痛无休止、脉沉冷者,用薏苡附子散或乌头赤石脂丸。但郭老常在应用以上方剂时,增以益气之品。他认为,气属阳,气虚乃阳虚之初起阶段,而益气之品有助通阳活血之功。

(3)自拟益气活血汤:郭老常用活血化瘀方剂为冠心2号方、血府逐瘀汤、活血通脉汤、失笑散、三七散,常用活血化瘀药物如丹参、川芎、桃仁、红花、赤芍、乳香、没药、郁金、三七以活血止痛;益气药常用党参、黄芪、黄精;病重者加红参。通过多年临床总结,自拟益气活血汤(黄芪、党参、黄精、当归、川芎、赤芍、郁金)用于临床有较好效果。

（4）散剂妙用：郭老治疗冠心病常施以散剂，因散剂取效迅速、服用方便。常用的散剂如活血化瘀散（血竭粉）、益气活血散（红参粉、三七粉）、益气温通活血散（红参粉、沉香粉、血竭粉、三七粉、琥珀粉、冰片粉），可以看出，散剂虽处方简单，但配伍严谨、标本兼治，而且活血时时不忘益气之本。

2. 心力衰竭

（1）心气不足、心脉瘀阻为主要病机：心力衰竭属于中医"心悸"、"怔忡"、"咳喘"、"痰饮"、"水肿"等范畴。《素问·痿论篇》曰："心主身之血脉"。由于心病日久，心阴阳俱虚，心气虚则血脉鼓动无力，流行不畅，气滞血瘀。诸脏腑因失血所养而虚衰：脾虚则纳差腹胀，不能正常运化水谷而生痰成饮；肺气虚致肺血瘀阻则气短咳喘；肾阳虚，不能利水，出现尿少浮肿；肝藏血，肝虚则肝血瘀滞而肿大。《金匮要略》指出："心水者，其身重而少气，不得卧，烦而躁，其人阴肿"，描述了心水证的一般症状，类似现代的心力衰竭。其主要原因为心阳虚，心气不足，致心脉瘀阻，故治疗上应以益气活血温阳为主。

（2）益气活血为主要治法：郭老力主辨病辨证，但在脏腑阴阳虚实辨证的基础上，认为心力衰竭最终导致心气不足而心脉瘀阻，故益气活血贯穿各型始终。

1）心阳虚：心慌、心悸、气短乏力，动则心悸，舌质略黯，苔薄白，脉细数。治疗以益气养心，益气为主，活血为辅。当归汤加减：党参20~30g，黄芪20~30g，桂枝10~12g，白术 12~15g，当归12~15g，丹参12~15g，远志10g，茯苓15~30g，柏子仁12g。

2）心脾阳虚：心悸气短，腹胀纳少，轻度浮肿，舌胖质黯苔白，脉细数或结代。治宜温阳健脾，活血利湿。四君子汤合苓桂术甘汤加减，可加用益母草、车前草、当归、北五加皮、丹参等药。四君子汤健脾益气，加当归、丹参等活血通络。

3）心肾阳虚：心悸气短，活动后加重，畏寒肢冷，尿少浮肿，面色青紫，舌胖质黯苔白腻，脉细数或结代。治宜温阳利水，佐以益气活血。用真武汤合苓桂术甘汤加减：党参12~15g，白术12g，茯苓15g，桂枝10g，附片6~10g，生姜10g，当归10~12g，丹参12~15g，车前草12~15g，北五加皮3~10g。

4）气阴两虚：心悸气短，头晕乏力，口干，颧红盗汗，畏冷，心烦失眠，舌红，脉细数或结代。治宜益气育阴，益气养阴治本，但仍不忘活血，药用丹参。可用炙甘草汤、生脉散、复方人参汤等，常用药：党参10~15g，丹参10~15g，沙参10~15g，柏子仁10~15g，麦冬10g，五味子10g，桂枝10g，北五加皮3~10g等。

（二）翁老益气活血法应用经验

翁老从事心血管内科临床工作50余年，在继承传统中医理论"血瘀证—活血化瘀"的基础上，跟随岳美中、赵锡武、郭士魁等名老中医学习临证经验，以冠心病为突破口,以提高疗效为目的,对"血瘀证及活血化瘀治法"进行深入系统的研究,在临床应用上有丰富的经验。翁老继承了老师的经验,尤其是郭老的活血化瘀思想,并把活血化瘀理论不断发展,形成了益气活血、滋阴活血、养血活血、化痰活血等活血化瘀十二法。

1. 应用益气活血法的基本思想

（1）擅长气血辨证: 中医学认为,气血是人体中最重要的两种物质,气血通过全身的一切组织器官,温煦濡养人体的五脏六腑、四肢百骸,维持并发挥正常的生理功能。翁老十分重视气血在疾病尤其是冠心病致病中的作用,他认为无论在生理或病理情况下,气与血之间均存在着极为密切的关系,气血失调既是冠心病的病机结果,反之又成为重要的致病因素。气虚多由久病体虚、劳累过度、年老体弱等因素引起,临床表现以精神倦怠,四肢乏力,脉虚无力等全身功能活动低下的症状为主。血瘀多由七情郁结,寒邪侵袭,气虚无力推动或跌打损伤等原因导致血液运行不畅、停滞不行,出现血瘀证,其临床特征是固定性刺痛、拒按,甚者有肿块,面唇晦暗,舌有瘀点、瘀斑,脉涩等。

（2）老年人多气虚血瘀: 翁老就诊患者以老年人为主,他认为血瘀证是老年人常见病和多发病,一部分"健康"老年人也存在着气虚、血瘀、血滞现象,所以老年人的益气活血化瘀治疗尤为重要。老年人多气虚血瘀因为: ①气生成乏源。气的生成源于先天之精所化生的先天之气(即元气),水谷之精所化生的水谷之气和自然界的清气,三者合而成一身之气,此过程需要各脏腑功能的协调,尤以肺、脾、肾密切相关。肾藏精,精化气,故精足则气充;脾主运化,将饮食物的水谷精微化生为水谷之气。《灵枢·五味》:"故谷不入,半日则气衰,一日则气少矣;肺主气,将自然界之清气与水谷之气化成宗气,宗气积于胸中,上走息道行呼吸,灌注心脉行血气,下蓄丹田资元气"。故有肾为生气之根,脾胃为生气之源,肺为生气之主的说法。人年老则天癸渐去,先天衰惫,加之七情内伤、饮食不节,攻伐后天脾胃,气的生成乏源。故气虚是老年人的基本生理病理状态,正如《灵枢·天年篇》中载:"五十岁,肝气始衰,肝叶始薄,胆汁始灭,目始不明;六十岁,心元始衰,苦忧悲,血气懈惰,故好卧;七十岁,脾气虚,皮肤枯;八十岁,肺气衰,魄离,故言善误;九十岁,肾气焦,四脏经脉空虚;百岁五脏皆虚,神气皆去,形骸独居而终矣"。②血的化生亦不足。血主要来源于水谷之精,依赖脾胃与心火的功能。《灵枢·决气》概括为:"中焦受气取汁,变化而赤,是谓血"。另外肾精对血有一定的补充作用,《张氏医通·诸血门》说:"精不泄,归精于肝,而化清血",说明水谷之精、先天之精都是血的来源。年老则肝肾之精不足,脾胃运化功能下降,血既乏水谷之精的化生,又少肝肾之阴的滋养,故而常血虚。另一方面血为阴,必须依赖气的推动,气虚推动无力或气虚固摄无权,血行脉外,成为离经之血皆可致瘀,瘀血形成以后,必然加重气机郁滞,阻于经脉,则影响血脉的进一步运行,瘀血日久,则脏腑组织失去濡养,影响新血的生成,形成恶性循环。

基于此,翁老根据多年临证经验,在自拟经验方"冠心3号方"辨治精髓的基础上,总结出冠状动脉粥样硬化性心脏病患者群多为老年人,季节交替(天气转凉)为诱因,病情发生发展多气虚多血瘀,且病情愈发严重,改郁金为生黄芪、并加三七粉作为臣药,自拟"冠心4号方",在临床应用上更加广泛。其中生黄芪,现代药理研究表明能增强心肌收缩力,保护心血管系统,抗心律失常,扩张冠状动脉和外周血管,降低血小板黏附力,减少血栓形成,能增强和调节机体的免疫功能,提高机体的抗病能力。生黄芪性味甘,微温,能够补气活血,对于冠心病常见的气虚血瘀类型尤为适合,体现了"气为血之帅"的制方原理;改郁金为生黄芪是变"凉通"为"温通",可温通血脉,相对更适合冬春季节发病并逐渐进展的老年患者,又可防止郁金久服辛散伤正之弊。

(3)慢性疾病多气虚血瘀:近年来,就诊于翁老门诊的患者除冠心病心绞痛外,有更多人兼患有其他慢性疾病。普遍血瘀征象较重且多夹杂其他证型,其中气虚是最多见的兼症之一,所谓"久病多虚"、"久病多瘀"。比如临床上一些患者心绞痛较为顽固,患者常常服用多种中药、西药仍难以控制,翁老认为这些患者日久耗伤气血,气虚运血无力,瘀血日益加重,气虚与瘀血形成恶性循环。对于此类患者翁老认为非在补气的基础上应用破血药不可,翁老补气常用黄芪、党参或太子参,破血则在常用活血药的基础上加用三棱、莪术,以攻逐顽血,缓解顽痛。

(4)活血化瘀季节用药特点:翁老在遣方用药时尤其重视结合气候季节特点。如暑热易伤元气,人犯之多短气不足以息,一身乏力,多加黄芪或参芪并用,补气亦无助热之弊。有的疾病如冠心病病情加重或复发多与气候渐冷和患者感冒有关,所以冬季为心脏病高发期。翁老根据这一特点,在天气转凉入冬的时候,在血瘀证患者的处方中酌情在活血药物的基础上加入玉屏风散的组方。玉屏风散中黄芪、白术均为益气扶正之品,结合活血药物,共奏益气活血之效。

(5)益气活血法治疗冠心病数据分析:通过对翁老冠状动脉粥样硬化性心脏病心绞痛的317例次完整病案数据挖掘发现:①症状出现频次最高的前10项列入统计,常见症状包括:胸闷284例次(89.6%)、胸痛279例次(88.0%)、乏力212例次(66.8%)、眠差176例次(55.5%)、便干130例次(41.0%)、纳差99例次(31.2%)、头晕97例次(30.5%)、汗出76例次(24.0%)、急躁易怒71例次(22.4%)、心悸67例次(21.1%)。②证素分析发现血瘀、气虚为最常见的10种中医证候之首,分别为94.0%、59.3%。③治则治法中,活血、益气则为频次最高的2种治法,分别为94.0%和82.0%。④用药中,活血化瘀药种类最多(17.9%),益气药(9.0%)位列第四。⑤益气活血药对出现频次最高的药对从大到小依次为:川芎,生黄芪;红花,生黄芪;郁金,生黄芪;赤芍,生黄芪;三七粉,生黄芪;川牛膝,生黄芪。数据分析可以清晰地看出气虚血瘀是冠心病的基本病机,也成为翁老益气活血治法的基础。

2. 运用益气活血治疗各种疾病经验

(1)冠心病:翁老认为,冠心病的基本病机是血脉瘀阻。冠心病发病的各个不同阶段都存在不同程度的血瘀证候,但是每个时期瘀血的偏重不同。早期多为气滞血瘀、痰浊血瘀、寒凝血瘀等实证表现,随着病情的不断进展,常出现气虚血瘀、阴虚血瘀、阳虚血瘀等不同表现。因此,在治疗中必须标本兼顾,不可一味地应用活血化瘀药,应该根据病因的不同,把握病机,知常达变,随证加减,从而达到治疗疾病的目的。如翁老在辨证治疗时,经常撷取王清任治病以气血为主的经验,治病重在辨明气血,重在调理气血,并擅于使用补气活血法,重用黄芪、党参、太子参加化瘀药,尽量不用破气药,而且益气常常贯穿治疗始终。

气虚血瘀患者通常表现出心胸阵阵隐痛,胸闷气短,动则益甚,心中动悸,倦怠乏力,神疲懒言或易出汗,舌质淡黯,苔薄白,脉细弦或结代。故治疗时以益气养心、活血通脉为法,方药常用冠心3号方合补中益气汤加减,多用丹参、川芎、红花、赤芍、黄芪、党参、白术、当归、陈皮、炙甘草等药,临床上随症加减其余药物。

(2)心力衰竭:作为各种心脏疾病的终末阶段,翁老认为心力衰竭一般为本虚标实证,其主要原因为心气不足,心阳虚,心脉运行不畅而滞,导致瘀血阻络、水饮停滞。因此,慢性心衰的病机可以从"气(阳)""血""水"立论,益气活血应贯穿心衰治疗的始终,再根据病情酌情运用养阴、利水、温阳等药物治疗。对益气活血药物的选择也非常讲究:如对参类药物的使用,患者病情较轻,多选用补益之力较弱的太子参、西洋参或党参、白术、黄芪、茯苓、大枣等健脾益气;病情较重,年龄较大的患者,多选用生晒参、三七加强补益之力;阳虚甚,病情重,疾病处于终末期的患者,即选用温补之力更强的红参。在黄芪的应用方面,对气虚明显易外感的扩心病、风心病或疾病初期气虚不甚或水肿甚者,多用生黄芪以益气固表、利水消肿;对脾虚明显的患者则用炙黄芪以加强健脾之力。血瘀程度重者,在冠心3号方基础上,加三棱、莪术、生蒲黄以行气破血,甚者则以地龙、水蛭、穿山甲等虫类药破血逐瘀。

(3)心律失常:心律失常主要病位在心,但与其他脏腑可互为因果,有密切联系。心律失常的发生多由外邪侵袭,七情刺激,饮食失节,脏腑虚损引起,各种因素影响气血运行而发生瘀血,痹阻心脉而发为心悸。郭老曾拟"三参饮"——党参15~30g,丹参10~30g,北沙参10~30g,具有益气养阴、活血作用,常作为冠心病、心肌炎、心肌病、风心病的基础用方。翁老在此基础上自拟新三参汤、四参汤、五参汤,作为治疗各类心律失常的基础方。五参汤由丹参、苦参、党参、太子参、北沙参组成,具有益气养阴活血、养心安神定志之功效。对于心律失常辨为气虚血瘀者,常表现为心悸怔忡,动则气短,面目浮肿,乏力畏寒,舌质淡或黯,边有齿痕,或有瘀点或瘀斑,脉细或沉细结代。治以补气活血法,翁老在五参汤基础上常配合补阳还五汤加减,加强益气活血力量,取得良好疗效。

（4）心肌病

1）气虚为本,血瘀为标:翁老认为各种类型的心肌病以心气虚为本,瘀血为必然产物。本病的内因在于先天禀赋不足,后天受到六淫侵袭、邪毒感染、饮食失调、过度劳倦等影响所致。以心虚气弱,心肾阳衰,气阴两虚为本,毒邪、瘀血、水饮、痰浊为标。心气不足,则推动无力,必然影响心主血脉的功能,引起心脉瘀阻,血运不畅,渐致心体胀大,继而心气耗散,心阴受损,终致阳气虚衰,血瘀水停。西医病理表明,心肌病肿大心脏的心肌壁上可以形成纤维瘢痕和血栓,这种病理现象符合中医血瘀之证,故治疗常用抗凝剂来预防血栓形成,也证明心肌病与瘀血的关系密切。

2）标本兼治,益气活血:在治疗心肌病中,翁老以扶正为本,活血化瘀治疗贯穿始终,善用益气活血法。翁老认为本病病因病机以正气虚弱为本,邪毒、瘀血、水湿为标。病性为本虚标实,治疗宜标本兼顾。早期无临床症状或临床症状轻微,以邪毒入侵为主,治疗应着重清泄邪毒,佐以扶正祛邪。中期以正虚邪恋为主,病性多为虚实夹杂,治以虚实兼顾,着重补气化瘀、宁心复脉,或补气温阳、化瘀行水;晚期正气虚衰,标实加重,且常累及肺、脾、肾诸脏,治疗以调整脏腑功能为主,祛除病理产物为辅。

3）常用方剂:临床上表现为心悸气短,神疲乏力,动则气喘,胸闷胸痛,自汗明显,潮热盗汗,口干舌燥,唇甲青紫,舌红少津,脉细数或结代的患者,常辨证为气阴两虚,心脉痹阻证,治以益气、活血、养阴之法。常用生脉散合四物汤加减:太子参12~15g,麦冬10~12g,五味子3~6g,生地黄12~15g,当归12~15g,川芎12~15g,赤芍12~15g,炙甘草3~6g。若属心脾两虚、气血不足者,可选用归脾汤;若为心血不足、心气亏虚者,可选用炙甘草汤。

三、方药解析

（一）翁老常用益气活血古方今用

1. 补阳还五汤

【来源】《医林改错》

【组成】生黄芪15g,当归10g,赤芍15g,地龙10g,川芎10g,红花10g,桃仁10g。

【功用】补气活血通络。

【主治】气虚血瘀,脉络不通诸症。症见胸闷、胸痛,气短乏力,肢体活动不利,心脑血管病慢性期或后遗症期。

【方解】本方是体现王氏所创气虚血瘀理论的代表方剂。方中重用生黄芪,大补脾胃之元气,令气旺血行,瘀去络通,为君药。当归尾长于活血,且有化瘀而不伤血之妙,是为臣药。川芎、赤芍、桃仁、红花助当归尾活血祛瘀,地龙通经活络,均为佐药。本方的配伍特点是大量补气药与少量活血药相配,使气旺血行以治本,瘀祛络通以治标,标本兼顾且补气而不瘀滞,活血而不伤正。合而用之,则气旺、瘀消、络通,诸症可愈。

【翁老经验】翁老应用此方较多,不仅在心血管病的治疗中,还广泛用于脑血管患者尤其后遗症患者。但远非补阳还五汤原方之用药剂量:原生黄芪四两现多用15g,当归10g,赤芍15g,地龙10g,红花10g,桃仁用于体质较强且便秘者尤佳,一般6~10g。

2. 黄芪赤风汤

【来源】《医林改错》

【组成】生黄芪15g,赤芍15g,防风10g。

【功用】益气助阳,活血行滞,祛风通络。

【主治】本方在《医林改错》下卷中记载"治瘫腿,多用一分,服后以腿动为准,不可再多……无病服之,不生疾病。总出数篇,不能言尽其妙"。

【方解】王清任主张气血辨证,用生黄芪较多。重用黄芪补肺脾肾之气,气充则血旺,气行则血行,为君药。赤芍活血化瘀为臣药,防风性微温,能祛风解表,胜湿止痛,止痉定搐,为佐药。本方特点是气血同治,又能固表祛风,兼以止痉定搐,所以用以治疗偏瘫等。正如王清任所说"此方治诸病,皆效者,能使周身之气通而不滞,血活而不瘀,气通血活,何患疾病不除"。

翁老认为,此方虽药味少,可作为治疗诸病的基本方,具有调气活血的作用。翁老用治多种疾病,如心血管疾病冬季预防感冒、脑血管疾病恢复期等,但药量生黄芪12~15g,赤芍、防风较原方量多。

（二）翁老自拟益气活血组方

1. 冠心4号方

【组成】生黄芪30g,丹参30g,川芎15g,三七粉3g(冲服),红花15g,赤芍15g。日1剂,水煎2次,分2次,每次200ml,饭后半小时温服。

【功用】益气活血,通脉止痛。

【主治】气虚血瘀证。症见心悸气短、胸闷胸痛、胁肋胀痛、憋气、口唇青紫,舌质紫黯、有瘀斑瘀点、舌胖大有齿痕、舌底脉络迂曲紫黯,脉沉细涩无力或结代。

【方解】冠心4号作为翁老治疗冠心病的基础方,疗效肯定。具有补气活血、温阳通脉、活血止痛的特点,方药组成有主有辅。方中君药为丹参,具有活血通脉、益气止痛之功,所谓"一味丹参,功同四物";臣药川芎,为血中之气药,能养血活血、通阳散结;翁老在自拟经验方冠心3号方辨治精髓的基础上,根据多年临证经验,结合现代人发病特点,总结出冠状动脉粥样硬化性心脏病患者多为老年人,季节交替(天气转凉)为诱因,病情发生发展多气虚多血瘀,且病情愈发严重,改郁金为生黄芪、并加三七粉作为臣药,在临床应用上更加广泛。生黄芪性味甘、微温,能够补气活血,对于冠心病常见的气虚血瘀类型尤为适合,体现了"气为血之帅"的制方原理;改郁金为生黄芪是变"凉通"为"温通",可温通血脉,相对更适合冬春季节发病并逐渐进展的老年患者,又可防止郁金久服辛散伤正之弊。三七粉甘、微苦,温,能够化瘀止血、活血定痛,味甘微苦性温,擅入血分,具有止血而不留瘀,化瘀而不伤正的特点,尤以瘀血阻滞者为宜,尚可活血化瘀止痛,故冠状动脉粥样硬化性心脏病发作伴有胸痛者尤为适宜,尤其适用于老年人多瘀多痛的病症。现代药理研究表明,三七粉可提高机体体液免疫功能。红花辛温,功能通瘀活血,赤芍苦平无毒,疏通血脉,助川芎行血中之滞,与红花共为使药。所选主药同时具有益气、活血、通脉的作用,而辅药则起协同作用,提高活血化瘀能力,共同达到疏通血脉的目的。

由于近两年就诊翁老的患者病情相对较重、年龄偏大、病情复杂,故翁老治疗中益气药物也常使用红景天和刺五加。红景天味甘、苦,性平,归肺、心经,具益气活血、通脉平喘之功效,治疗气虚血瘀、胸痹心痛、中风偏瘫、倦怠气喘效佳。刺五加味辛、微苦,性微温,归脾、肾、心经,传统药效为祛风湿、补肝肾、强筋骨、活血脉;近代医学研究证明刺五加的作用特点与人参基本相同,具有良好的调节机体紊乱、抗疲劳作用,较人参显著,并能明显的提高耐缺氧能力;具有补中、益精、强意志、祛风湿、壮筋骨、活血祛瘀、健胃利尿等功能;治疗气虚血瘀患者尤为适宜。

2. 冠心5号方

【组成】三七粉3g(冲服),生黄芪30g,元胡15g,丹参30g,川芎15g,红花15g,赤芍15g。日1剂,水煎2次,分2次,每次200ml,饭后半小时温服。

【功用】活血止痛,益气化瘀。

【主治】血瘀胸痛重证。症见心前区疼痛,固定不移,夜间尤甚、烦躁、心悸、口燥渴、但欲漱水不欲咽,舌质紫黯、舌上瘀斑点、舌底络脉迂曲、面色、目眶、口唇、指甲黯黑,脉弦涩无力。

【方解】现代人心脏病发病年龄越来越轻、随着病情进展表现愈发严重而复杂,到老年由于内脏功能减退,气血阴阳失调,血液运行不畅,身体犹"如积秽沟渠","必多拥(壅)塞",是老年多瘀的病理基础。老年血瘀证多表现为固定性疼痛,如心绞痛等,其他如烦躁、狂躁、心悸、口燥渴、但欲漱水不欲咽等。在体征方面表现相对客观,如老年人多见舌质紫黯、舌上瘀斑点、舌底络脉迂曲、面色、目眶、口唇、指甲黯黑等。在客观指标方面,老年最多见的是血液黏度升高、血小板聚集率增高、血栓易于形成、血液成分异常及红细胞变形能力降低等,进一步证实了老年人血瘀的普遍存在。故翁老在自拟经验方"冠心3号方、冠心4号方"辨治精髓的基础上,选用元胡为君药,其性辛、苦、温,归肝、脾经,功能活血化瘀、理气止痛。元胡能行血中之气滞,气中之血滞,可以治疗一身上下诸痛,如胸痛、腹痛、胁痛、痹痛,治疗胸痛有速效,为活血、理气、止痛良药。用于冠心病心绞痛治疗不仅可以有效缓解心绞痛,还可显著改善心脏血液供应。以生黄芪、三七粉、丹参、川芎为臣,其中生黄芪、三七粉并用以益气活血、化瘀止血,尤其适用于现代老年人多瘀多气虚的体质;丹参、川芎配伍具有养血活血、益气通脉止痛之功。红花辛温,功能通瘀活血,赤芍苦平无毒,疏通血脉,助川芎行血中之滞,与红花共为使药;所选主药同时具有益气、活血、止痛、通脉的作用,而辅药则起协同作用,提高活血化瘀能力,共同达到疏通血脉的目的。

(三)益气活血药物的应用分析

对翁老治疗的317例次冠心病病例活血化瘀药物应用进行数据分析,结果如下:

1. 数据分析可以看出翁老师治疗冠心病心绞痛主要药物按主治功效分为14类,其中活血化瘀药类药物品种最多,达24种(17.9%),使用次数超过30次的中药共有40味,其中有活血化瘀、破血、通络功效的药物使用频次占常用药的49.3%。丹参、川芎、红花、赤芍、郁金、三七粉、川牛膝使用频率在50%以上;其次是三棱、莪术使用率将近50%;鸡血藤、延胡索、生地、生蒲黄等使用率在20%以下。核心药物组合为丹参、郁金、赤芍、红花、川芎,其中丹参与其他药物的关联最多。此五位药为冠心3号方的组成,具有活血而不破血,行气而不破气的优点,适用于慢性病患者长期服用。说明翁老师主张运用活血化瘀法治疗冠心病。

2. 因老年患者多气虚、慢性患者气虚、久病多病患者多气虚、活血破血药物久服伤气等因素,翁老在近年治疗中加大了补气药物的应用,如生黄芪、太子参、党参、白术等,尤其生黄芪使用率仅次于丹参位列第二,占84.5%,以达到气行则血行,益气活血通脉治疗冠心病的目的。

3.翁老最重视冠心患者的气血辨证。因气虚气滞血瘀是冠心病心绞痛的重要病因,补气理气与活血化瘀结合,可以使气通血活,故活血化瘀的同时常配伍益气理气之品。对证候与药物的关联分析发现,气虚证对应的药物按频次排序依次为生黄芪、太子参、白术、党参、大枣、炙甘草,气滞证对应的药物按频次排序依次为柴胡、香附、玫瑰花、枳实、枳壳、陈皮。

4.益气活血药对出现频次最高的药对从大到小依次为:川芎,生黄芪;红花,生黄芪;郁金,生黄芪;赤芍,生黄芪;三七粉,生黄芪;川牛膝,生黄芪。3味益气活血药组合出现频次最高的从大到小依次为:川芎,丹参,生黄芪(233例次);丹参,红花,生黄芪(220例次);丹参,郁金,生黄芪(218例次)。可见黄芪是益气药中使用最频繁者。

5.治疗冠心病常用药物的配伍应用。按出现频次高低排列的药对为川芎+丹参、丹参+生黄芪、丹参+红花、丹参+赤芍、丹参+郁金、川芎+红花、川芎+生黄芪、红花+生黄芪、川芎+赤芍、郁金+生黄芪使用频率最高。出现频次最高的5组药物组合从大到小依次为川芎+丹参+红花、川芎+丹参+生黄芪、丹参+红花+生黄芪、丹参+赤芍+郁金、丹参+郁金+生黄芪。

6.翁老在运用益气活血治疗时,根据不同的气虚症状所选用药物亦有所不同。故核心药物组合以生黄芪为主,合以丹参、赤芍、川芎、红花、郁金,以及炒白术、炒神曲等益气健脾之品。周边药物组合则以加强益气养阴(党参、北沙参、五味子等)之品为主、并佐以理气药(柴胡等),益气活血的同时保证气机调畅,使补而不滞,体现了翁老注重气血之间关系的治疗特点。

(四)翁老使用益气药物作用

1.黄芪

【性味归经】味甘,性微温。归肺、脾、肝、肾经。

【作用功效】补气固表,托疮生肌。

【主治病证】主治体虚自汗,久泻,脱肛,子宫脱垂,慢性肾炎,体虚浮肿,慢性溃疡,疮口久不愈合。

【翁老经验】翁老强调,使用黄芪一定要区分生黄芪和炙黄芪的不同特点。生用黄芪,有益气固表、利水消肿、脱毒、生肌的功效,适用于自汗、盗汗、血痹、浮肿、痈疽不溃或溃久不敛等症。很多慢性心脑血管患者一遇天气变化就容易感冒,加重基础病,中医称为"表不固",所以翁老经常用黄芪来固表,冬季常服黄芪可以避免经常性的感冒。而蜜炙黄芪有补气、养血、益中功效,适用于内伤劳倦、脾虚泄泻、气虚、血虚、气衰等症,翁老用之益气补血。其次,对于黄芪和人参的选择使用。虽两者均属补气良药,人参偏重于大补元气,回阳救逆,常用于虚脱、休克等急症,效果较好,应用较黄芪少。而黄芪则以补虚为主,常用于体衰日久、言语低弱、脉细无力者。另外有些报道说黄芪可以降血压,翁老认为因补气作用较强,临床发现可以升高血压,所以主张除必须,对于高血压患者最好不用。翁老一般用量15~20g。

2. 太子参

【性味归经】味甘、微苦,性平。入心、脾、肺三经。

【作用功效】能补气益脾,养阴生津。

【主治病证】用于脾气虚弱,胃阴不足,食少体倦,口渴舌干;肺虚燥咳,咽干痰黏;气阴不足,心悸失眠,水肿,消渴,精神疲乏。

【翁老经验】翁老认为太子参药性平和,所以使用较多,如作为自拟方四参汤的君药,也经常使用生脉散作为益气养阴常用方。常配麦冬,补肺并润肺养阴;配黄芪,补益之效大增,常用治劳倦乏力为效;配白术,共奏补脾肺之功,治虚劳,劳倦乏力者;神经衰弱配当归、酸枣仁、五味子、远志等。翁老一般用量10~15g。

3. 炒白术

【性味归经】味苦、甘,性温。归脾、胃经。

【作用功效】健脾益气,燥湿利水,止汗,安胎。

【主治病证】用于脾虚食少,腹胀泄泻,痰饮眩悸,水肿,自汗,胎动不安。

【翁老经验】翁老擅用炒白术,不用生白术:如食少、虚胀、便溏、神疲乏力,为补气健脾的常用药,配人参、茯苓等,如四君子汤;脾胃虚寒,脘腹冷痛,大便泄泻,配干姜、人参,如理中汤;脾虚湿滞,泄泻便溏,配党参、薏苡仁、茯苓等,如参苓白术散;脾虚水停所致的痰饮、水肿,配桂枝、茯苓、泽泻;用于气虚自汗,常与黄芪、浮小麦等配用。翁老一般用量10~15g。

4. 党参

【性味归经】味甘、微酸,性平。归脾、肺经。

【作用功效】补中益气,健脾益肺。

【主治病证】适宜体质虚弱,气血不足,面色萎黄,以及病后产后体虚者;脾胃气虚,神疲倦怠,四肢乏力,食少便溏,慢性腹泻;肺气不足,咳嗽气促,气虚体弱,易于感冒;气虚血亏者;慢性肾炎蛋白尿者;慢性贫血,萎黄病,白血病,血小板减少性紫癜以及佝偻病患者。

【翁老经验】翁老认为党参特点是能补脾养胃,润肺生津,健运中气,较之人参,健脾运而不燥,滋胃阴而不湿,润肺而不寒凉,养血而不滋腻,能鼓舞清阳,振动中气,而无刚燥之弊。因其补中健脾得中和之正,使五脏受其养,故应用广泛。翁老一般用量10~15g。

5. 大枣

【性味归经】味甘,性温。归脾、胃经。

【作用功效】补中益气,养血安神。

【主治病证】用于脾虚食少,乏力便溏,妇人脏躁。

【翁老经验】大枣应用安全,药效缓和,所以翁老应用于多种疾病。如气虚、血虚、脾胃虚寒、惊悸、妇人脏躁、悬饮、心痛、失眠、腹泻、神经衰弱、贫血、月经不调等。心血管疾病常出现心失所养、心神不宁等证,大枣尤为适合。翁老一般用量6~10g。

6. 炙甘草

【性味归经】甘味,性温。归心、肺、脾、胃经。

【作用功效】和中缓急,益气复脉,润肺,解毒,调和诸药。

【主治病证】常用于脾胃虚弱,倦怠乏力,心动悸,脉结代。可解附子毒。

【翁老经验】翁老强调首先要明确甘草与炙甘草的功效与应用不同,不可互相代用:生甘草补脾益气,清热解毒,祛痰止咳,缓急止痛,调和诸药,翁老常作为止咳及调和药物所用;炙甘草补脾和胃,益气复脉,翁老常在心悸患者中使用。翁老应用炙甘草常取炙甘草汤之意,对于心血管病尤其伴见心律失常,出现心慌心悸,虚烦少寐,大便干涩,舌质略红少苔,脉象结代者,能够气血双补、阴阳并调。翁老一般用量3~10g。

7. 人参

【性味归经】味甘、微苦,性平、微温。归脾、肺经、心经。

【作用功效】大补元气,固脱生津,补脾益肺,生津止渴,安神益智。

【主治病证】劳伤虚损,食少,倦怠,反胃吐食,大便滑泄,虚咳喘促,自汗暴脱,惊悸,健忘,眩晕头痛,阳痿,尿频,消渴,妇女崩漏,小儿慢惊,及久虚不复,一切气血津液不足之证。

【翁老经验】翁老认为,人参对强身健体、益寿延年的效果确实不假,对心血管系统的作用尤其突出,经常适时选用。白参性最平和,效力相对较小,翁老用于健脾益肺;人参晒干后为生晒参,因其性较平和,不温不燥,既可补气、又可生津,适用于扶正祛邪,增强体质和抗病能力,翁老使用较多;红参提高耐缺氧的能力比生晒参强,对于阳虚甚,病情重,疾病处于终末期的患者,选用温补之力更强的红参;野山参无温燥之性,大补元气,为参中之上品,但资源少,价值昂贵,有条件的患者才用。翁老一般用量10g。

8. 山药

【性味归经】味甘,性平,不燥不腻。归脾、肺、肾经。

【作用功效】健脾补肺、益胃补肾、固肾益精、聪耳明目、助五脏、强筋骨、长志安神、延年益寿。

【主治病证】用于脾胃虚弱,饮食减少,便溏腹泻;妇女脾虚带下;肺虚久咳咽干;肾虚遗精。主治脾胃虚弱、倦怠无力、食欲不振、久泻久痢、肺气虚燥、痰喘咳嗽、肾气亏耗、腰膝酸软、下肢痿弱、消渴尿频、带下白浊、皮肤赤肿、肥胖等病证。

【翁老经验】翁老用药注意安全性,喜用药食同源之品,山药用来得心应手。对于慢性心血管患者有肾虚者,用山药补气,常与牛膝、丹参、鸡血藤等活血化瘀药合用以达益气活血通络之效。翁老一般用量10~15g。

9. 茯苓

【性味归经】味甘、淡,性平。归心、肺、脾经。

【作用功效】渗湿利水,健脾和胃,宁心安神。

【主治病证】可治小便不利、水肿胀满、痰饮咳逆、呕逆、恶阻、泄泻、遗精、淋浊、惊悸、健忘等。

【翁老经验】翁老对茯苓有几点认识,应用较广泛:①药性平和,利湿而不伤正气,适量服食可作为春夏潮湿季节的调养佳品;②最常用于脾虚之人,尤其对于心衰、心肌炎、扩心病等水肿者,其利水,是通过健运脾肺功能而达到的,与其他直接利水的中药不同,且利水而不伤正气,为利水渗湿要药。如偏于寒湿者,与桂枝、白术等配伍;偏于湿热者,与猪苓、泽泻等配伍;③应用茯苓补气,常与党参、黄芪、白术、山药等配伍,为治气虚之辅佐药;④茯苓皮用于消水肿,因其祛湿大于健脾;⑤茯神用于心神不安、心悸、失眠等症,常与太子参、五味子、酸枣仁等配伍。翁老一般用量10~15g。

10. 五味子

【性味归经】味酸、甘,性温。归肺、心、肾经。

【作用功效】敛肺,滋肾,生津,收汗,涩精。

【主治病证】用于气虚津伤,体倦多汗,短气心悸;肺气不足或肺肾两虚所致的喘咳,或喘咳日久,肺气耗伤;心阴不足,心悸怔忡,失眠健忘;肾气不固,遗精、尿频,或脾肾两虚,久泻不止。

【翁老经验】五味子具有辛、甘、酸、苦、咸五种药性的果实,能对人体五脏发挥平衡作用。现代研究也证实五味子能增强中枢神经系统的兴奋与抑制过程,并使之趋向平衡,从而提高机体活动功能,减轻和解除疲劳,提高生活质量和工作效率;可通过加强心脏的收缩力量功能,调节心血管系统,从而改善血液循环,降低血压;五味子有兴奋呼吸作用,改善肺功能,并有明显的止咳祛痰作用;还能调节胃液分泌以及兴奋子宫。翁老认为它兼具精、气、神三大补益作用,临床广泛用于心血管疾病、神经官能症、更年期妇女、神经系统疾病的治疗。翁老一般用量6~10g。

11. 黄精

【性味归经】味甘,性平。归脾,肺,肾经。

【作用功效】滋肾润肺,补脾益气。

【主治病证】用于阴虚肺燥,干咳痰少;消渴多饮;脾胃虚弱,脾气虚或脾阴不足;肾虚精亏,腰膝酸软,须发早白。

【翁老经验】翁老重视中药的现代药理研究。黄精对心血管系统的作用已被大量实验证明,包括能增强心脏收缩力而不影响心率、增加冠脉流量、耐缺氧能力明显提高、对甘油三酯、胆固醇有明显降低作用。所以对于冠心病、高脂血症、糖尿病、白细胞减少症、免疫功能低下症等身体虚弱,精血不足的患者,翁老用其益肾填精。尤其在膏滋药配方中,翁老应用黄精较多,一是膏方多为慢性病、抗衰老、大病康复患者,补肾尤为重要,二是黄精易于出膏。翁老一般用量10~15g。

12. 浮小麦

【性味归经】味甘,性凉。归心经。

【作用功效】益气,除虚热,止汗。

【主治病证】常用于骨蒸劳热,自汗、盗汗。

【翁老经验】翁老用于治疗自汗常与生黄芪、白术、防风合用,以益气固表止汗;用于除虚热、盗汗常与五味子、麦冬、煅牡蛎等以清热除烦,益气养阴。翁老一般用量10~15g。

13. 神曲

【性味归经】味甘、辛,性温。归脾、胃经。

【作用功效】消食和胃。

【主治病证】主治饮食积滞,脘腹胀满,食少纳呆。

【翁老经验】对于气虚血瘀患者用神曲,翁老取其健运脾气、消食和胃的功效,对于以消化功能障碍为主要表现的患者使用为宜。翁老一般用量10~15g。

14. 百合

【性味归经】味甘,性微寒。归心、肺经。

【作用功效】养阴润肺,清心安神。

【主治病证】用于阴虚久咳,痰中带血,低热,盗汗,虚烦惊悸,失眠多梦,精神恍惚。

【翁老经验】翁老主要应用于心烦失眠的患者,常配合五味子、酸枣仁、栀子等以清心除烦;对于肺气不足、阴虚燥咳的患者,常配伍麦冬、北沙参、黄芩等。翁老一般用量10~15g。

15. 莲子肉

【性味归经】鲜者味甘、涩,性平。入脾、肾、心经。

【作用功效】具有滋补元气、益肾固精、补脾止泻、养心安神的功能。

【主治病证】适用于心悸、失眠、体虚、遗精、白带过多、慢性腹痛等症。

【翁老经验】翁老常用莲子肉配伍人参、白术、茯苓、山药等,共奏益气健脾之功效,用于治疗脾胃气虚、运化失职、湿浊下注之便溏泄泻、食少纳呆、消瘦乏力、面色无华、胸脘痞闷等症。翁老一般用量10~15g。

四、医案分析

1. 益气活血治疗冠心病支架术后

崔某,女性,58岁。

现病史:患者冠心病史10年,8年前因急性心梗在安贞医院置入支架2个(左前),术后5年心绞痛症状无明显发作,日常活动基本正常。3年前心脏超声发现室壁瘤,且逐渐增大,自觉症状也逐渐加重。现患者心前区不适间断发作,有时牵引至左上臂内侧,活动后气短,体力下降,无明显心悸,食纳差,夜眠可。舌质淡紫,口唇紫绀,苔微黄,脉弦细。

既往史:患者有胃下垂、子宫轻度脱垂病史。

西医诊断:冠心病,陈旧性心肌梗死,室壁瘤。

中医诊断:胸痹——气虚血瘀。

治法:益气活血,通脉止痛。

处方:升麻10g,生黄芪15g,丹参15g,川芎12g,党参15g,红花12g,赤芍12g,郁金12g,姜黄12g,当归12g,良姜10g,白术12g,神曲15g,元胡粉3g(冲服)。

上方连服21剂,心前区疼痛症状减轻,仍感乏力,食纳较前增加。时感头晕,耳鸣,间断发作。舌质暗红,苔薄中黄,脉弦细。前方去白术、神曲,加黄精、葛根15g。患者服药后症状逐渐减轻,翁老根据病情变化加减:睡眠不佳加珍珠母、枣仁;咳嗽痰多加桔梗、杏仁;长夏季节加藿香、荷叶;初冬渐冷时加防风预防感冒以免加重病情。现患者已治疗1年,诸症改善,无明显心绞痛发作,复查室壁瘤未增大。

按语:随着心外科技术的进步,对冠心病患者采用支架治疗的患者逐渐增多,中医药在对术后并发症的治疗及其再发心绞痛的预防,均具有较好的效果。冠心病心绞痛属于中医胸痹心痛病范畴。病机包括本虚和标实两个方面。本虚有气虚、阴虚、阴阳两虚之不同;标实有气滞、痰阻、血瘀、寒凝之异。因此,辨证时应详审病机。本例患者术后,心气不足,乏力,且患者有胃下垂、子宫脱垂病史,气虚症状明显。气虚则推动血液运行之气亏虚,帅血无力,而致血流不畅,阻塞脉道致血瘀证。且患者术后留瘀,室壁瘤形成,说明血瘀明显。患者气虚血瘀并重,属本虚标实,气虚是本,血瘀是标,气虚是因,血瘀是果。应标本兼顾,气血同治。方用补中益气汤合冠心2号方加减。选用黄芪、党参等甘温益气之品以扶正培本,温壮元气;脾为气血生化之源,脾旺则气充,故用白术健脾益气；冠心2号方活血通脉；加元胡粉活血化瘀、行气、镇痛；复诊加葛根、黄精，不仅缓解良姜、姜黄、白术温燥之性，更体现了翁老益气不忘养阴的治疗特点。纵观全方，标本兼治，药证相合，病情好转。

2. 益气活血、平肝通络法治疗心力衰竭

张某，女，74岁。

现病史：冠心病病史15年。2年前无明显诱因出现胸闷、憋气，无胸痛，于当地医院诊断为冠心病、心力衰竭，药物治疗后好转出院。后胸闷憋气时有发生，诱因多为劳累、生气后出现。刻下症：时有胸闷、憋气，伴心慌、头晕头痛、恶心、纳可，寐差，双下肢肿，大便干燥，一日一至二行，舌质淡红，苔薄白，脉弦细。

既往史：糖尿病病史12年、高血压病史10余年、高脂血症病史10年。现服阿司匹林、苯磺酸氨氯地平、瑞舒伐他汀钙片等治疗。

辅助检查：心脏彩超检查：左室收缩功能略减低，二尖瓣钙化，二尖瓣少量反流，EF 47%。冠脉造影检查：冠脉三支病变，右冠脉全程钙化病变，多处狭窄最重85%；左前降支近中段钙化病变，最重60%；回旋支近中段弥漫性狭窄，最重95%。

西医诊断：心力衰竭，冠心病，高血压，高脂血症。

中医诊断：胸痹——气阴两虚，瘀血阻络。

治法：益气活血，平肝通络。

处方：生黄芪12g，太子参12g，玄参10g，丹参15g，葛根15g，天麻12g，钩藤12g（后下），菊花12g，络石藤15g，川芎12g，红花12g，郁金12g，赤芍12g，怀牛膝12g，生地15g，决明子12g，火麻仁10g，黄芩12g。

上方服用28剂。患者症状有所缓解，仍汗出、眠差，翁老认为不寐、汗出的病机与久病入络，从而导致营卫不和有关。因此，在上方通络活血基础上，加白芍调和营卫，酸枣仁、五味子养心安神；复诊出现尿频、尿急，予黄柏、知母、苦地丁、芦根清热利湿，生津止渴；病情稳定时增加破血药三棱、莪术加强活血力度；夏暑季节选用藿香、佩兰、荷叶等季节药物以清暑利湿。经1年半治疗，患者心衰症状明显好转，精神状况亦明显改善，活动耐力增加，血压、血脂控制好。

按语：患者病程长，同时合并冠心病（三支病变）、高脂血症、高血压等多种慢性病，病机复杂，病情重。2年前就诊时患者胸闷、憋气症状显著，一般日常生活不能自理，常规抗心衰药物治疗，效果不明显。病机虽复杂，但翁老在临诊过程中，本着"治病求本"，"急则治标，缓则治本"的原则，根据患者的临床表现，辨识疾病的基本病机，采取相应的治法，灵活合理地应用药物，经过1年多中医调治，患者病情得到良好控制，现胸闷憋气症状明显改善，一般日常生活无明显不适。

患者老年女性,患病日久,主要表现为心血管系统,符合翁老久病多瘀、老年多瘀、心病多瘀理论,不仅出现血瘀证的临床表现,冠脉造影检查亦证实严重的血瘀指征。老年气阴自半,脏腑功能衰弱,出现气虚表现,劳累加重,超声心动图心衰指数也证明心脏功能的衰弱。心气虚推动血液无力,进一步加重心脉以致全身脉络瘀血的存在。气虚水液运行不利致水肿,固摄无力则汗出。患者虽表现复杂,翁老治疗不离益气活血之根本,标本兼顾,缓图取效。

3. 益气养阴、温阳活血治疗心律失常

游某,男,17岁。

现病史:患者2007年开始出现心前区不适症状,活动时胸闷憋气,程度不重,未予重视。2008年1月初发胸痛,心电图检查示:P-R间期延长,且逐渐加重。2009年阜外医院动态心电图示:最慢心率36次/分,偶发室早,部分T波高尖。患者时感疲劳,汗多,口干,舌质正常,苔薄,脉滑。

既往史:既往体健。

西医诊断:心律失常。

中医诊断:胸痹——气虚血瘀,阴阳两虚。

治法:益气养阴,温阳活血。

处方:生黄芪12g,防风10g,白术12g,麦冬12g,太子参12g,赤芍12g,红花12g,藿香12g,莲子心6g,佩兰12g,玉竹10g,姜黄12g,五味子10g,陈皮10g,法夏10g,北沙参10g。

另配粉剂如下:元胡60g,郁金60g,黄连20g,五味子20g,赤芍15g,荜茇15g,良姜15g,藏红花10g,三七15g,红花15g,共研末,每次2g,每日三次。

患者外地,服药4个月后复诊:自觉活动后心慌胸闷好转,舌尖红、有刺,苔薄白,脉沉细缓。处方:苦参12g,丹参15g,生芪12g,姜黄12g,桂枝12g,干姜10g,花椒6g,麦冬12g,玉竹12g,川芎12g,香附12g,莲子肉12g,珍珠母20g;粉剂:莲子心100g,元胡100g,黄连80g,郁金100g,西红花25g,赤芍80g,三七30g,良姜60g,五味子40g,荜茇30g,肉桂20g。服药4个月后再次复诊,诸症明显减轻,白天基本无症状,夜间睡眠欠安。动态心电图示:窦性心律不齐,一度房室传导阻滞,游走性心律,平均心率66次/分,最慢41次/分,最快139次/分。处方:桂枝12g,细辛3g,炮附子10g,玉竹10g,莲子心6g,干姜6g,丹参12g,陈皮12g,法半夏10g,苦参10g,白人参10g,北沙参12g。此后患者多次复诊,病情稳定,仍服药。

按语:在翁老诊治的心律失常患者中,窦性心动过缓患者比例较高,许多是西医建议患者安装起搏器,患者不接受从而来寻求中医治疗的。部分患者坚持长期服药,心率逐渐提升,取得良好效果。

翁老认为本例患者为心肌炎后遗心律失常患者。本病的内因在于先天

禀赋不足,后天受到六淫侵袭、邪毒感染、饮食失调、过度劳倦等影响所致。以心虚气弱、心肾阳衰、气阴两虚为本,毒邪、瘀血、水饮、痰浊为标。心气不足,则推动无力,必然影响心主血脉的功能,引起心脉瘀阻,血运不畅,渐致心体胀大,继而心气耗散,心阴受损,终致阳气虚衰,血瘀水停。故心气虚为本,瘀血为必然产物。西医病理表明,心肌病肿大心脏的心肌壁上可以形成纤维瘢痕和血栓,这种病理现象符合中医血瘀之证,故治疗常用抗凝剂来预防血栓形成,也证明心肌病与瘀血的关系密切。

此病早期无临床症状或临床症状轻微,以邪毒入侵为主,治疗应着重清泄邪毒,佐以扶正祛邪。中期以正虚邪恋为主,病性多为虚实夹杂,治以虚实兼顾,着重补气化瘀、宁心复脉,或补气温阳、化瘀行水;晚期正气虚衰,且常累及肺、脾、肾诸脏,治疗以调整脏腑功能为主,祛除病理产物为辅。因瘀血为必然产物,所以治疗扶正为本,活血化瘀治疗应贯穿心肌病治疗的始终。

4. 益气活血治疗心肌病

魏某,男,55岁。

现病史:患者于1990年开始反复出现心悸、气急、胸闷、双下肢水肿、纳差、乏力等,2004年症状最重。先后在唐山各大小医院诊治,检查发现心律失常,包括室性心动过速、室性传导阻滞等,疗效欠佳。今年在阜外医院诊断为扩张型心肌病,给予强心、利尿、扩管等治疗,并建议做心脏移植手术,病情略好转,但劳累或感冒后上述症状发作。来诊时症见心悸、气急、胸闷,动则气喘,下肢水肿、胃胀、纳差、乏力、口干,咳嗽痰多,色白质黏,口唇指甲紫绀,舌质紫黯少津,舌苔微黄腻,脉细涩。

西医诊断:扩张型心肌病。

中医诊断:心悸,水肿——气阴两虚,痰瘀互阻。

治法:益气养阴,活血化瘀。

方药:太子参12g,麦冬10g,五味子10g,川芎15g,丹参15g,广地龙12g,红花12g,珍珠母20g,陈皮12g,法半夏10g,胆南星10g,苦参12g,莲子心12g,每日1剂,水煎服;另黄连40g,延胡索80g,郁金80g,三七20g,枣仁30g,共研细末,每次3g,每日4次。

复诊:治疗14天后,患者水肿、腹胀明显减轻,心悸次数减少,无气急,夜间咳嗽,痰量减少,仍感疲乏明显,不能活动,动则气喘,睡眠差,食纳少,口渴明显,舌质紫黯少津,舌苔少,脉细涩。治疗仍以益气养阴,活血化瘀为法,去化痰药,加大益气养阴之力。方药:太子参15g,麦冬10g,五味子10g,玉竹15g,丹参15g,当归12g,红花12g,珍珠母20g,车前草15g,柏子仁15g,北沙参12g,姜黄12g,白术12g,每日1剂,水煎服;另西洋参30g,赤芍80g,延胡索100g,郁金100g,三七30g,枣仁100g,共研细末,每次3g,每日4次。服上方14剂后,诸症明显改善。可见药已对证,效不更方,用上方加减,每日1剂,患者病情稳定。

按语:本患者患病10余年,久病伤及气阴,病情迁延,致气阴两虚。心气不足,不能主令血脉,则血脉受阻;脾气亏虚,运化失司,气血生化不足,气虚则不能行血,加重血脉受阻;阴虚则出现津液不能上承等。故症见心悸、气急、纳差、口渴、失眠、乏力、下肢水肿,舌质紫黯少津,脉细涩等。病机关键在气阴不足、瘀血阻滞,故治疗始终以益气养阴、活血化瘀为法。

五、益气活血法在自身糖尿病临床治疗中的再认识

(一)当代糖尿病的特点

糖尿病中医属消渴病范畴,但现代糖尿病与古代消渴病从病因病机、临床表现及治疗上有很大不同。

1. 从发病来看,古代消渴病的典型症状为三多一少,即多饮、多食、多尿和消瘦,为糖尿病发展到一定程度甚至出现酮症酸中毒的表现;而现在糖尿病发现较早,多为体检发现,大部分患者无临床症状。

2. 古代消渴病的基本病机是阴虚为本、燥热为标,故治疗以清热润燥、养阴生津为治疗大法;而现在糖尿病多发生于肥胖痰湿患者,很多患者为体检发现,并无临床表现,故早期治疗以健脾祛痰化湿浊为主。

3. 因古代治疗条件有限,一般病程较短,急性并发症相对多;现代随着生活水平的提高,治疗方法的进步,数十年的糖尿患者并不鲜见,所以防治慢性并发症成为治疗糖尿病的关键。

4. 糖尿病的并发症几乎涉及人体的各个脏器,有人称之为"百病之源"。糖尿病的并发症多由长期的高血糖、高血脂、血液高凝高黏、内分泌失调、高胰岛素血症、动脉硬化以及微血管病变引起。常见的并发症有糖尿病性心脏病、糖尿病性脑血管病变、糖尿病性肢端坏疽、糖尿病性神经病变、糖尿病性肾病、糖尿病性视网膜病变以及糖尿病引起的多种感染。就中医角度而言,这些血管硬化改变、血液黏度改变等均为血瘀证的典型表现,而且久病必然导致气虚,故气虚血瘀几乎存在糖尿病的各类并发症中。

(二)糖尿病并发症的益气活血治疗

1. 糖尿病周围神经病变

糖尿病属慢性、终身性、代谢性疾病。糖尿病周围神经病变是糖尿病常见并发症,多伴随血流动力学及微循环异常。本病属中医"痿症"、"痹证"范畴。久病消渴,损伤肝肾,继而引起肝肾亏损,脉络闭阻,阻则不通。标实为瘀血阻

脉,痰浊闭阻,瘀痰交阻,致使患者脉络不通;本虚为阴液耗伤、气阴不足,内有虚热。临床治疗应遵循活血通络、滋补肝肾、益气养阴的原则,运用益气活血通痹法治疗糖尿病性周围神经病变。基本方:黄芪、丹参、川芎、赤芍、元胡、鸡血藤、路路通、地龙、牛膝。其中黄芪是补气圣药,具有行气活血之功效,且祛瘀而不伤正,为该方君药;川芎、丹参、赤芍具有活血养血的作用;元胡理气活血止痛;鸡血藤、地龙、路路通具有活血、通络、祛风之效;牛膝补肾。诸药合用,共奏益气活血、舒经通络、补益肝肾之功。

2. 糖尿病性脑血管病变

糖尿病性脑血管病变的病因和发病机制为微血栓和血流动力学、血液流变性障碍所致。中医认为本病属"眩晕"、"中风"范畴,病因为消渴病日久,耗伤气阴,气虚无力推动血液运行致血瘀,阴虚热郁亦可导致瘀血停聚,当机体出现阴阳失调而气血逆乱时,阻于脑及其脉络,脑失所养,可引起口眼歪斜,半身不遂,舌强语謇等一系列临床症状。王清任《医林改错》曾讲中风半身不遂,偏身麻木,是由"气虚血瘀"而成。临床治疗常遵翁老原则,以补阳还五汤加味,脾虚用茯苓、白术健脾,伴水肿用猪苓、冬瓜皮、泽泻利水渗湿。

3. 糖尿病视网膜病变

在糖尿病中最为常见以及较为严重的微血管并发症之一便是糖尿病性视网膜病变。该病具有发病率高以及不易医治等特点,能够加大患者的致盲率,对患者的生活质量造成严重影响。中医理论中明确指出,糖尿病基本病机为阴虚为本,肝失所养,肝肾阴亏,肝肾精血不能上承于目因而导致目疾。糖尿病性视网膜病变多久病或血糖控制不佳所致,日久必有气虚血瘀为患,所以采取益气养阴活血明目治疗。基本方为党参、黄芪、赤芍、川芎、熟地、枸杞子、菊花及葛根等。

4. 糖尿病心血管病变

心血管疾病是糖尿病常见的慢性并发症,糖尿病合并的心血管疾病多以冠心病、心脏自主神经病变、心肌病为主,是糖尿病危及生命的重要因素。根据中医辨证理论,糖尿病合并冠心病属于中医"消渴"、"胸痹"的范畴,病理表现为气虚血滞、四肢懈怠、神倦乏力、口渴等。治疗应遵循"虚则补之、实则泻之"的原则,在益气活血基础上,根据不同表现予化痰、滋阴、补肾等治疗。方药主要由丹参、赤芍、黄芪、茯苓、川芎、白术等中药所组成,可起到活血化瘀通络、降低血黏度、改善微循环,改善心肌供氧供血等功效,诸药合用,共奏益气活血之功。

5. 糖尿病下肢血管病变

糖尿病足表现为严重的间歇性跛行、静息痛、难以治愈的溃疡、坏疽等,属中医"筋疽"、"脉痹"及"脱疽"范畴,传统辨证论治多采用益气活血、温经散寒等治则,在改善症状、保肢方面发挥了巨大作用。益气有助于增强抵抗力、推动血行改善血瘀、益于溃疡愈合;活血则可以改善血运。常用药物:黄芪、党参、赤芍、当归、红花、桑寄生、鸡血藤、川牛膝、甘草等,以消除瘀阻,通畅血脉,调和气血。

(李秋艳)

第二节　理气活血法

理气活血法,也叫行气活血法、理气化瘀法,即是采用理气行气药与活血化瘀药相配伍或应用具有理气活血作用的药物治疗血瘀证的方法。凡气滞血瘀所致脱发,头、颈、心、胸胁、胃脘、腹部、关节等部位疼痛及癥块、积聚、久泻、久痢、跌打损伤等血瘀证,皆可采用本法治疗。翁老从事活血化瘀研究与临床几十年,在临床中应用理气活血法治疗各种气滞血瘀证均取得了较好的效果,我们传承翁老经验,在自身临床实践中应用理气活血法,对其疗效也得到了很好的验证。现从治法源流、应用心法、方药解析、医案分析、自身应用心得等几方面进行探讨。

一、治法源流

中医学对理气活血法积累了丰富的理论知识和临床实践经验。先秦至今,代有发明,对其病因、病机、临床表现、治法方药等方面均有详尽论述。

1. 先秦时期

《内经》虽无"血瘀"、"瘀血"、"气滞血瘀"的概念,但对血的生理意义、病理变化及气血的关系,血瘀证、气滞血瘀证的成因、证候与治则都有了较为详尽的论述。《素问·调经论》曰:"人之所有者,血与气耳","血气不和,百病乃变化而生。"血气不和即气滞血瘀则产生各种疾病。《灵枢·百病始生篇》:"若内伤于忧怒则气上逆,气上逆则六输不通,脉不通则血不流。"说明情志失调,气行不畅则可导致血瘀。针对气滞血瘀证,《内经》提出"疏其血气,令其条达";"结者散之,留者攻之";"血实宜决之"的治疗大法,其中即包括理气活血法。说明在当时对理气活血法已经有深刻的理论认识和丰富的临床实践。

2. 东汉时期

汉代张仲景《伤寒杂病论》,在活血化瘀方面颇多建树,总结出了不少行之有效的理气活血方剂。如《金匮要略·妇人产后病脉证治第二十一》:"产后腹痛,烦满不得卧,枳实芍药散主之。"即是通过行气活血止痛进行治疗。《金匮要略·疟病脉证并治第四》:"病疟,以月一日发,当十五日愈;设不差,当月尽解；如其不差，当如何？师曰：此结为癥瘕。名曰疟母，急治之，宜鳖甲煎丸。"在攻补兼施，寒热并用，化痰消癥的同时，采用柴胡、厚朴、丹皮、䗪虫、芍药、桃仁等行气化瘀，作为主要治法。《金匮要略·五脏风寒积聚病脉证并治第十一》以旋覆花汤活血理气治疗肝着证"肝着，其人常欲蹈其胸上，先未苦时，但欲饮热，旋覆花汤（旋覆花、葱、新绛）主之"。

3. 晋唐时期

晋唐时期，在本草和方剂方面，有较大的突破和进展。出现了不少应用活血化瘀药的方剂，目前常用的理气活血药如姜黄、郁金、三棱、莪术、川芎等都得到了发掘应用，为理气活血法的应用奠定了必要的药物基础。

4. 宋金元时期

宋金元时期，活血化瘀理论与实践得到了进一步的整理提高。科学的进步促进了医学的广泛传播，金元四大家等医学派别的争鸣促进了医学理论的创新与完善，使活血化瘀理论与实践有了新的飞跃，并出现了许多活血化瘀的名方，其中以理气活血为主的方剂大量涌现。

宋代《太平惠民和剂局方》记载了理气活血的归芎汤（川芎、当归），"治产后去血过多，晕闷不省，及伤胎去血多，崩中去血多，金疮去血多，拔牙不止，悬虚，心烦眩晕，头重目暗，耳聋满塞，举头欲倒，并皆治之。"宋代许叔微《普济本事方》载佛手散（当归、川芎）理气活血治疗"妇人妊孕五七月，因事筑磕着胎，或子死腹中，恶露下，疼痛不止，口噤欲绝，用此药探之，若不损则痛止，子母俱安。若胎损立便逐下，此药催生神妙"。

宋代名医陈言著《三因极一病证方论》，该书对癥瘕积聚进行了详尽的论述，并用三圣丸（赤芍、当归、三棱、莪术、红花）、小三棱煎（三棱、莪术、芫花）等理气活血方治疗癥瘕积块。

《普济方》载七宝丹（琥珀、酒当归、川芎、没药、木香、乳香、血竭、辰砂）以理气活血、安神定志为主治疗惊悸怔忡。《重订严氏济生方》载推气散，由枳壳、桂心、片姜黄、炙甘草组成，理气活血治疗右胁疼痛，胀满不食。

南宋医家杨倓所著《杨氏家藏方》载"胜金散（当归、元胡、五灵脂）"以活血理气为主治疗心腹作痛。

金·刘完素是金元四大家之一的"寒凉派"，他创制了著名的理气活血方金铃子散，该方出自《素问病机气宜保命集·心痛论第二十》："治厥热心痛，或发或止，久不愈者，当用金铃子散：金铃子、玄胡各一两，上为细末，每服3钱，酒调下。"至今治疗胁痛常用。

元·朱丹溪是金元四大家中著名的"滋阴派"，但也十分重视理气活血法的应用。他指出"气血冲和，万病不生，一有怫郁，诸病生焉。"并提出"苍术、抚芎，总解诸郁，随证加入诸药"的理气活血治疗大法。创越鞠丸（川芎、醋香附、炒神曲、炒苍术、炒栀子)治疗诸郁,其中治疗气郁的方(川芎、香附、苍术)与治疗血郁的方(桃仁、红花、青黛、川芎、香附)皆以理气活血为主。并以理气活血为主要治法治疗积聚痞块、胁痛、头痛等多种病症。其中治疗瘀血积证的血块丸由瓦楞子海粉、三棱、莪术、红花、五灵脂、香附、石碱、白术等组成;治疗积聚的大七气汤由三棱、莪术、青皮、陈皮、藿香、桔梗、肉桂、益智、香附、甘草等组成等。

5. 明清时期

明清医家更重视实践,在实践的基础上,中医理论得到了大发展,出现了张景岳、万全、薛己、王肯堂、王清任、唐宗海、李时珍、叶天士等一大批卓有成就的医家,使活血化瘀理论与实践更加完善,理气活血法广泛应用。

明·王肯堂《证治准绳》立蓄血专篇,指出:"夫人饮食起居,一失其宜,皆能使血瘀滞不行,故百病由污血者多。"在《证治准绳·心痛胃脘痛门》对死血作痛,脉必涩,创用川芎、元胡、归尾、丹皮、苏木、红花、肉桂、桃仁、降香、赤曲、穿山甲、通草、大麦芽,煎成入童便、酒、韭汁,大剂饮之,该方以活血为主,兼以理气通阳,为心痛重症所宜。

明·张景岳是著名的"温阳派"医家,所著《景岳全书》根据其临床经验,创制了不少新方,名之曰新方八阵,其中记载了不少活血化瘀方剂,其中有两张以理气活血为主要治法的方剂,组方合理,很有实用价值。通瘀煎,治妇人气滞血积,经脉不利,痛极拒按,及产后瘀血实痛,并男妇血逆、血厥等证,由归尾、山楂、香附、红花、乌药、青皮、木香、泽泻组成。调经饮,治妇人经脉阻滞,气逆不调,多痛而实者,由当归、牛膝、山楂、香附、青皮、茯苓组成。柴胡疏肝散是疏肝理气,活血止痛的代表方剂,最早见于《医学统旨》,《景岳全书》列之于古方八阵的散阵:治胁肋疼痛,寒热往来。药用:陈皮、柴胡、川芎、枳壳、芍药、甘草、香附。

清·王清任著《医林改错》,极大地扩大了活血化瘀法的应用范围,丰富了活血化瘀的内容。王清任论病,尤其重视气血,提出治病以气血为本的重要思想。指出:"治病之要诀,在明白气血,无论外感内伤,要知初病伤人何物,不能伤脏腑,不能伤筋骨,不能伤皮肉,所伤者无非气血。气有虚实……血有亏瘀。"使气血辨证上升到理论的高度,并与临床实际相结合,给临床辨证、处方、用药以有效的指导。在此思想指导下,结合王氏创立的辨部位论治血瘀证的方法,创制了大量行之有效的活血化瘀方剂,丰富了活血化瘀的理论与实践。其中不少方剂是理气活血法应用的典范,如通气散:治耳聋不闻雷声,由柴胡、香附、川芎组成;血府逐瘀汤:治疗头痛、胸痛、胸不任物、胸任重物、天亮汗出、急躁、不眠、心跳心忙等,由桃仁、红花、川芎、赤芍、当归、生地、牛膝、柴胡、桔梗、枳壳、甘草组成;膈下逐瘀汤:治疗痛不移处、痞块、久泻等,由灵脂、当归、川芎、桃仁、丹皮、赤芍、乌药、元胡、甘草、香附、红花、枳壳组成。

清·唐宗海著《血证论》指出："肝属木，木气冲和条达，不致遏郁，则血脉得畅"，否则易于气滞血瘀。"治血者必调气"、"气和则血和"，重视疏肝调气理血，倡导应用疏肝理气活血的方法治疗血瘀证。其治疗血瘀证多用小柴胡汤加活血、理气等药治疗。

清·陈修园的《时方妙用》载"丹参饮"，该方由丹参、檀香、砂仁组成，方中重用丹参活血化瘀，檀香行气止痛，砂仁温中行气，也是理气活血治疗心痛、胸痛等的有效方剂，至今仍被广泛应用。

张锡纯善用活血化瘀，创制了活络效灵丹，用活血化瘀药治疗气血凝滞所致疼痛，疗效卓著。并创金铃泻肝汤理气活血为主治胁下焮疼，该方由川楝子、生明乳香、生明没药、三棱、莪术、甘草组成。"凡心腹作疼，而非寒凉者，用之皆甚效验"。

综上所述，理气活血法治疗血瘀证的理论与实践肇始于先秦汉唐，发展于宋元，成熟于明清，在各种内科疼痛、妇科瘀证、积聚痞块、跌打损伤、久病络瘀等病证中得到了广泛的应用，为以后活血化瘀疗法的进一步发展奠定了深厚的基础。

6. 近现代

民国以来，随着西学东渐，对血瘀证的认识逐渐加深，采用理气活血法治疗各种疾病的血瘀证均获得了确切的疗效，理气活血法在血瘀证治疗中的地位得到了进一步加强。创制了大量行之有效的理气活血治疗血瘀证的方剂，有的已经开发为中成药广泛应用于临床。

对冠心病的治疗，名医郭士魁创制冠心2号方，该方由川芎、赤芍、红花、降香、丹参组成，理气活血，对冠心病心绞痛属于气滞血瘀者疗效确切。岳美中创制变通血府逐瘀汤，该方由当归、川芎、肉桂、瓜蒌、薤白、桔梗、枳壳、红花、桃仁、怀牛膝、柴胡组成，也是治疗冠心病心绞痛的有效方剂。对痹证的治疗，河南治痹名医娄多峰创立化瘀通痹汤（当归18g，丹参30g，鸡血藤12g，制乳香9g，制没药9g，香附12g，元胡12g，透骨草30g），活血化瘀，行气通路，主治损伤后遗症、网球肘、肩凝症等瘀血痹证。对胁痛的治疗，成都中医学院凌一揆教授创解郁止痛汤（栀子9g，吴茱萸9g，香附9g，青皮6g，丹参20g，郁金9g），疏肝理气，活血止痛，治疗肝胆疾患，肝区疼痛，舌质有瘀点，脉弦者。对胃脘痛的治疗，陕西中医学院郭谦亨教授制理气安胃汤（酒白芍15g，酒香附9g，丹参12g，白檀香7g，炙甘草4g，生姜3片，大枣3枚），理气活血，缓急止痛，治疗各种气滞血瘀胃痛。对血液病的治疗，中国中医科学院西苑医院周霭祥教授制化瘀消癥汤（桃仁10g，红花10g，当归15g，赤芍10g，川芎12g，丹参20g，鸡血藤20g，三棱12g，莪术12g，青黛12g，香附12g，郁金12g，鳖甲20g），活血化瘀，消癥散结。治疗: 各种血瘀型骨髓增生性疾患, 如慢性粒细胞白血病、真性红细胞增多症、血小板增多症等。在妇科疾病、伤科疾病、急腹症等领域, 理气活血法的应用更是十分广泛, 有效理气活血方不胜枚举, 在此不再一一列举。

二、应用心法

理气活法是活血化瘀的主要治法之一。翁老在继承郭士魁老先生经验的基础上力求创新, 对理气活血法的应用更加娴熟, 临床上信手拈来, 对多种疑难杂症的治疗取得了较为理想的效果, 同时也充分体现了理气活血法的临床魅力, 值得进一步发扬。总结翁老理气活血法的应用经验, 可以发现以下几点。

1. 活血必兼理气

理气活血法是活血化瘀的首要治法。王清任在《医林改错》中十分重视理气活血法的应用, 常常将活血化瘀药与理气药配伍应用, 其创制的诸多活血化瘀方无不如此。其中通窍活血汤、血府逐瘀汤、膈下逐瘀汤、少府逐瘀汤、身痛逐瘀汤、通气散等尤其如此。如治疗"耳聋不闻雷声"的通气散, 由柴胡、香附、川芎三味药组成。柴胡理气解郁, 直通少阳耳窍; 香附活血理气开郁, 疏调气机; 川芎血中气药。上通下达, 三药配伍升清降浊、调畅气血, 对诸多官窍病气滞血瘀者皆可应用。

气为血之帅, 血为气之母, 气行则血行, 气滞则血瘀, 理气活血法充分体现了气血相关的生理病理关系, 理气药与活血药相配伍, 即是对气血关系的充分利用, 故欲活血必兼理气, 气通则血活。理气药与活血药相配伍已成为活血化瘀组方的一般原则。翁老治疗血瘀证应用活血化瘀药必兼理气药, 且常选用川芎、郁金、三棱、莪术、元胡、香附等具备理气与活血双重作用的药物, 达到气与血关系的完整统一。

2. 理气活血止痛

古人云: "不通则痛"。心绞痛、胃脘痛、胁痛、腹痛、肢体关节疼痛、创伤疼痛等各种疼痛无不与气滞血瘀有关。理气活血是治疗各种疼痛的最主要治法。古人治疗痛证发明了不少理气活血的方剂, 不少方剂至今为临床所常用, 如丹参饮、金铃子散治疗心痛、胃痛、胁痛, 复元活血汤、膈下逐瘀汤治疗胁痛, 血府逐瘀汤治疗胸痛, 少腹逐瘀汤治疗腹痛, 手拈散治疗心积痛等。翁老治疗心绞痛、胃脘痛等也常将理气活血法作为最主要的治疗方法, 如理气活血的冠心3号方就是翁老治疗冠心病心绞痛的基础方。

3. 疏肝解郁活血

诸多疾病都属于心身疾病。《灵枢·百病始生篇》曰: "若内伤于忧怒则气上逆, 气上逆则六输不通, 脉不通则血不流。" 说明情志失调可导致气行不畅而出现血瘀。元·朱丹溪则指出"气血冲和,万病不生,一有怫郁,诸病生焉。"如冠心病、高血压、抑郁症、更年期抑郁症、慢性胃炎、胃溃疡、胃食管反流等诸多疾病都存在情志失调,肝郁气滞或由情志失调,肝郁气滞日久,血脉不利,则气滞血瘀,形成气滞血瘀证。但这类气滞血瘀证与一般的气滞血瘀证不同,它有明显的情志失调因素,由情志失调、肝郁气滞所导致,常常伴见心悸、失眠、善太息、胆怯、易惊、烦躁、焦虑等。故治疗上要注意从肝论治,疏肝解郁理气,调理情志,活血化瘀。

4. 疏肝和胃活血与疏肝健脾活血

肝与脾胃关系密切。肝属木应春,主升发,性喜条达而恶抑郁,主疏泄;脾胃属土,位居中焦,脾升胃降,主运化,离不开肝的疏泄。情志抑郁,肝气不舒,横逆犯脾,则肝郁脾虚,出现胁痛胁胀、乏力懒言、善太息、腹胀食少、饮食不化、便溏等症;肝气犯胃,则肝胃不和,出现胁痛胁胀、善太息、腹胀少食、嗳气吞酸、恶心呕吐、大便不畅等症。当然也有土壅木郁,出现脾胃不健而肝失疏泄的情况,所表现的症状与上述同。肝郁脾虚、肝胃不和日久均可出现血瘀而形成气滞血瘀证,或本有血瘀,兼见肝郁脾虚、肝胃不和而出现气滞血瘀证,治疗上都要进行理气活血。但这类气滞血瘀证,理气活血要在疏肝健脾或疏肝和胃的同时进行活血化瘀。

5. 疏肝益肾活血

主要用于更年期综合征、合并更年期综合征的疾病及部分抑郁症等的治疗。更年期妇女由于卵巢功能逐渐衰退,雌激素水平明显下降,引起自主神经系统、心血管系统等多个系统功能障碍和紊乱,合并冠心病、高血压、脑梗死等疾病的血瘀证患者,有别于一般的血瘀证患者,临床可出现潮热、抑郁、失眠、烦躁不安、心悸、胸闷、心前区刺痛、月经紊乱、血压波动等不同表现。在治疗上,理气活血的同时,往往需要兼顾肝肾的滋养,调和气血与调整阴阳并行,同时还要重视对患者的心理疏导。翁老治疗该类患者,疏肝理气,活血化瘀的同时,往往结合辨证,选加菟丝子、旱莲草、女贞子、百合、枸杞子、淫羊藿、五味子等。

6. 理气活血要动静结合

中药方剂的配伍讲究动静结合,这是与人体气血阴阳的运动状态相适应的。因理气活血法所针对的气滞血瘀证属于静态的病证,其对应的理气活血法是理气药与活血药这些动药相配形成的,属于动的治法。但至刚则易折,至刚则伤柔,故应用理气活血法时,选药要动中寓静,一派动药之中要佐以少量静药以制过刚之药性,以免伤及人体正气。如理气活血的同时常选少量黄芪或当归、白芍、麦冬、北沙参、生地、炒白术、党参等静药佐之,使祛邪而不伤正,并有利于促进气血的运行。

7. 理气活血要明辨病位

不同药物的作用病位和作用趋向不同,这构成了各种药物的不同作用特点,我们应用理气活血法要充分考虑利用不同药物的不同作用特点,针对不同病位进行合理配伍,提高疗效。

辨部位进行理气活血,是王清任活血化瘀的重要特点之一。王氏常常结合血瘀部位,将活血化瘀药与具有病位靶向作用的药物配伍,引导活血化瘀药因势攻邪。如血府逐瘀汤以桃仁、红花、川芎、赤芍、当归、生地、牛膝大队活血化瘀药配合柴胡、桔梗、枳壳行气宽胸之品及甘草组成,其中柴胡、枳壳助化瘀药宣畅气机的同时,又能配合桔梗载药上行,使药趋向胸中"血府"而发挥作用。又如通窍活血汤则以桃仁、红花、赤芍、川芎与葱、姜、麝香、黄酒等辛香走窜、宣阳通经之品同用,使活血诸药向上、向外分布,达到治疗"头面、四肢、周身血管血瘀之症"的目的,都是辨病位理气活血思想的应用。

翁老对王清任辨病位理气活血的思想十分推崇,在临床中十分注意药物的合理选用。如偏上焦的气滞血瘀证,理气与活血药常选川芎、姜黄、薤白、枳壳、柴胡、赤芍等;中焦常选木香、苏梗、厚朴、砂仁、陈皮、川楝子、元胡、丹参、三棱、莪术、没药等;下焦常选川牛膝、丹皮、路路通、炒王不留行、乳香、枳实、大腹皮、槟榔等;四肢关节则上肢常选葛根、姜黄、鸡血藤等,下肢常选川牛膝、怀牛膝、川断等。

8. 理气活血要结合辨证

一法之中,八法备焉。辨证论治是中医治病的精髓,应用理气活血法治疗血瘀证时也不例外,不能见气滞血瘀就仅仅是气滞血瘀,要详加辨证,兼顾整体,合理结合其他治法,务求照顾全面,应用得当。同是血瘀证,有气滞、气郁的轻重不同,有血瘀的轻重不同,有伤血与否、伤气与否、伤阳与否、伤阴与否的不同,有兼痰与否、兼湿与否的不同,有热化与否、寒化与否的不同,有出血与否的不同,等等,都要考虑到,辨别清楚,然后甚者独行,间者并行,轻重缓急,斟酌下药,所以虽然是应用理气活血法的治疗,这个辨证思维的过程和结果均涉及其他治法的结合应用,不能将理气活血孤立起来。

三、方药解析

(一)翁老常用理气活血古方今用

1. 柴胡疏肝散

【来源】《景岳全书》卷五十六

【组成】陈皮10g,柴胡10g,川芎12g,枳壳10g,芍药12g,炙甘草3g,香附6g。

【功用】疏肝解郁。

【主治】胁肋疼痛,寒热往来。

【方解】柴胡疏肝散证是肝气郁结,不得疏泄,气郁导致血滞,故见胁肋疼痛诸症。方用四逆散去枳实,加陈皮、枳壳、川芎、香附,增强疏肝行气、活血止痛之效,故服后肝气调达,血脉通畅,痛止而诸症亦除。翁老常以该方治疗冠心病、更年期综合征、抑郁症等肝郁气滞血瘀的患者,常加郁金、丹参、合欢皮、苏梗、五味子、炒枣仁等活血理气安神药,疗效显著。

2. 血府逐瘀汤

【来源】《医林改错》

【组成】当归12g,生地12g,桃仁10g,红花12g,枳壳10g,赤芍12g,柴胡10g,甘草3g,桔梗12g,川芎12g,川牛膝12g。

【功用】活血祛瘀,行气止痛。

【主治】主治上焦瘀血,头痛胸痛,胸闷呃逆,失眠不寐,心悸怔忡,瘀血发热,舌质暗红,边有瘀斑或瘀点,唇黯或两目暗黑,脉涩或弦紧。或妇人血瘀经闭不行、痛经、肌肤甲错、日晡潮热;以及脱疽、白疕、眼科云雾移睛、青盲等目疾。现用于高血压、精神分裂症、脑震荡后遗症、慢性粒细胞性白血病、血栓性静脉炎、色素沉着、性功能低下、更年期综合征、顽固性头痛、顽固性低热、眼底出血等属瘀血内阻,日久不愈者。

【方解】方中桃仁、红花、当归、川芎、赤芍活血祛瘀;当归、生地养血化瘀;柴胡、枳壳疏肝理气;牛膝破瘀通经,引瘀血下行;桔梗开肺气,引药上行;甘草缓急,调和诸药。共奏活血调气之功。翁老对该方十分推崇,认为是理气活血治疗冠心病的最重要方剂,具体运用中翁老常师其义,去桃仁、当归、桔梗、生地,加丹参、郁金等。

3. 丹参饮

【来源】《时方歌括》卷下

【组成】丹参15g、檀香3g、砂仁6g。

【功用】活血化瘀,行气止痛。

【主治】主治心痛、胃脘诸痛。常用于慢性胃炎、胃及十二指肠溃疡、胃神经官能症以及心绞痛等,由于气滞血瘀所致者。孕妇忌用。

【方解】方中重用丹参活血化瘀,檀香理气止痛,砂仁行气醒脾,共奏活血行气止痛之效。翁老用该方,常去檀香,将丹参、砂仁杂于他方中应用,其中丹参是翁老最常应用的活血药之一。

4. 膈下逐瘀汤

【来源】《医林改错》

【组成】灵脂6g,当归12g,川芎12g,桃仁10g,丹皮12g,赤芍12g,乌药10g,

玄胡索12g,甘草6g,香附6g,红花12g,枳壳10g。

【功用】活血祛瘀,行气止痛。

【主治】主治膈下瘀阻气滞,形成痞块,痛处不移,卧则腹坠,肾泻久泻。现用于慢性活动性肝炎、血卟啉病、糖尿病、宫外孕、不孕症等属血瘀气滞者。

【方解】方中桃仁、红花、灵脂、赤芍、丹皮活血逐瘀,以消积块;配川芎、香附、乌药、枳壳、元胡活血行气止痛;当归养血,甘草调和诸药。全方理气活血逐瘀,破癥消结。翁老常用该方治疗肝郁气滞血瘀所导致的胸胁疼痛、脘腹胀满等症,具体运用中,翁老常去桃仁、灵脂、丹皮,加郁金、柴胡加强疏肝解郁之效。

(二)翁老常用理气活血组方

1. 冠心3号方

【组成】郁金12g,川芎12g,丹参15g,赤芍12g,红花12g。

【功用】理气活血,止痛宁神。

【主治】胸闷胸痛,心悸气短,憋气,胁肋胀痛,头痛,急躁,眠差,舌质紫黯,有瘀斑瘀点,或舌底脉络迂曲紫黯,脉象弦细涩或结代。

【方解】该方由郭士魁冠心2号(川芎、降香、丹参、赤芍、红花)去降香加郁金组成。方中郁金,理气活血化瘀,为方中君药;川芎乃血中气药,功善通达气血,活血行气止痛,为方中臣药;丹参活血养血安神、赤芍凉血散瘀止痛、红花活血化瘀止痛,共为佐药。诸药相合,共奏理气活血,止痛宁神之效。该方是翁老为治疗冠心病而设,但从翁老临床看,该方也是治疗各种气滞血瘀证的基础方,丹参、赤芍、川芎、郁金、红花也成为翁老活血化瘀的基础用药。

气滞血瘀明显者,可选加姜黄、三棱、莪术、香附、苏梗、佛手等;痰阻者选加瓜蒌、薤白、半夏、陈皮、远志、茯苓等;寒凝者选加高良姜、桂枝、荜茇、细辛等;气虚者选加黄芪、党参、炙甘草、五味子等;气阴两虚者选加黄芪、党参、麦冬、北沙参、玉竹、黄精、百合、白薇等;心悸失眠明显者选加炒枣仁、五味子、合欢皮、首乌藤、珍珠母、百合等;内热明显者,选加黄连、黄芩、土茯苓、菊花、莲子心等;心绞痛明显者加三七粉、元胡粉、琥珀粉冲服加强活血止痛,或加宽胸丸宣痹止痛;胸阳不振明显者选加瓜蒌、薤白、半夏、枳壳宣痹通阳化浊,或加宽胸丸;肝郁明显者选加柴胡、香附、苏梗等。

2. 解郁活血方

【组成】郁金12g,柴胡10g,香附10g,川芎12g,丹参15g,赤芍12g,红花12g,合欢皮15g。

【功用】理气活血,解郁安神。

【主治】气滞血瘀,心神不安证。症见胸闷胸痛、或向肩背放射,心悸失眠,胆怯易惊,忧思抑郁或焦虑不安、急躁易怒,善太息,舌质紫黯,脉弦弦细。

【方解】方中郁金,辛苦而寒,能入气分而疏肝木之郁、开肺金之郁,入血分而活血化瘀,且能化痰湿而开心窍,通胸阳,安心神,为方中主药。川芎乃血中气药,功善通达气血,活血行气止心痛;柴胡、香附疏肝解郁,三药合用,理气活血解郁。丹参活血养血安神,合欢皮解郁安神,二药合用,活血养心,安神定志。赤芍凉血散瘀止痛、红花活血化瘀止痛,二药协力加强活血化瘀止痛之力。诸药相合,共奏理气化瘀,疏肝解郁之效。该方活血不忘理气,化瘀不忘通阳,行血不忘养血,治心血不忘安心神,调肝气,标本兼顾,气血同调,对老年冠心病心绞痛缓解期患者及冠脉支架术后肝郁气滞血瘀患者改善冠脉循环,预防心绞痛发作及稳定病情十分适宜。

翁老认为,冠心病血瘀证病因复杂,证候多变。故在以解郁活血方理气化瘀,解郁安神的同时,应结合具体患者,审因辨证,进行合理加减。气虚明显者加生黄芪,并可加党参、人参、太子参、西洋参、山药、炒白术等;阴虚明显者选加麦冬、北沙参、玉竹、黄精、百合、白薇等;阳虚明显者选加制附子、巴戟天、菟丝子、补骨脂等;气郁明显者选加苏梗、合欢皮、佛手、玫瑰花等;气滞血瘀明显者可选加姜黄、三棱、莪术、枳壳、厚朴等;血瘀络阻明显者,加鸡血藤、络石藤、路路通、水蛭、土鳖虫等;痰阻者选加瓜蒌、半夏、陈皮、远志、茯苓、地龙等;寒凝者选加高良姜、桂枝、细辛等;心悸明显者选加甘松、苦参、珍珠母等;心烦失眠明显者选加炒枣仁、柏子仁、合欢皮、首乌藤、珍珠母、五味子等;内热明显者,选加黄连、黄芩、土茯苓、菊花、莲子心、黄柏等;心绞痛明显者加三七粉、元胡粉、琥珀粉冲服加强活血止痛,或加宽胸丸宣痹止痛;胸阳不振明显者选加瓜蒌、薤白、半夏、枳壳宣痹通阳化浊,或加宽胸丸等。

3. 冠心病心绞痛重症方

【组成】三七粉3~6g(冲服),生黄芪15g,北沙参15g,郁金12g,川芎12g,丹参15g,赤芍12g,红花12g,三棱10g,莪术10g,川牛膝15g,鸡血藤15g,地龙15g,合欢皮15g。

【功用】破气化瘀,通络止痛

【主治】胸闷胸痛,心悸气短,动则加重,憋气,胁肋胀痛,头晕头痛,四肢麻木,焦虑抑郁,或急躁易怒,眠差,舌质紫黯,有瘀斑瘀点,或舌底脉络迂曲紫黯,脉象弦细涩或结代。

【方解】方中郁金,理气活血化瘀,清热化痰,为方中主药;川芎乃血中气药,活血行气止痛;三七化瘀定痛,三药合用,理气活血解郁定痛。生黄芪补元气、北沙参养阴补中,川牛膝补肝肾、活血化瘀,三药合用益气强心,改善心脏功能,并防大量活血药伤及正气。三棱、莪术破血行气止痛,合赤芍、红花活血散瘀止痛,合用增强活血化瘀之力。鸡血藤、地龙活血化痰通络,清除脉络瘀邪。丹参活血养血安神、合欢皮活血解郁安神,二药合用使心血得养,心神得安。诸药相合,共奏破气化瘀,通络止痛之效。

气虚明显者加大生黄芪用量,并可加党参、人参、太子参、西洋参、山药、炒白术等;阴虚明显者选加麦冬、玉竹、黄精、百合、白薇等;阳虚明显者选加制附子、巴戟天、菟丝子、补骨脂、杜仲等;气郁明显者选加苏梗、佛手、玫瑰花、厚朴、香附等;气滞血瘀明显者可选加姜黄、元胡、枳壳、乳香、没药等;血瘀络阻明显者,加络石藤、路路通、水蛭、土鳖虫等;痰阻者选加瓜蒌、半夏、陈皮、远志、茯苓等;寒凝者选加高良姜、桂枝、细辛等;心悸明显者选加甘松、苦参、珍珠母等;心烦失眠明显者选加炒枣仁、柏子仁、首乌藤、珍珠母等;内热明显者,选加黄连、黄芩、土茯苓、菊花、莲子心、黄柏等;心绞痛明显者加三七粉、元胡粉、琥珀粉冲服加强活血止痛,或加宽胸丸宣痹止痛;胸阳不振明显者选加瓜蒌、薤白、半夏、枳壳宣痹通阳化浊,或加宽胸丸等。

(三)翁老使用理气活血药物作用

理气活血法的应用需要直接选用具有理气活血的中药,或以理气药与活血药配伍达到理气活血的目的。翁老临床中常选用如下理气药与活血药进行配伍,并对这些药物形成了自己的见解和应用经验,现简要介绍如下。

1. 郁金

见第三章。

2. 川芎

见第三章。

3. 柴胡

【性味归经】味苦,性微寒。归肝、胆经。

【作用功效】和解表里,疏肝解郁,升阳举陷。

【主治病证】用于感冒发热,寒热往来,胸胁胀痛,月经不调,子宫脱垂,脱肛。

【翁老经验】翁老常用之与苏梗、郁金、香附、佛手、丹参、合欢皮等配伍,治疗肝郁气滞血瘀诸症。与白芍、当归配伍调经止痛,与青蒿、银柴胡、鳖甲配伍治疗阴虚肝郁症如更年期综合征等。翁老一般用量10~12g。

4. 合欢皮

【性味归经】味甘,性平。心经、肝经。

【作用功效】理气解郁,和血宁心,消痈肿。

【主治病证】心神不安,忧郁,失眠,肺痈,痈肿,瘰疬,筋骨折伤等。

【翁老经验】翁老常以之与夜交藤、酸枣仁、柏子仁、珍珠母、五味子配伍,宁心安神治疗失眠、心烦、多梦等;与柴胡、黄芩、郁金、五味子、莲子心等配伍解郁安神治疗心肝火旺诸症。翁老一般用量10~15g。

5. 延胡索

见第三章。

6. 三棱

见第三章。

7. 莪术

第三章。

8. 佛手

【性味归经】味辛、苦、酸,性温。归肝、脾、肺经。

【作用功效】芳香理气,健胃止呕,化痰止咳。

【主治病证】用于消化不良,胸闷气胀,呕吐咳嗽,神经性胃痛,舌苔厚腻等。其中浙江金华佛手最为著名,被称为"果中之仙品,世上之奇卉",称"金佛手"。

【翁老经验】翁老认为其性平和,理气而不伤气。常用之与柴胡、郁金、香附、苏梗等配伍疏肝理气。翁老一般用量10~12g。

9. 厚朴

【性味归经】味苦、辛,性温。归脾、胃、大肠经。

【作用功效】化湿导滞,行气平喘,化食消痰,驱风镇痛。

【主治病证】湿阻脾胃,气滞痞满,胸脘闷胀,食欲不香,恶心呕吐,腹痛腹胀;夏季暑湿困倦,脘闷不舒;以及痰湿内阻,肺气壅滞,胸闷咳喘等病症。

【翁老经验】与杏仁同用降气平喘;与枳实同用理气导滞;与柴胡、香附、郁金、苏梗、川芎等同用疏肝解郁,理气活血,治疗肝胃气滞及气滞血瘀等证。翁老一般用量10~15g。

10. 陈皮

【性味归经】味辛、苦,性温。归脾、肺经。

【作用功效】健脾和胃,行气宽中,降逆化痰。

【主治病证】脾胃气滞,脘腹胀满,恶心呕吐,食欲不振,咳嗽痰多,胸膈满闷,梅核气。

【翁老经验】与黄芪配伍可减少黄芪之壅滞,与半夏、茯苓配伍健脾化痰,与炒三仙配伍健胃消食。翁老一般用量10~15g。

11. 香附

【性味归经】味辛、微苦、甘,性平。归肝、三焦经。

【作用功效】理气解郁,调经止痛。

【主治病证】用于肝郁气滞,胸、胁、脘腹胀痛,消化不良,月经不调,经闭痛经,寒疝腹痛,乳房胀痛。

【翁老经验】血中气药,常与柴胡、郁金、苏梗、川芎等配伍疏肝解郁,理气和胃,调和气血。翁老一般用量10~12g。

12. 紫苏梗

【性味归经】味辛,性温。归肺、脾经。

【作用功效】理气宽中,止痛,安胎。

【主治病证】用于胸膈痞闷,胃脘疼痛,嗳气呕吐,胎动不安。

【翁老经验】善行脾胃滞气而和中,常配柴胡疏肝和胃,与桔梗、薤白、枳壳配伍理气宽胸。翁老一般用量10~15g。

13. 紫苏叶

【性味归经】味辛,性温。归肺、脾经。

【作用功效】解表散寒,行气和胃。

【主治病证】用于风寒感冒,咳嗽呕恶,妊娠呕吐,鱼蟹中毒。

【翁老经验】与苏梗相比,解表之力较强,翁老夏季常用之醒脾,常用之与荆芥、藿香、佩兰等配伍治疗夏季空调病。翁老一般用量10~15g。

14. 藿香

【性味归经】味辛,性微温。归肺、脾、胃经。

【作用功效】祛暑解表,化湿醒脾,理气和胃。

【主治病证】外感暑湿、寒湿、湿温及湿阻中焦所致寒热头昏、胸脘痞闷、食少身困、呕吐泄泻,并妊娠恶阻,胎动不安,口臭,鼻渊,手足癣。

【翁老经验】翁老常将其与佩兰、荷叶、苏梗合用化湿理气和胃,为翁老夏季常用药物。翁老一般用量10~12g。

15. 薄荷

【性味归经】味辛,性凉。归肺、肝经。

【作用功效】疏散风热,清利头目,利咽透疹,疏肝行气。

【主治病证】头痛,咽喉肿痛,食滞气胀,口疮,牙痛,疮疥,瘾疹;温病初起,风疹瘙痒;肝郁气滞,胸闷胁痛。

【翁老经验】翁老常用之与菊花合用疏肝清肝,清利头目,与白芷、辛夷、苍耳子通用宣通鼻窍,与柴胡同用疏肝解郁。翁老一般用量3g。

16. 枳壳

【性味归经】味苦、辛、酸,性温。归脾、胃经。

【作用功效】理气宽中,行滞消胀。

【主治病证】胸胁气滞,胀满疼痛,食积不化,胃下垂,脱肛,子宫脱垂等病症。

【翁老经验】常配桔梗宽胸消胀,与薤白配伍通阳散结,与黄芪、升麻、葛根、柴胡配伍升阳举陷。翁老一般用量10~15g。

17. 甘松

【性味归经】味辛、甘,性温。归脾、胃经。

【作用功效】理气止痛,醒脾健胃。

【主治病证】脘腹胀痛,不思饮食,牙痛,脚气。气虚血热者忌服。

【翁老经验】甘松温而不热,甘而不滞,翁老常用之抗心律失常;并常与苏梗、陈皮配伍醒脾和胃止痛。翁老一般用量10~12g。

18. 木香

【性味归经】味辛、苦,性温,归脾、胃、肝、大肠经。

【作用功效】理气止疼,健胃化滞。

【主治病证】食积气滞,胸膈痞满,脘腹胀闷,呕吐恶心,嗳气纳呆等消化不良、胃肠炎、慢性肝炎等病症。

【翁老经验】该药芳香行散,可升可降,行肠胃滞气,常与黄连同用治泻痢,与砂仁配伍治脘腹痞满。翁老一般用量6~10g。

19. 玫瑰花

【性味归经】味甘、微苦,温,归肝、脾经。

【作用功效】活血调经,理气解郁,润肠通便,解郁安神。

【主治病证】可用于妇女月经过多,赤白带下以及肠炎、下痢等。或肝胃气痛。

【翁老经验】作用和缓,翁老常以之与佛手同用,行气解郁活血而不伤阴伤气,与红花、当归等同用活血调经。翁老一般用量10~12g。

20. 乌药

【性味归经】味辛,性温。入脾、肺、肾、膀胱经。

【作用功效】行气止痛,温肾散寒。

【主治病证】胸腹胁肋闷痛,脘腹胀痛,寒疝腹痛,痛经。

【翁老经验】为翁老常用温性行气药,与元胡配伍治疗胃脘、腹部疼痛,及气滞胸痛,与小茴香配伍治疗寒疝。翁老一般用量6~10g。

21. 薤白

【性味归经】味辛、苦,性温。入足厥阴肝经、手太阴肺经、手少阴心经。

【作用功效】通阳散结,行气导滞。

【主治病证】胸脘痞闷,心痛彻背,咳喘痰多,脘腹疼痛,泻痢后重,白带,疮疖痈肿。

【翁老经验】本品善助胸阳,常与瓜蒌配伍通阳散结,振奋胸阳,治疗胸痛;与槟榔、枳实配伍治疗大便涩滞等。翁老一般用量10~12g。

22. 砂仁

【性味归经】味辛,性温。归脾、胃、肾经。

【作用功效】行气调中,醒脾开胃。

【主治病证】脘腹胀满,痰湿积滞,腹痛,消化不良等。

【翁老经验】常与木香、炒三仙配伍健脾和胃消食;与黄柏配伍引火归原;与熟地配伍消熟地之滋腻,并加强熟地的滋肾效果。翁老一般用量6g。

23. 荜茇

【性味归经】味辛,性热。归脾、胃、大肠、肺、膀胱、肝、肾经。

【作用功效】温中散寒,行气止痛。

【主治病证】主治病证脘腹冷痛,呕吐吞酸,泄泻痢疾,冷痰咳嗽,偏头痛。外治牙痛,鼻渊,胸痹心痛,痛经。

【翁老经验】常与高良姜、细辛等同用芳香温通止痛;并常与活血化瘀药配伍治疗心绞痛。翁老一般用量6~12g。

四、医案分析

1. 理气活血治疗冠心病反复发作心绞痛

曹某,女,75岁。2012年3月8日初诊。

主诉:反复发作心绞痛2个月余。

现病史:近2个月反复发作心绞痛,夜间频繁,生气及活动后亦常见,伴见汗出心悸,无胸闷,含服硝酸甘油1~2片可缓解。饮食一般,睡眠差,夜尿频,大便调。舌质紫红,舌下脉络迂曲,苔白,脉弦细。2012年1月12日冠脉CTA显示:左侧冠状动脉主干轻度硬化狭窄;左前降支近段混合性斑块形成,管腔中-重度狭窄。

西医诊断:冠心病。

中医诊断:胸痹——气滞血瘀。

治法:理气活血止痛,养心安神。

处方:丹参15g,川芎12g,红花12g,赤芍12g,郁金12g,三棱10g,莪术10g,制元胡15g,路路通15g,络石藤15g,生黄芪12g,玉竹12g,茯苓15g,炒枣仁15g,五味子6g。7剂,水煎服,每日2次服。心绞痛发作时继续含服硝酸甘油止痛。

二诊(2012年3月15日):服上药后症状减轻,疼痛频率减少,近两天半夜未发心绞痛,一周内服用硝酸甘油次数减少至15次以下,平日手脚凉,饭后易嗳气,饮食尚可,大便调,小便夜间3~4次,夜间心绞痛发作时易伴心慌,舌质紫红,舌下脉络迂曲,舌苔白,脉弦。继续治以理气活血定痛,养心安神。

处方:丹参15g,川芎12g,红花12g,郁金12g,三棱12g,莪术10g,制元胡12g,生山楂15g,葛根15g,黄芩12g,生黄芪15g,党参12g,玉竹12g,炒枣仁15g,夜交藤15g。14剂,水煎服。

三诊(2012年3月29日):胸痛次数明显减少,2周服硝酸甘油6次,白天活动明显增加,夜间心绞痛偶有发作,程度减轻,发作时无汗出心慌,服上药后大便次数增多,有时不成形。舌质紫红,苔根部黄,脉弦。上方去黄芩,减葛根为12g,加焦三仙各5g,14剂。

四诊(2012年4月12日):诉服上药后第一周较舒服,5天未服硝酸甘油。近3天情绪急躁,昨日服硝酸甘油6次,饮食可,睡眠总体较前好转,疲劳症状改善,大便2天未行。舌尖红,质暗红,苔根部薄黄,脉弦细。治以理气活血,养心安神。

处方:丹参15g,川芎12g,红花12g,赤芍12g,郁金12g,制元胡12g,生黄芪12g,玉竹12g,茯苓15g,炒枣仁15g,柏子仁12g,夜交藤15g。14剂,水煎服,嘱患者烦躁及睡眠不好时可加服艾司唑仑片。

五诊(2012年5月23日):药后心绞痛发作很少且疼痛不明显,遂连续服用了一个月,现仍睡眠欠佳,有时睡前烦躁,心慌,纳可,大便调。舌暗红,苔薄白,脉弦细数。

处方:丹参15g,川芎12g,红花12g,郁金12g,生山楂15g,柴胡10g,百合15g,黄芪12g,五味子6g,茯苓15g,炒枣仁15g,夜交藤15g。14剂。现患者已在翁老门诊治疗调理1年余,病情一直稳定,无明显心绞痛发作。

按语:患者高龄女性,胸痛发作频繁而明显,发无定时,病情较重。从中医辨证角度看,血瘀比较突出,但又脉细、乏力、心神不安,心神失养,故初诊翁老在冠心3号方的基础上加三棱、莪术、元胡等行气活血药加强活血理气止痛,同时加用黄芪、玉竹、五味子、炒枣仁等益气养阴药加强养心宁神。此后随患者胸痛减轻,逐渐减少活血止痛药的药味,并依据兼夹症的变化随机加用清热、安神、疏肝解郁等药。但进退出入,治疗主旨始终不离理气活血这个辨证的关键,最后取得了显著的治疗效果。

2. 理气活血治疗冠心病心绞痛

金某,女,65岁。2015年1月15日就诊。

主诉:发作性心前区疼痛2年余。

现病史:患者2年前无明显诱因出现心前区疼痛,在当地医院行冠脉造影检查,狭窄约20%~30%。近1个月来患者无明显诱因出现心前区发热,腋下发热,无胸闷,阴天时偶有针刺样疼痛,持续时间短,发作次数少,几秒可自行缓解,头晕,无头痛,晨起口苦,口干口渴,气短乏力,后背发凉,足发凉,怕冷,纳可,眠尚可,小便可,大便有时偏干。舌质暗红,边有齿痕,苔白,中间略黄,脉沉弦。

既往史:高血压病史。

西医诊断:冠心病,高血压。

中医诊断:胸痹——气滞血瘀。

治法:舒肝解郁,活血化瘀。

处方:生黄芪15g,北沙参12g,高良姜6g,细辛3g,郁金12g,柴胡10g,丹参15g,川芎12g,红花12g,赤芍12g,当归12g,炒山楂15g,白薇12g,葛根15g,桂枝12g,炒白术12g,防风10g,决明子12g,生地15g。水煎服,日1剂。

二诊(2015年3月5日):服上药后心前区不适明显减少,近来因劳累、生气出现心脏不适增多,晨起四五点钟左胸疼痛不适明显,伴左臂酸麻不适,含服丹参滴丸有效,时有舌麻木,时有右胁不适。纳差,眠可,大便不成形,舌质暗红,边有齿痕,苔白,脉沉弦。

处方:柴胡10g,银柴胡10g,郁金10g,赤芍15g,延胡索15g,黄芩12g,丹参15g,川芎12g,红花12g,金钱草12g,茵陈12g,鸡内金15g,焦山楂15g,炒白术12g,佛手12g,厚朴10g,生黄芪12g,太子参10g。水煎服,日一剂,2次分服。

三诊(2015年5月13日):心前区发热,偶有心前区针刺样疼痛几秒钟,晨起气短、乏力,走路活动可,短距离无症状发作,无头晕,大便日1次,质稀。纳可,睡眠6小时,多梦。舌质暗红,边有齿痕,苔白腻,中间黄,脉弦滑。

处方:柴胡10g,银柴胡10g,茵陈12g,金钱草15g,郁金12g,紫苏梗12g,赤芍15g,丹参15g,川芎12g,红花12g,鸡血藤15g,炒神曲15g,厚朴10g,佛手12g,淡竹叶12g,黄芩12g,合欢皮15g,酸枣仁15g,珍珠母15g,丝瓜络15g。水煎服,日一剂,2次分服。

按语:本例是气滞血瘀型心绞痛患者,翁老治疗以疏肝理气活血为主。首诊在冬季,结合翁老四季用药思想,疏肝理气活血的同时加细辛、高良姜、桂枝温胃散寒,温经通络;二诊、三诊在疏肝理气活血的同时,和胃安神,双心同调,效果明显。

3. 理气活血治疗心律失常合并焦虑证

郝某,女,57岁。2015年1月22日就诊。

主诉:间断性心慌恐惧2个月。

现病史:自2年前起,患者经常心慌、恐惧,不敢一个人在屋子里睡觉,无乏力,纳食可,时口干,睡眠差,入睡困难,二便正常。舌质暗红,苔薄白,脉沉细。辅助检查:动态心电图:平均心率76次/分,最小心率49次/分,最大心率133次/分,室性节律4514次,室上性节律9次。

既往史:胆结石,心肌炎,室性早搏,鼻炎病史。

西医诊断:室性早搏,焦虑状态。

中医诊断:心悸——肝郁气滞血瘀。

治法:疏肝解郁,活血安神,滋补肝肾。

处方:柴胡10g,银柴胡10g,郁金10g,当归12g,旱莲草12g,菟丝子12g,葛根15g,赤芍12g,茯苓15g,珍珠母20g,五味子10g,黄芩10g,合欢皮15g,酸枣仁

91

15g,百合15g,元参12g,生地12g,茵陈12g,金钱草12g。水煎服,日1剂。

二诊(2015年2月5日):服上药后心慌、恐惧感减轻,每日有一次左右,入睡难,多梦,无害怕梦,(原来不敢一个人在屋里睡觉,担心害怕,有幻觉,觉得屋里有不好的东西),时有静止性头晃,时头晕,胆囊结石,服药时大便可,不服药时大便略干,舌暗红,苔薄白。

处方:柴胡10g,银柴胡10g,金钱草15g,茵陈12g,枳壳12g,青蒿10g,郁金12g,当归12g,旱莲草12g,菟丝子12g,白薇12g,菊花12g,赤芍15g,五味子10g,炒枣仁15g,夜交藤15g,百合15g,生地15g,火麻仁12g。水煎服,日1剂。

按语:本例是室性早搏合并焦虑症的患者,症以心慌恐惧失眠为主。翁老治疗以疏肝解郁,活血安神,滋补肝肾为主。方中柴胡、郁金、枳壳疏肝理气开郁;郁金、当归、赤芍养血活血;五味子、炒枣仁、夜交藤养心安神;旱莲草、菟丝子、白薇、百合、生地、菊花滋补肝肾,调理阴阳;其他药物兼顾胆囊结石、便秘等兼症。主次分明,配伍合理,收到了较好疗效。

五、自身应用经验

本人在临床中,借鉴翁老经验,常常应用活血化瘀法治疗多种疾病,包括冠心病、脑血管病、动脉硬化症、高脂血症、胃脘痛、慢性胃炎、抑郁症、湿疹、骨关节病、骨质疏松症等,都取得了较好的临床效果,其中理气活血法应用较多。下面将本人应用理气活血法治疗部分疾病的经验介绍如下。

(一)四药汤治疗胃脘痛经验

胃脘痛又称"胃痛",是指上腹部发生疼痛的病证。古代文献中常称"心痛""心腹痛""心口痛""心下痛"等。现代医学中的胃及十二指肠溃疡、慢性胃炎、胃下垂、胃神经官能症及胃黏膜脱垂等疾患均在胃脘痛范畴。

胃脘痛发生的原因,有病邪犯胃、肝胃不和、脾胃虚寒等几个方面。但其发病均有一共同途径,即所谓"不通则痛"。病邪阻滞,肝气郁结,均使气机不利,气滞而作痛;脾胃阳虚,脉络失于温养,或胃阴不足,脉络失于濡润,致使脉络拘急而作痛;气滞日久不愈,可致血脉凝涩,瘀血内结,则疼痛更为顽固难愈。故其治疗离不开理气活血,通络止痛这个根本。但理气活血药偏燥,易伤阴耗气;理气活血之中加健脾养胃、缓肝之品以佐助之,对治疗胃脘痛兼顾虚实,贯彻治胃以养为主的理念十分重要。拙拟四药汤治疗胃脘痛即着眼于此。临床应用效果较好。

四药汤组成:白芍30g,山药20g,乌药10g,没药6g,元胡12g,炙甘草10g。

方剂功效:缓肝补中,理气活血止痛。

主治病证：胃溃疡、急慢性胃炎或胃神经官能症所致胃痛、胃胀、泛酸、烧心等。

加减运用：胃痛较重者加郁金12g，川楝子6g；泛酸，烧心明显者加煅瓦楞30g，浙贝母15g，黄连10g，吴茱萸5g；便黑者加白及10g，乌贼骨20g；口苦加柴胡12g，黄芩12g；消化不良加鸡内金15g，焦三仙30g；舌红少苔或无苔加石斛20g，玉竹15，北沙参15g；泛吐清水加炮姜10g，高良姜10g，香附10g；腹胀明显加炒白术12g，枳实10g，焦槟榔15g；腹泻便溏加炒扁豆12g，炒薏仁30g，茯苓30g，芡实15g，气虚明显加炒白术12g，党参12g。

方剂解析：该方以芍药养血柔肝，配炙甘草酸甘化阴，缓急止痛，为方中主药。山药补中益气，并含较多淀粉，可制酸止痛，配甘草补中健脾止痛；乌药温散，行气止痛；没药化瘀止痛，消肿生肌，本人认为可促进胃黏膜修复，改善肠化生；元胡行气活血止痛；甘草补中缓急，调和诸药。诸药共奏缓肝补中，理气活血止痛之效。

病案：张某，男，35岁，内蒙古人。反复发作胃痛、胃胀3年。胃镜诊断为慢性糜烂性胃炎，幽门螺杆菌感染阴性。辗转多处治疗，曾先后服用过奥美拉唑、雷贝拉唑、埃索美拉唑及硫糖铝、复方枸橼酸铋钾、果胶铋等西药及中药汤剂，病情时轻时重。近三个月患者病情加重，胃部隐痛不绝，胃胀，嘈杂，泛吐清水，饮食差，消瘦明显，眠差，大便时干时稀，遂到北京寻求进一步治疗。按胃脘部有压痛，舌淡红少苔，脉弦细。辨证为肝气犯胃，脾胃虚弱。

处方：白芍30g，山药30g，乌药10g，没药3g，炙甘草10g，黄连10g，吴茱萸5g，鸡内金15g，焦三仙30g，香附10g，元胡12g，煅瓦楞30g，高良姜10g。水煎服，日1剂，饭前温服。上方加减出入21剂，患者胃痛、胃胀、嘈杂、吐清水等症状消失，饮食正常，后改配方颗粒善后如下：

白芍30g，山药30g，乌药6g，元胡12g，炙甘草10g，炒谷芽30g，没药5g，炒白术12g，党参12g，枸杞子12g，浙贝母12g。日服1次，连服2个月。后随访3个月，未复发。

（二）柴胡郁金汤治疗郁证经验

中医的郁证涵盖了现代的抑郁症、焦虑症、部分失眠及更年期综合征等多种疾病。其发生与肝气郁结，脾失健运，心失所养，身体虚弱等因素有较大关系。但本人认为其根本病机在于气血的失调，气血失调在于气血的不足和有余，二者在本病中以肝为基础虚实并见，互相影响，成为发病的主因。肝主疏泄，调畅气机，肝又藏血舍魂，调节一身血液的运行，肝气不舒，气机不畅；或肝气横逆犯脾；或伤血耗气，心神失养；肝血不足，神魂不安，情绪抑郁，气血凝滞，都可导致气血失调而发郁证。故疏肝健脾，调和气血是治疗各种郁证的根

本大法。本人鉴于以上认识,在前人经验的基础上,自拟柴胡郁金汤治疗该病,取得了较好的临床疗效,介绍如下:

柴胡郁金汤组成:柴胡12g,黄芩12g,半夏10g,郁金12g,丹参15g,合欢皮15g,白芍30g,生龙牡各30g(先煎),五味子10g,炙甘草6g。

方剂功效:疏肝健脾,调和气血。

主治病证:郁证而见情感低落,抑郁悲观或焦虑不安,善太息,胸闷腹胀,失眠,心悸,反应迟钝等。

方剂解析:方以柴胡、郁金、丹参、合欢皮疏肝解郁,调和气血;炙甘草、白芍酸肝化阴以敛肝养肝缓急;以法半夏、炙甘草理气燥湿健脾;黄芩清三焦郁热;生龙牡、五味子安神定志,交通心肾,平衡阴阳。共奏调和气血,疏肝健脾之效。

本人认为,小柴胡汤在内科杂症中用以之调理气机无往不利。肝为人体气机调理的关键脏腑,肝气郁则一身气机皆郁,小柴胡汤通过疏理肝气、培补中气、畅达胃气,而使人身内外上下气机条达而达到调整人体整体气血阴阳平衡的作用。该方加龙骨、牡蛎则利用了其交通收摄的作用,使散中有收,使小柴胡汤的调理气机作用更加平稳有力。肝藏血,血舍魂,魂随神往来,血宁神安则魂有所归,故加再加丹参、郁金,活血理气,使气血冲和,肝郁易舒,合欢皮、五味子以安神定魂。

病案:田某某,女,1944年生。2013年8月9日就诊。患者失眠2年余,常悲伤欲哭,易受惊吓,不想见人,近半月急躁心烦,心悸,舌暗红,苔薄白,脉弦。治以调和气血,解郁安神,处方如下:

柴胡12g,郁金12g,黄芩12g,香附12g,炙甘草10g,大枣10g,浮小麦30g,菟丝子12g,百合12g,法半夏10g,生龙牡(先煎)各30g,首乌藤30g,五味子10g,合欢皮15g,酸枣仁30g。7剂,水煎服,日1剂。

二诊(2013年8月16日):患者述3剂后易惊、失眠明显好转,心烦减轻,偶有心前区疼痛不适,纳差,舌暗红,苔薄黄,脉弦。上方减炙甘草,加三棱6g、丹参30g、焦三仙20g。7剂,水煎服,日1剂。

三诊(2013年8月23日):患者情绪稳定,睡眠可,但有时多梦,咽部异物感,未再出现心前区不适,舌暗红,苔薄白,脉弦。处方如下:

柴胡12g,郁金12g,黄芩12g,香附12g,生甘草10g,大枣10g,浮小麦30g,菟丝子12g,百合12g,法半夏10g,生牡蛎30g(先煎),生龙齿15g(先煎),丹参30g,厚朴9g,苏梗12g,炒白术12g,茯苓20g。14剂,水煎服,日1剂。

四诊(2013年9月7日):患者情绪稳定,睡眠可,仍有时多梦,余无不适,舌暗红,苔薄白,脉弦。处方如下:

柴胡12g,郁金12g,香附12g,菟丝子12g,百合12g,法半夏10g,生龙齿30g

（先煎），丹参30g，夜交藤30g，茯苓20g，炒枣仁15g。14剂，水煎服，日1剂。

1个月后电话随访，患者服上药后自觉痊愈，遂停药，至今无特殊不适。

按语：本例老年患者以失眠来诊，但属于典型的抑郁症患者，心虚胆怯，心神不安，而又肝郁脾虚。治疗以疏肝解郁，调和气血为主，辅以安神宁心。方以柴胡、郁金、香附疏肝解郁，调和气血；以炙甘草、大枣、浮小麦、百合、法半夏健脾益气养心；菟丝子、生龙牡、首乌藤、五味子、何欢皮、酸枣仁安神定志，交通心肾。此后变化出入，不离主旨，取效较好。

主要参考文献

1. 李宝顺. 名医名方录[M]. 1版. 北京: 中医古籍出版社，1991.

2. 郭明冬，翁维良.《医林改错》活血化瘀方的组方规律浅探. 中医药通报，2014，13（77）：25-26.

（郭明冬）

第三节　清热活血法

清热活血法是清热法与活血法的合法，是机体既有热证同时又有血瘀证时的治疗大法，体现于清热药与活血药的配伍应用中。清热活血法依据热邪与瘀血特点而制定。热为阳邪，其性炎上，易耗气伤津，易生风动血，易致肿疡；热邪常因外感热邪、外感寒邪入里化热、气郁化热、湿郁化热、痰郁化热、血瘀化热等多种情况而得。因此，清热活血法可分为清热解毒活血、清热凉血活血、清热引热下行活血、清热利湿活血、清热化痰活血、清热理气开郁活血等多种清热活血法。

一、治法源流

清热活血法其源流可追溯到我国现存最早的医书《五十二病方》中。其中有郁金、茜草，性偏凉有清热凉血活血之功，可谓开创了清热活血法应用之先河。茜草配牛膝治疗疥癣等皮肤病，以茜草清热凉血，牛膝活血补肾，而有清热凉血活血之功效。

《内经》最早从病因病机角度对清热解毒活血法进行论述。如《灵枢·痈疽篇》曰："营卫稽留于经脉之中，则血泣而不行，不行则卫气从之而不通，壅遏而不得行故热，大热不止，热盛则肉腐，肉腐则为脓"，为后世活血与清热解毒法治疗痈疽疮毒提供了理论依据。

汉代张仲景在《伤寒论》中提出"蓄血"证候，为太阳病过程中邪热与瘀血相结于少腹之蓄血证,轻者治以桃核承气汤,重者治以抵当汤。治热痈血瘀之肠痈,用大黄牡丹皮汤,均是清热化瘀法的应用。用大黄䗪虫丸治疗干血劳,大黄与䗪虫的配伍,也属清热化瘀法。《金匮要略》中治疗妊娠血瘀证用桂枝茯苓丸,其中桃仁、丹皮的配伍,也有清热活血之意。

张仲景应用活血化瘀药物配伍损阳和阴之硝黄治疗血与热结之证,在唐代得到推广应用,用于外科跌打损伤、妇科病及眼疾。外科方面,如《理伤续断方》大成汤以大承气汤加红花、当归、苏木等活血化瘀之品,治疗伤重、瘀血不散、腹肚膨胀、二便不通者。《备急千金要方》桃仁汤以桃仁、蒲黄等配伍大黄、硝石治疗摔伤,见胸腹血瘀、不得气息。《外台秘要》桃枝汤以桃枝、当归、水蛭、虻虫、桃仁配伍大黄、芒硝主治坠落瘀血;消血散方以蒲黄、当归、桂枝等配伍大黄、虻虫主治从高坠下,内损瘀血之证。妇科方面,《备急千金要方》消石汤以丹参、芍药、桃仁、虻虫等配伍大黄、朴硝、硝石治疗月水不通;蒲黄汤以蒲黄、川芎、桃仁等配伍芒硝治疗产后瘀血未尽;桃仁煎以桃仁、虻虫配伍朴硝、大黄主治经闭不通。眼疾方面,《银海精微》认为对"血灌瞳仁,满眼赤涩者",治之"用下气破血通经之药,其血翳自退";又认为初患"风轮生疮或突起"者,治"宜退血泻肺金,修肝活血",即用泻热活血法治疗目睛瘀热互结之证,创制没药散由没药、大黄、朴硝组成治疗漏眼脓血;创制大黄当归散以当归、红花、苏木等配伍大黄治头部或眼部内伤所致目睛瘀血;创制红花散以红花、当归、赤芍等配伍大黄治疗小儿痘疮入眼;创制郁金酒调散以川芎、当归、赤芍等配伍大黄、黄芩、栀子、龙胆草治疗睛珠疼痛,血丝缠绕。

唐代孙思邈突破了张仲景下瘀血法,以犀角地黄汤清热凉血化瘀,其千金犀角散、犀角地黄汤成为治疗温病热入营血之名方。这几方中,犀角、生地黄、牡丹皮、赤芍的配伍,一直为后世所沿用。《外台秘要》丹参膏以白蔹、白及、连翘、升麻、玄参等配伍丹参治疗恶肉结核、瘰疬等症。

宋金元时期,除硝黄之清热泻火活血法之外,清热解毒活血法也广泛应用。宋代《卫生宝鉴》玉烛散以当归、川芎等配伍大黄、芒硝治疗瘰疬;泻青丸以当归、川芎等配伍栀子、大黄、龙胆草治疗肝热生风,及斑后眼有翳膜。《世医得效方》当归饮以苏木、当归、赤芍配伍大黄、生地,主治因外伤所致瘀血阻肺。《丹溪心法》当归承气汤以大承气汤加当归治疗尿血。《脉因证治》以桃仁、红花、当归、炮山甲等配伍大黄,主治倾扑瘀血,大便不通。解毒活血法主要用于治疗外科疾病,如《太平圣惠方》升麻散以升麻、射干、犀角屑、黄芩、黄连等配伍当归治疗阳毒。《太平惠民和剂局方》明睛散以黄连、滑石配伍当归、赤芍治外障翳膜或睑眦痒烂。《幼幼新书》牛蒡散由牛蒡子、乳香组成,治疗小儿牙病。《杨氏家藏方》一字散以雄黄配伍乳香、延胡索、川芎治疗偏正头痛,痛不可忍者。《素问·病机气宜保命集》宣风散以甘菊配伍川芎、乳香、没药治疗风毒;宣毒散以盆硝、雄黄配伍乳香、没药治疗眼发赤肿,毒气侵睛胀痛。《妇人大全良方》仙方活命饮以白芷、炒皂角刺、甘草、金银花等配伍炙山甲、归尾、赤芍、乳香、没药治疗疮疡肿毒初起。《兰室秘藏》消肿汤以炒牛蒡子、黄连、甘草、黄芪、黄芩、柴胡、连翘配伍归尾、红花治疗马刀疮。

明代医家对清热活血法进一步继承,扩大了泻下清热药物硝黄与活血化瘀药物的配伍应用范围,而且针对具体疾病从病因病机方面进行了论述,又创制了大量清热泻火活血方剂。《医学入门》总结了多种导致血热瘀滞的因素,认为"血乃人身河渠,贵流通而不贵凝滞。或当汗不汗,津液内渗;或不当汗而汗,津液内竭;或利小便过多,以致血热化为恶瘀;又或其人素有跌扑闪挫,善思善郁,过食煎炒,以致血热瘀滞";又认为"火伤血分则血瘀,从小肠渗下为赤"。故用加味清六丸以大黄配伍乳香、没药、桃仁治疗血瘀肠中,痢久不愈。此外,还提出痘疮"初出状如蚊咬色黑者,因毒气暴出,瘀热搏之,故血凝不行,遂成黑陷",故用化毒散,以生大黄配伍穿山甲、蜈蚣、归尾等治之。除了在妇科、外科、眼疾等方面的应用外,《奇效良方》上清散以川芎、乳香、没药等配伍芒硝治疗头痛。《证治要诀及类方》四顺清凉饮以当归、赤芍、甘草配伍大黄,主治瘀热互结而致大便秘结或口舌生疮。《丹溪心法》中小儿癖积丸和小儿癖积膏均以大黄配伍三棱、莪术、水红花子、穿山甲等主治积聚。

清代在创制大量泻热活血方剂的同时,部分医家在其医著中明确提出泻热活血的治法。《辨证录》指出胁痛"痛而作肿,正有形之痛也,乃瘀血积于脾中,郁而不舒,乘肝部之隙,因外肿于右胁耳。治法必须通脾中伏热,而下其瘀血,则痛可立除也"。同时还认为目肿目痛与月经不通有关,如"夫经水不通,似乎血枯之症,然而血过于盛,则肝气反闭塞而不通,经既不通,则热无可泄,不下行而转壅于上,而肝之窍开于目,乃走肝而目痛矣",治法"宜通经以泻肝"。故用泻壅丹以当归、红花、桃仁配伍大黄、丹皮、炒栀子,主治血壅目痛,眼目红肿疼痛如刺;《张氏医通》以当归、川芎、赤芍配伍大黄,主治口舌生疮,牙根毒发,大便秘结;《症因脉治》认为胃脘痛的病因为"血分素热,又喜辛辣之物,以伤其阴血,则停积于中,而成死血之痛"。又认为血臌、腹胀病因为"惊恐跌扑,或因恼怒悲哀,或因过食辛辣,血热妄行,错归故道,停积于中"。并用红花桃仁汤以桃仁、红花、赤芍、归尾配伍大黄、枳壳、厚朴,治疗内伤死血,停滞胸胁,胸胁作痛。

清代温病大家叶天士的"凉、散"二字被后人奉为治温热病热入营血的治疗原则。叶天士善用生地、牡丹皮、赤芍、丹参等随证灵活配伍,为后人理出了清营凉血的治疗思路。《温病条辨》清营汤用水牛角、玄参、金银花、连翘等配伍丹参取其清营解毒,活血养阴之功,治疗热入营分证;三黄二香散以黄连、黄柏、大黄配伍乳香、没药治疗湿毒外肿。清代王清任《医林改错》中血府逐瘀汤等10余首活血化瘀方剂及唐容川《血证论》中所述多首活血化瘀方剂,其中清热化瘀也屡见不鲜。王氏认为诸如霍乱、天花等传染病,是由于感染温毒,烧炼其血,将气血凝结而致。对于此类病证,王氏提出"活其血,解其毒"的治疗原则,以连翘、甘草等清热解毒药与桃仁、红花等活血化瘀药相配伍进行组方治疗,方如连翘活血汤。

近代,张锡纯应用清热解毒,活血化瘀法治疗各种痈病。《医学衷中参西录》中就有多首清热解毒,活血化瘀的方剂。如清凉华盖散,用生甘草配伍丹参、乳香、没药、三七治疗肺痈;消乳汤用银花、连翘、知母配伍丹参、生明没药、生明乳香治乳痈;化腐生肌散以煅炉甘石、硼砂、雄黄、冰片等配伍乳香、没药治疗瘰疬、疮疡已溃烂者;消肿利咽汤以花粉、连翘、金银花、射干、玄参、薄荷配伍丹参、乳香、没药、炙山甲治疗咽喉肿痛。

综述所述,热与瘀结早在远古时期已经发现,中医清热活血法的应用在不断扩展,古代清热化瘀法应用于热与瘀结之证,见于妇科之产后恶露不尽,崩漏,月经失调等瘀热内结着;外科热毒与肉搏之痈疽,痰核瘰疬,乳痈等,眼疾等;内科用于蓄血证,肠痈,温毒发斑等情况。到王清任用连翘等清热解毒药与活血化瘀药配伍应用于咽喉疾病属热与瘀结者。近现代,已发现,血瘀证在多种疾病中占有重要地位,尤其在冠心病中成为疾病贯穿始终的证候,活血化瘀方法得到广泛应用。在瘀血形成的过程中,热邪、毒邪、痰浊、湿邪等病理因素也在体内发生了复杂的变化。早在20世纪70年代,翁老跟随郭士魁老中医学习,已经把清热药与活血化瘀药配伍应用于冠心病、糖尿病、高血压、高脂血症、心肌炎、心肌病、泌尿系统等多种病证中。随着社会的进一步发展,社会环境的变化,使临床患者疾病更加复杂化,翁老对清热活血法的应用又有进一步的扩展。在病机方面,强调血瘀与热郁并存;在病因方面,血瘀与浊毒互渗;治疗方面,活血与清热开郁结合,活血化瘀与清热解毒结合,活血化瘀与清热利湿相结合,活血化瘀与清利头目相结合,活血化瘀与清热泻火相结合,活血化瘀与清热养阴相结合,种种活血清热之法应运而生。

二、应用心法

(一)当前慢性瘀热多发

因当今社会科技发展飞速,物质极大丰富,生活水平明显提高,进食过量,脾胃受损,酝酿湿邪。人们体力活动越来越少,日久气血不畅,气机郁滞,郁而生热。从而糖尿病、冠心病、高血压高发。工业化进程的加速,导致空气污染,浊毒之气使人们呼吸道疾病明显增多,过敏性疾病越来越多,免疫系统遭到破坏,免疫系统疾病也越来越多,热毒为患不为少数。多数患者在雾霾天会出现咳嗽、咽痛、咽痒、咽中有痰等不适症状,为毒邪侵袭,郁而化热。生活节奏越来越快,生活工作压力越来越大,情志病的发生率越来越高,焦虑、抑郁带来的紧张、失眠等成为普遍的话题。情志病与肝气不疏,气机失调有关,气机郁滞,则易郁而化热。从而肝火旺,心火盛。上述多种因素,造成疾病谱的改变、增宽;临床新病种的不断出现,常见病、多发病临床表现的不典型化、复杂化,使中医治疗领域不断扩大。翁老对当下的多发病进行研究,发现许多疾病具有热、瘀、湿、毒多种混杂因素,活血清热法的应用,可以解决许多临床难题。

(二)多种病症致热与瘀共存

1. 瘀与热共存

热邪分为外感与内伤。外感分为自然气候中的邪热之气侵袭人体,或寒邪入侵,入里化热而成;内伤之热,多由阴虚生内热,或气滞、血瘀、痰浊、湿毒等体内停留日久化热。血瘀之体感受热邪或寒邪入里化热,热与瘀尚未搏结,是瘀、热共存,为轻证,活血化瘀,同时配伍清热之品即可。如冠心病患者感受热邪,在活血化瘀的同时清热散邪;冠心病患者发生泌尿系感染,发热,活血化瘀的同时清热利湿,活血与清热并用,以防热与瘀结。

2. 瘀与热互结

瘀与热互结,为疾病的进一步发展。热邪侵犯或寒邪入里化热,煎熬血液而成血瘀,是热与瘀结的病机之一。而内伤之热,由血瘀之体,日久可以发热;或情志不遂,肝失疏泄,气机不畅,气滞不通,郁而化热;或脾虚痰湿内生,郁而化热;或肺失宣肃,通调水道之功失常,水液积聚而化热;或脾胃失和,升降失调,该升不升,该降不降,积而为热;或素体痰盛,嗜食肥甘厚腻,致使痰湿内生,留滞体内,日久化热,阻滞气机,壅塞血脉,脏腑蓄热,热郁血瘀;或年老气虚津亏,无力行血,津液不足则无以载血周流,血虚则滞涩难行,络脉瘀滞,瘀热易生;或心肾不交,肾水不能上交心火,心火偏亢于上,则热。热煎阴血而成瘀,瘀热互结,则病重矣。

(三)清热活血法应用

热邪多兼夹湿、痰、浊、毒、风邪,与血瘀互结,本虚标实,气血不畅,阴阳失调,寒热错杂,成为临床疑难病的核心病机。治疗方面,根据兼夹证的情况不同,翁老常采取以下治疗方法。

1. 活血清热泻火

用于血瘀证、火热证并见者。临床常见于冠心病合并消渴患者。冠心病血瘀证是其贯穿疾病始终的证候,而消渴具有内热烦渴之表现,而热与血瘀可结而为患。《金匮要略》曰："热之所过,血为之凝滞"。《丹溪心法》曰："血受湿热,久必凝着"。从而看出,热可以加重瘀血的发生与发展;而瘀血凝滞,久而可以化热,二者互为因果,因热致瘀,因瘀致热。这与现代医学认为的糖尿病可致弥漫性血管病变理论相一致。治疗方面,需要清热与活血共进。如《重订广温热论》中云:"因伏火郁蒸血液,血被煎熬而成瘀,或其人素有瘀伤,不得不兼通瘀法以分消之"。清热活血治疗,一方面可祛除病因,一方面能治疗病变,具清热祛瘀之功。此外,邪热为无形之邪,而瘀血为有形之邪,若二者互结而成热瘀,则邪热更难祛除,瘀血亦更为深重。如柳宝诒《温热逢源》所云:"热附血而愈觉缠绵,血得热而愈形胶固"。清热活血之法,一则可使瘀血去,热邪无所附而易于解除,二则可使热邪势轻,瘀血不受煎熬则瘀血易去。因此,翁老应用活血化瘀法结合清热泻火法治疗冠心病合并消渴患者,在改善心脏症状的同时,消渴症状也得以改善,长期用药,部分患者冠脉血管狭窄程度减轻,获得很好的疗效。在治疗用药方面,活血药物往往选择冠心2号方,清热药物喜用黄连、黄芩、黄柏清三焦之火热,这也是郭士魁老先生常用的方法。用黄连清心火;黄芩清上、中焦火热,清血分热;黄柏清下焦之热。黄连常用10g,便秘患者,可以胡黄连代替,用量适当增加。《寿世保元》:"凡消渴之人,常防患痈疽",郭老认为宜加银花、连翘、蒲公英、地丁等清热解毒之剂,以防微杜渐。

2. 活血清热开郁

适用于血瘀证并肝郁化火之证。现代社会,工作压力大,家庭关系、人际关系相对复杂,在这种大环境下,肝郁证较多,肝郁化火,脾气急躁、遇事不顺则易怒者多见。活血清热开郁法,临床常用于冠心病合并抑郁、焦虑的患者。冠心病必有血瘀,而冠心病合并抑郁焦虑者,常肝火旺盛,焦虑不安。临床常表现为脾气急躁,胸闷憋气,口干、口苦,失眠多梦,舌红苔黄,脉弦。一派肝郁化火的征象。治疗方面,以疏肝清肝热,活血化瘀治疗。活血化瘀药物常选用冠心2号方。清肝火的同时,予以疏肝治疗,使肝气疏,肝热清,气血畅。常用黄芩、栀子、龙胆草、茵陈、青蒿、夏枯草清肝火,柴胡、银柴胡、香附疏肝气。若为更年期患者,有烘热汗出,心烦者,加清虚热之药物,如白薇、银柴胡、胡黄连、浮小麦,或加补肾清热药物,如女贞子、旱莲草、生地、百合等药物。

3. 活血清利头目

适用于血瘀证并头晕头痛者。肝郁化火,肝阳上亢,则火盛于上,表现为头晕目眩,头痛,胸闷、憋气,脾气急,面红,口唇紫,有些表现为上身热,出汗,下肢发凉,寒热不调。舌红苔黄,脉弦。活血化瘀药物常选用川芎、葛根、茺蔚子、红花、桃仁、丹参、三棱、莪术、牛膝、鸡血藤等,加天麻、钩藤、川牛膝等活血通络息风药物。防治中风可应用虫类药,如蝉蜕、地龙、全蝎、蜈蚣、僵蚕等。清利头目常选用桑叶、菊花、夏枯草、白薇、蒺藜、决明子等药物。更年期冲任失调,阴阳失衡,有烘热汗出,心烦,腰酸腿软者,加补肾清热药物,如女贞子、旱莲草、生地、百合、牛膝、杜仲等药物。

4. 活血清热养阴

适用于血瘀证并阴虚有热者。如病毒性心肌炎,常因外感风寒,时疫邪气,或产后虚弱,合并感染,余热不尽,热毒炽盛,内陷心包,损耗心阴心气,心血不畅。临床表现为心慌、乏力、憋气、胸闷,心烦,失眠等,心电图往往提示心律失常,频发室性早搏或房性早搏或室性二联律、三联律,甚至短阵室速。治疗以养阴清热解毒活血为法。用药方面,解毒清热药物可选用板蓝根、大青叶、金银花、连翘、黄芩、黄柏、败酱草、栀子、忍冬藤、莲子心、苦参等。活血药物选用当归、鸡血藤、丹参、川芎、赤芍、生地、郁金等药物。

5. 活血清热解毒祛湿

适用于血瘀证并湿毒内蕴者。临床可见于冠心病合并全身动脉硬化患者,其成因是长期肥甘厚味,膏粱之患,使湿、痰内侵于血管,气血不畅,血脉凝滞,郁而化热,由热生毒,而出现瘀、湿、痰、热、毒结于血脉,B超可见颈动脉、下肢动脉、肾动脉等全身动脉斑块并狭窄。临床表现为头晕、记忆力减退、胸闷、憋气、间歇性跛行等症状。治疗方面以活血通脉,清热解毒祛湿为法,药用三七粉、生黄芪、地龙、三棱、莪术、丹参、生蒲黄、姜黄、川芎、川牛膝、红花、鸡血藤、路路通活血,天麻、葛根活血通脉,钩藤、黄芩、郁金、生地清热凉血,地肤子、荷叶、生薏苡仁清热祛湿。

临床也可见于大动脉炎,其病机为先天不足,感染寒湿之邪,寒湿阻塞,或郁久化热,伤津耗液,最终脉络瘀阻,而表现为单侧或双侧肢体脉搏减弱或消失,血压不对称,颈动脉搏动减弱、眩晕、头痛,发作性昏厥,偏瘫。治疗以活血通络,化湿清热,药用川芎、丹参、红花、赤芍、鸡血藤,活血养血通脉,忍冬藤、络石藤、路路通、车前草、薏苡仁、泽泻清热利湿。

也可见于血栓闭塞性脉管炎,其病机往往是初始寒邪凝滞血脉,湿邪阻滞气机,气滞血瘀则脉道不通,血瘀日久则郁而化热,寒湿亦从热化,为脉络瘀热,甚者脉络热毒证。表现为肢体疼痛、麻木、感觉异常,间歇性跛行,烧灼感,甚者趾(指)紫黯,破溃。脉络瘀热者,治以养阴清热、凉血散瘀。药用忍冬藤、玄参、白芍养阴清热,当归、丹皮、赤芍、丹参、郁金、川牛膝、生甘草等活血凉血散瘀。脉络热毒证者,药用忍冬藤、紫花地丁、红藤、虎杖清热解毒通络,赤芍、丹皮、生地、玄参、川牛膝、生甘草凉血活血。

6. 活血清热祛暑

适用于血瘀证并暑湿证或血瘀证患者暑湿季节用药。翁老在夏季用药常增加芳香化湿之品。因夏季为暑湿季节,湿邪重浊黏腻,易伤阳气。如胸痹血瘀患者,胸中阳气不振,遇夏季湿邪弥漫之时,胸阳不振,因而表现在病情上容易反复,出现胸闷、憋气、心慌、乏力等不适。芳香化湿法正是夏月祛湿之平和之法。因此在血瘀证患者,用活血药的同时,增加清热祛暑化湿之品,可选用薄荷、荷叶、藿香、佩兰、香薷、青蒿、金银花、连翘、芦根等药物。

(四)清热活血法临床应用经验

1. 郭士魁清热活血法应用经验

(1)郭老治疗糖尿病消渴: 消渴以多饮、多食、多尿为主要表现,病因多为①饮食不节,肥甘厚腻之饮食过量,损伤脾胃,运化失司,积热内蕴,耗伤津液,致热盛伤阴,消谷善饥,火热上炎,肺阴耗伤,津液不能输布,饮水自救。故口渴多饮。②情志过极,郁而化热,热灼津伤,津伤热郁而发生消渴。③素体阴虚,加之劳欲过度,更伤津液,肾阴亏损,阴虚阳亢,虚火上炎,熏蒸肺胃,发生消渴。消渴病分为上、中、下消,与肺、脾、肾关系最为密切。上消由于肺热津伤、口干舌燥、烦渴多饮。治疗以清热润肺,生津止渴为主。中消由于胃热炽盛,精微耗散,消谷善饥。治疗以清胃泻热,育阴生津为主。下消由于肾阴亏损,肾虚摄纳不固,约束无权,而小便频数。治疗以滋阴补肾为主。消渴内热炽盛,灼伤津液,津伤气亏,气为血帅,故又易形成血瘀。故郭老治疗糖尿病消渴,应用活血化瘀通脉药物,常用川芎、丹参、赤芍、桃仁、红花、茺蔚子;常用的清热药有: 黄连、黄芩、黄柏、栀子、生石膏、知母;如并有痈疖,加清热解毒药物如:银花、连翘、蒲公英、紫花地丁、败酱草等。

(2)郭老治疗心肌炎心悸、胸痹,多见于青少年,常因外感风寒,时邪疫气,或产后虚弱合并感染,余热不尽,热毒炽盛,内陷心包,损耗心阴心气,心血不畅,临床常见心悸、怔忡、胸闷胸痛、心慌气短、乏力、咽红、低热等症状。病位在心包,本虚标实。以益气养阴,清解余热之法,贯穿治疗的全过程。郭老在治疗时,极其重视清除余热,并贯穿在治疗的全过程,即使余热不明显,在方剂中也加1~2味清热解毒之药物,以防邪毒潜入内侵。常用药物: 板蓝根、大青叶、金银花、连翘、黄芩、黄柏、败酱草、栀子、忍冬藤、莲子心、苦参等。本病气阴两虚,易形成气滞血瘀,活血药物选用当归、鸡血藤、丹参、川芎、赤芍、生地、郁金等养血活血药物,有利于血脉疏通。

2. 翁老清热活血法应用经验

(1)翁老治疗糖尿病并发症及合并冠心病、高血压等多种疾病: 翁老认为,糖尿病患者多同时具有多种并发症,是疾病发展到一定阶段的表现,血瘀是其必备证候。古代文献就有关于消渴与血瘀的记载,如汉代张仲景在《金匮要略》中说:"病人胸满,唇萎舌青……脉微大来迟……口干而渴……是瘀血也"。清代唐容川在《血证论》中说:"瘀血在里则口渴,所以然者,血与气本不相离,内有瘀血,故气不通,不能载水津上,是以发渴,名曰血渴,瘀血去则不渴矣"。

糖尿病早期或为饮食不节,肥甘厚腻之高热量饮食过量,致热盛伤阴,消谷善饥;或情志过极,郁而化热,热郁伤阴而发生消渴;或素体阴虚,加之劳欲过度,阴虚阳亢而发生消渴,均表现为阴虚热盛阶段,逐渐热耗气煎血,发展为气阴两虚兼血瘀阶段;进而热邪入络,外显之热象减,而为气虚津停,痰湿内生阶段,此阶段,热、瘀、痰湿已胶结于络脉,最后气血不通,气虚及阳,阳气虚衰,水液内停而病情更为深重。

因此,对于糖尿病合并多种疾病阶段,已是久病入络阶段,热已入络,与瘀、痰湿胶结,形成痰湿瘀毒证。治疗方面,翁老应用益气养阴以治其本,同时非常重视痰湿瘀毒的清理,而治以活血化瘀、祛湿解毒化痰之法。用药方面,益气养阴擅用生黄芪、太子参、北沙参、麦冬、五味子等药物;活血化瘀方面,擅用丹参、川芎、当归、郁金、赤芍、桃仁、红花等药物;也根据情况,瘀血重时加三棱、莪术破血逐瘀,路路通、忍冬藤、鸡血藤活血通络,甚者加全蝎、蜈蚣、地龙、穿山甲、䗪虫等虫类药物;清热解毒方面善用黄连、黄芩、黄柏、栀子等;化痰用陈皮、半夏、茯苓、竹茹、石菖蒲等药物。

(2)翁老治疗高血压及其并发症:高血压是一种常见的心血管系统疾病,具有发病率高、并发症多的特点。长期高血压会严重影响心、脑、肾等重要脏器的功能,并最终导致这些器官的功能衰竭。在疾病发病及病程发展、转归等过程中有不同程度的血瘀表现,在活血化瘀治疗的同时,翁老继承了郭老治疗高血压清热去火的治疗方法,如实火则苦寒清热泻火,药用:龙胆草、黄芩、栀子、菊花、黄连、钩藤、虎杖、草决明、夏枯草、清木香、大黄等。虚火上越则清虚热降火,药用地骨皮、知母、白薇、菊花等;肾阴亏虚火热上炎则滋阴降火,药用女贞子、旱莲草、生地、沙参、玉竹等药物。因此翁老采用活血化瘀、清热通络治疗高血压及其并发症,取得较好的临床疗效。

(3)翁老治疗心肌病:心肌病是一组以缓慢发生而原因不明的心脏增大为特点,最后发展为心力衰竭的心脏病。心肌病的病因尚未明确,可能与病毒感染、自身免疫反应、遗传因素、心肌内小冠状动脉中层病变及其他一些因素有关。中医古籍并无"心肌病"病名,根据并发症不同,属"心悸"、"喘病"、"胸痹"、"水肿"、"痰饮"等范畴。心肌病早期多无典型的临床表现,随着病情进展逐渐出现乏力、心悸、头晕、劳累后呼吸困难、气急、心前区疼痛、下肢水肿、腹水、晕厥甚至猝死。患者多口唇紫黯,舌质暗红或有瘀点,脉沉细涩。

翁老认为本病内因在于先天禀赋不足,后天受到六淫侵袭、邪毒感染、饮食失调、过度劳累等影响所致。以心气虚弱,心肾阳衰,气阴两虚为本,邪毒、瘀血、水饮、痰浊为标。心气不足则推动无力,必然影响心主血脉的功能,造成血流不畅,痹阻心脉,毒邪、水饮、痰浊等也可影响血液正常运行,终致瘀血产生。故心肌病内因为气虚,瘀血为必然结果,邪毒为病因。因此,治疗方面,早期应着重清泻毒邪,佐以扶正祛邪。因瘀血是心肌病的必然产物,活血化瘀治疗应贯穿始终。翁老活血药物常用川芎、丹参、地龙、红花、赤芍、郁金等,清泻毒邪用苦参、莲子心、黄连、连翘、金银花、地肤子、土茯苓、薏苡仁等药物。

三、方药解析

（一）翁老自拟清热活血组方

1. 三黄活血汤

【组成】黄连10g,黄芩12g,黄柏12g,丹参12g,川芎10g,郁金12g,红花15g,赤芍15g。

【功用】清热活血泻火。

【主治】血瘀兼火热证。症见胸闷胸痛、胁肋胀痛、憋气、口干、口渴、口苦。舌质黯或有瘀斑瘀点,脉细数。

【方解】三黄活血汤是翁老治疗冠心病合并消渴的基础方,疗效肯定。具有清热活血之功效,方药组成有主有辅。方中君药为丹参、黄连,具有活血通脉、清心养心安神之功,心火散、心血通,则作为五脏六腑之大主之心有所养;臣药川芎、黄芩,川芎为血中之气药,能理气活血,黄芩清上中焦之热,活血理气药配伍清热药,可以在气血疏通的同时,热邪得以疏散,并且无凉遏之弊;佐药为郁金、红花、赤芍、黄柏,郁金清热理气活血,赤芍凉血活血,红花活血化瘀,黄柏清下焦之热,功能活血凉血、清热且不留瘀。在临床应用时常与生脉饮合用,加太子参15g,麦冬12g,五味子10g,以益气养阴,因冠心病、糖尿病均为本虚标实之病,以气阴为本,益气方能推动活血,活血同时补气方不耗气散气,益气养阴方能阴平阳秘,阴阳平衡。

2. 清肝活血汤

【组成】柴胡12g,郁金12g,茵陈10g,栀子10g,黄芩12g,龙胆草10g,香附10g,银柴胡10g,丹参12g,川芎10g,红花15g,赤芍15g。

【功用】清肝疏肝活血。

【主治】血瘀兼肝火证。症见胸闷胸痛、憋气、两胁胀痛、情绪不畅,急躁易怒、口苦、口干。舌质黯或有瘀斑瘀点,脉细数。

【方解】清肝活血汤是翁老治疗冠心病合并焦虑抑郁的基础方。具有疏肝清肝活血之功效。方中君药为柴胡、郁金、茵陈。其中丹参、柴胡疏肝解郁,郁金清热理气活血,茵陈清肝热,三者均入肝经,共为君药,柴胡着重疏肝、郁金着重活血、茵陈着重清热。丹参、川芎、黄芩、栀子、香附为臣药,川芎为血中气药,理气活血,助君药疏肝理气活血,丹参活血化瘀,兼能养心安神,有助于急躁易怒的情绪改善。黄芩、栀子清肝热，助君药茵陈清肝火，与柴胡合用疏肝，有助于清热、散热，赤芍凉血活血，防热耗血。佐药为龙胆草清肝火、红花活血化瘀，助君药、臣药清肝活血，使药为香附入肝，理气。因本方总体疏肝气、清肝火、活血化瘀，对于冠心病合并焦虑抑郁，并见气虚烦躁的患者，翁老有时还加用补气、养阴、安神的药物，如气虚补气用太子参、生黄芪，焦虑抑郁可内耗阴津，养阴用北沙参、麦冬、生地等药物，安神用酸枣仁、五味子、合欢皮等药物。

3. 清窍活血汤

【组成】菊花12g，桑叶15g，夏枯草12g，白薇12g，草决明15g，天麻12g，钩藤15g，葛根15g，丹参12g，川芎10g，郁金12g，红花15g，赤芍15g，杜仲10g，川牛膝12g。

【功用】清利头目，平肝活血。

【主治】血瘀兼清窍不利证。症见头晕、头痛、面红、眼胀、胸闷、憋气、口干、上身热等。舌质暗红，苔薄白或薄黄，脉弦。

【方解】清窍活血汤是翁老治疗肝阳上扰清窍之眩晕、头痛的基础方。具有清利头目、活血之功效。方中君药为菊花、桑叶、天麻，菊花可清肝热、平肝阳，治疗头晕目眩，目赤肿痛。桑叶可入肝经，清肝明目，用于肝阴不足，肝阳上亢引起的头晕、视物昏花。天麻主入肝经，长于平肝息风，用于头风头痛。三者共为君药，清肝息风明目。臣药为夏枯草、草决明、钩藤、丹参、川、芎、葛根，夏枯草清肝热、草决明清肝明目，钩藤清热息风，三药共助君药清热平肝，丹参凉血活血，川芎理气活血，葛根散风活血通经络，三药从不同侧面共助君药活血，使血脉通畅，气血相依，血以载气，血脉通畅而气归顺于血脉之中。佐药为白薇、郁金、红花、赤芍、杜仲，白薇清虚火，除血热，郁金清热理气活血，赤芍活血凉血，红花活血化瘀，共奏清热活血凉血之功，杜仲性甘、温，补肝肾，强筋骨，与以上凉药配伍，防寒凉太过，且有药理实验证明杜仲有明确的降血压的作用。使药为川牛膝，活血利水，引血下行。

4. 五参活血汤

【组成】丹参12g，玄参12g，苦参10g，党参15g，北沙参15g，川芎10g，郁金12g，红花15g，赤芍15g，黄连6g，莲子心3g。

【功用】益气养阴，清热解毒活血。

【主治】血瘀兼气阴虚热毒证。症见胸闷、憋气、口干、心慌、乏力、气短、心烦、失眠。舌质黯少苔少津，脉细数。

【方解】五参活血汤是翁老治疗病毒性心肌炎、心律失常的基础方。具有益气养阴，清热解毒活血之功效。方中君药为党参、苦参、丹参，党参益气，丹参养血活血，苦参清热解毒，三药共为君药，益气活血解毒，臣药为玄参、北沙参、赤芍、黄连,玄参养阴清热散结,北沙参益气养阴,赤芍凉血活血,黄连清热解毒,毒邪易伤阴,因此以北沙参、玄参养阴,毒邪易致血瘀,以赤芍凉血散瘀,四药共为臣药,助君药益气活血解毒,并有养阴之功。佐药为郁金、川芎、红花,郁金理气活血清热,川芎活血理气,红花活血化瘀,主要以活血为主,辅助君药、臣药活血通脉,使药是莲子心,入心经,清心火,安心神。

(二)翁老使用清热药物作用

1. 黄连

【性味归经】味苦,性寒。归心、肝、胃、大肠经。

【作用功效】清热燥湿,泻火解毒。

【主治病证】用于湿热痞满,呕吐吞酸,泻痢,黄疸,高热神昏,心火亢盛,心烦不寐,血热吐衄,目赤,牙痛,消渴,痈肿疔疮;外治湿疹,湿疮,耳道流脓。

【翁老经验】翁老将黄连用于治疗消渴者,常与黄芩、黄柏一起配伍应用,清其热,泻其火;作为反佐药物,与麻黄附子细辛汤配伍,反佐其辛热之性,常与莲子心、苦参同用;还可用于清肝热,大便干者。煎服6~12g,研末吞服1~1.5g,日三次。

2. 黄芩

【性味归经】味苦,性寒。归肺、胃、胆、大肠经。

【作用功效】清热燥湿,凉血安胎,泻火解毒。

【主治病证】温热病、上呼吸道感染、肺热咳嗽、湿热黄疸、肺炎、痢疾、咳血、目赤、胎动不安、高血压、痈肿疔疮等症。

【翁老经验】翁老常应用黄芩清热、降压。在清热时常与黄连、黄柏相伍,尤其是在治疗糖尿病患者,可清上、中焦之热,减轻热盛之势。在治疗高血压伴火热证时,应用黄芩,既能清热,又能降压。肝郁有热者,黄芩与柴胡配伍,疏肝清热。翁老一般用量15g。

3. 黄柏

【性味归经】味苦,性寒。归肾、膀胱、大肠经。

【作用功效】清热燥湿,泻火解毒。

【主治病证】湿热痢疾、泄泻、黄疸;梦遗、淋浊、带下;骨蒸劳热,盗汗;以及口舌生疮;目赤肿痛;痈疽疮毒;皮肤湿疹。

【翁老经验】翁老应用黄柏清利下焦湿热,泌尿道感染,糖尿病下焦热盛者。以黄柏、知母、肉桂配伍组成滋肾通关丸,治疗下焦湿热,癃闭,小便不通。翁老一般用量12g。

4. 知母

【性味归经】味苦、甘,性寒。归肺、胃、肾经。

【作用功效】滋阴降火、润燥滑肠、利大小便。

【主治病证】温热病、高热烦渴、咳嗽气喘、燥咳、便秘、骨蒸潮热、虚烦不眠、消渴淋浊。

【翁老经验】翁老应用知母配伍黄柏治疗更年期女性泌尿道感染者,清热养阴泻火。翁老一般用量12g。

5. 栀子

【性味归经】味苦,性寒。归心、肝、肺、胃、三焦经。

【作用功效】泻火除烦,清热利尿,凉血解毒。

【主治病证】用于热病心烦,黄疸尿赤,血淋涩痛,血热吐衄,目赤肿痛,火毒疮疡;外治扭挫伤痛。

【翁老经验】栀子泻肝火作用比黄连力量强,同时又有清热凉血的作用,血分有热者可用,翁老用于治疗真性红细胞增多症,起到清热凉血的作用。但其性苦寒,不能久服,易伤胃。翁老一般用量10g。

6. 龙胆草

【性味归经】味苦,性寒。归肝、胆、膀胱经。

【作用功效】清热燥湿,泻肝定惊。

【主治病证】湿热黄疸;小便淋痛;阴肿阴痒;湿热带下;肝胆实火之头胀头痛;目赤肿痛;耳聋耳肿;胁痛口苦;热病惊风抽搐。

【翁老经验】龙胆与黄柏皆能清下焦湿热,但龙胆长于泻肝胆实火,而黄柏主泻相火而清虚热。龙胆也与黄柏知母同用,引热从下焦而出,泌尿道感染、前列腺炎也可以用。其苦寒伤胃不宜久服。翁老一般用量10g。

7. 金银花

【性味归经】味甘,性寒。归肺、心、胃经。

【作用功效】清热解毒,疏风解表

【主治病证】可用以温病初期,发热微恶风寒,口微渴,如银翘散。痈疽疔毒: 常与蒲公英、紫花地丁、野菊花等同用,能增强清热解毒作用;可用以痈疽疔毒,红肿疼痛,如五味消毒饮。

【翁老经验】金银花性甘寒气芳香,甘寒清热而不伤胃,芳香透达又可祛邪。金银花既能宣散风热,还善清解血毒,用于各种热性病,如身热、发疹、发斑、热毒疮痈、咽喉肿痛等症,均效果显著。金银花常与金莲花配伍应用,清热作用更强。翁老一般用量12g。

8. 金莲花

【性味归经】味微苦,性寒。归心经。

【作用功效】清热解毒,消肿,明目。

【主治病证】感冒发热;咽喉肿痛;口疮;牙龈肿痛;牙龈出血;目赤肿痛;

疗疮肿毒。

【翁老经验】翁老应用金莲花治疗上部口腔、咽喉、鼻、牙龈的肿痛,目赤、结膜炎等。也用于夏天祛暑热。翁老一般用量12g。

9. 连翘

【性味归经】味苦,性微寒。归肺、心、胆经。

【作用功效】清热,解毒,散结,消肿。

【主治病证】治温热,丹毒,斑疹,痈疡肿毒,瘰疬,小便淋闭。

【翁老经验】连翘性凉味苦,轻清上浮,可治上焦诸热,尤能解毒消痈而散结,故为疮家的要药。本品配以银花、薄荷、荆芥、甘草,则散风清热;配以玄参、麦冬、青莲心、竹叶卷心等,则清心泄热;配以银花、蒲公英、紫花地丁、赤芍等,则解毒消痈;配以玄参、夏枯草、贝母等,则散结消瘰。连翘可以通大便,因此,大便稀的应用时注意。翁老一般用量12g。

10. 野菊花

【性味归经】味苦、辛,性微寒。归肺、肝经。

【作用功效】清热解毒。

【主治病证】主要用于痈肿、疔毒、咽喉肿痛、风火赤眼等证。此外,内服并煎汤外洗,可用于皮肤瘙痒之证。

【翁老经验】翁老应用野菊花与菊花配伍明目,野菊花也有通便的作用。野菊花清热解毒作用比菊花强。

11. 菊花

【性味归经】味辛、甘、苦,性微寒。归肺、肝经。

【作用功效】散风清热、清肝明目和解毒消炎等。

【主治病证】主治病证感冒风热,头痛病等。对眩晕、头痛、耳鸣有防治作用。对口干、火旺、目涩,或由风、寒、湿引起的肢体疼痛、麻木的疾病均有一定的疗效。

【翁老经验】翁老应用菊花疏散风热之外,常用于清肝热、明目,治疗肝阳上亢之头晕,头痛,常与桑叶、天麻、钩藤共同配伍应用,翁老一般用量12g。用于干燥、口渴者,配伍乌梅、山萸肉、山楂、青果代茶饮。

12. 桑叶

【性味归经】味苦、甘,性寒。归肺、肝经。

【作用功效】疏散风热、清肺润燥、平抑肝阳、清肝明目、凉血止血。

【主治病证】用于风热感冒,头痛咳嗽,肺热燥咳,肝阳眩晕,目赤昏花。其凉血止血,治疗血热妄行吐血等证。

【翁老经验】翁老应用桑叶治疗秋季燥咳,以清热润肺止咳;外感肺热咳嗽,高血压眩晕、头痛属肝阳上亢者,头晕目眩,面红目赤者,常常配伍菊花、夏枯草、川牛膝等药物治疗。蚕沙的主要成分是桑叶,其明目的功效更好。翁老一般用量12g。

13. 薄荷

【性味归经】味辛,性凉。归肺、肝经。

【作用功效】疏散风热,清利头目,利咽透疹,疏肝行气。

【主治病证】疏风、散热、辟秽、解毒、外感风热、头痛、咽喉肿痛、食滞气胀、口疮、牙痛、疮疥、瘾疹、温病初起、风疹瘙痒、肝郁气滞、胸闷胁痛。

【翁老经验】翁老薄荷常常与藿香、佩兰同用,用于暑热季节暑湿较重时,祛暑化湿散热,薄荷后下,一般用3~6g。翁老还应用薄荷疏肝行气,清利头目,利咽,治疗咽喉肿痛,薄荷油治疗头痛。还用作引经药,引药上行。夏天治疗心绞痛。

14. 淡竹叶

【性味归经】味甘、淡,性寒。归心、胃、小肠经。

【作用功效】清凉,解热、利尿及催产。

【主治病证】胸中疾热、咳逆上气、吐血、热毒风、止消渴、压丹石毒、消痰、治热狂烦闷、中风失音不语、痛头风、止惊悸、瘟疫迷闷、杀小虫、除热缓脾。

【翁老经验】翁老常夏天用淡竹叶清热利湿,治疗泌尿系感染,尿频、尿热,舌苔厚腻者。翁老一般用量12g。

15. 苦地丁

【性味归经】味苦、辛,性寒。归心、肝经。

【作用功效】清热解毒,消痈散结。

【主治病证】治温病高热烦躁,流感,传染性肝炎,肾炎,瘰疬,腮腺炎,疔疮及其他化脓性感染。

【翁老经验】翁老应用苦地丁治疗青春痘,面部、额头等痤疮、皮肤病,配合生薏苡仁、地肤子等药,取得较好的临床疗效。用其清热解毒治疗高热炎症。

16. 白花蛇舌草

【性味归经】味微苦、甘,性寒。归胃、大肠、小肠经。

【作用功效】清热解毒,消痈散结,利水消肿。

【主治病证】用于咽喉肿痛,肺热喘咳,热淋涩痛,湿热黄疸,毒蛇咬伤,疮肿热痛。

【翁老经验】翁老应用白花蛇舌草清热解毒散结,治疗痈肿疔毒和乳腺增生、甲状腺结节,前列腺增生等。也用于肿瘤患者抗肿瘤。翁老一般用量10g。

17. 马鞭草

【性味归经】味苦,性凉。归肝、脾经。

【作用功效】活血散瘀,解毒,利水消肿。

【主治病证】主治病证感冒发热;咽喉肿痛;牙龈肿痛;黄疸;痢疾;血瘀经闭;痛经;癥瘕;水肿;小便不利;疟疾;痈疮肿毒;跌打损伤。《本草经疏》:马鞭草,本是凉血破血之药。下部成疮者,血热之极,兼之湿热,故血污浊而成疮,且有虫也。血凉热解,污浊者破而行之,靡不瘥矣。陈藏器谓其破血杀虫,亦此意耳。

【翁老经验】翁老应用马鞭草治疗泌尿道感染、盆腔炎,常配伍应用黄柏、车前草、苦地丁等药物。治疗胃肠炎、咽喉炎均有较好的疗效。

18. 车前子

【性味归经】味甘,性寒。归肾、肝、肺经。

【作用功效】利尿通淋,渗湿止泻,清肝明目,清热化痰。

【主治病证】除了用于湿热淋证,也常常用于水肿,水湿泻,小便少,而且黄赤,大便清稀。目赤涩痛,痰热咳嗽。

【翁老经验】翁老认为车前子利尿作用比较明显,清热效果也比较好,还有化痰作用。用于脾湿较重者,利水,还用于清热清肝,常与白茅根、芦根、车前子配伍应用,治疗肺热咳嗽有痰,下焦热,尿频、尿热等证。翁老一般用量10g。

19. 车前草

【性味归经】味甘,性寒。归肾、肝、肺经。

【作用功效】清热利尿;渗湿止泻;明目;祛痰,清热解毒。

【主治病证】主小便不利;淋浊带下;水肿胀满;暑湿泻痢;目赤障翳;痰热咳喘;热毒痈肿。

【翁老经验】翁老应用车前草利水作用,治疗泌尿道感染、慢性肾炎、心衰水肿,一般不会造成电解质紊乱,无肾损伤。因车前草较车前子而言,使用更方便,不用包煎,临床应用更多。翁老一般用量15g。

20. 白茅根

【性味归经】味甘,性寒。归肺、胃、膀胱经。

【作用功效】凉血止血,清热解毒。

【主治病证】用于吐血,尿血,热淋,水肿,黄疸,小便不利,热病烦渴,胃热呕哕,咳嗽。

【翁老经验】翁老白茅根、芦根、车前子配伍应用,可以清肺热,利尿,使热邪从小便而出。翁老一般用量15g。

21. 丝瓜络

【性味归经】味甘,性平。归肺、胃、肝经。

【作用功效】通经活络,清热解毒,利尿消肿,止血。

【主治病证】主治病证胸痹、胸胁胀痛,风湿痹痛,筋脉拘挛,女子经闭,乳汁不通,痰热咳嗽,热毒痈肿,痔漏,水肿,小便不利,便血,崩漏。

【翁老经验】翁老用丝瓜络祛湿活血通络,冠心病气滞血瘀兼有湿邪者,配伍冠心2号,疗效较好。《本草纲目》:"能通人脉络脏腑,而祛风解毒,消肿化痰,去痛杀虫,及治诸血病也"。《陆川本草》:"凉血解毒,利水祛湿。治肺热咳痰,热病谵语,心热烦躁,手足抽搐"。与王不留行同用,消肿、下乳、通淋,治疗黄疸,没有毒副作用,且价格便宜。翁老一般用量12g。

22. 金钱草

【性味归经】味甘、淡,性微寒。归肝、胆、肾、膀胱经。

【作用功效】清热利尿、祛风止痛、止血生肌、消炎解毒、杀虫之功。

【主治病证】用于湿热黄疸,石淋热淋,恶疮肿毒。

【翁老经验】本品清肝胆之火,又能除下焦湿热,翁老用于胆囊结石胁肋胀满疼痛,肾结石小便不利者。翁老一般用量15g。

23. 茵陈

【性味归经】味苦,性微寒。归脾、胃、肝、胆经。

【作用功效】清热利湿;退黄。

【主治病证】黄疸;小便不利;湿疮瘙痒等。

【翁老经验】翁老用于肝火旺者,脾气急躁,清肝作用较好。

24. 虎杖

【性味归经】味苦,性寒。归肝、胆、肺经。

【作用功效】清热解毒,利胆退黄,祛风利湿,散瘀定痛,止咳化痰。

【主治病证】用于关节痹痛,湿热黄疸,经闭,癥瘕,咳嗽痰多,水火烫伤,跌扑损伤,痈肿疮毒。

【翁老经验】翁老用于湿热较重,痰、湿、热、瘀互结的患者,一般用量12g。

25. 薏苡仁

【性味归经】味甘、淡,性微寒。归脾、胃、肺经。

【作用功效】利湿健脾;舒筋除痹;清热排脓。

【主治病证】主水肿;脚气;小便淋沥;湿温病;泄泻带下;风湿痹痛;筋脉拘挛;肺痈;肠痈;扁平疣。

【翁老经验】翁老常用其清利湿热作用,以健脾益胃,利肠胃,一般用量15g。

26. 地肤子

【性味归经】味苦,性寒。归膀胱经。

【作用功效】清热利湿,祛风止痒。

【主治病证】用于小便涩痛,阴痒带下,风疹,湿疹,皮肤瘙痒。

【翁老经验】翁老应用地肤子较为广泛,用于过敏性皮肤瘙痒,湿疹瘙痒,风疹,泌尿道感染,白带增多。翁老一般用量15g。

27. 土茯苓

【性味归经】味甘、淡,性平。归肝、胃经。

【作用功效】解毒,除湿,利关节。

【主治病证】治梅毒,淋浊,筋骨挛痛,脚气,疗疔疮,痈肿,瘰疬,梅毒及汞中毒所致的肢体拘挛,筋骨疼痛。

【翁老经验】翁老应用土茯苓祛湿解毒,治疗高脂血症,湿热性关节肿痛,与薏苡仁、地肤子治疗皮肤病。翁老一般用量12g。

28. 荷叶

【性味归经】味苦、涩,性平。归脾、肾、心经。

【作用功效】清暑利湿、升阳发散、祛瘀止血。

【主治病证】暑热病证、脾虚泄泻和多种出血。

【翁老经验】翁老应用荷叶治疗夏季暑热证,配伍薄荷、藿香、佩兰等药物。也用于治疗高脂血症。翁老一般用量15g。

29. 银柴胡

【性味归经】味甘,性微寒。归脾、胃经。

【作用功效】清热凉血。

【主治病证】治虚劳骨蒸,阴虚久疟,小儿疳热羸瘦。配胡黄连,除虚热;配鳖甲,清退虚热;配南薄荷,辛散风温;配青蒿,善清热透络。

【翁老经验】翁老常常与柴胡配伍,疏肝同时,防止柴胡太燥,又能清虚热,凉血,用于更年期综合征者。

30. 青蒿

【性味归经】味苦、辛,性寒。归肝、胆、肾经。

【作用功效】清透虚热,凉血除蒸,除蒸,截疟。

【主治病证】用于暑邪发热,阴虚发热,夜热早凉,骨蒸劳热,疟疾寒热,湿热黄疸。该品苦寒清热,辛香透散,善使阴分伏热透达外散,为阴虚发热要药,此外兼有解暑,截疟之功。解暑:可治外感暑热,发热烦渴。截疟:主治病证疟疾引起的寒热往来。凉血,退虚热:善治阴虚发热,骨蒸劳热,及温热病后期,热入阴分,夜热早凉者。

【翁老经验】翁老常青蒿配合柴胡、银柴胡疏肝热,理肝气。对肝郁有热的患者取得很好的疗效。翁老一般用量10g。

31. 白薇

【性味归经】味苦、咸,性寒。归胃、肝经。

【作用功效】清热凉血,利尿通淋,解毒疗疮。

【主治病证】用于温邪伤营发热,阴虚发热,骨蒸劳热,产后血虚发热,热淋,血淋,痈疽肿毒。刀伤。

【翁老经验】翁老用于治疗老年高血压肝阳上扰,并有虚热,与菊花配伍治疗头昏目眩者。也用于阴虚感冒。翁老一般用量12g。

32. 玄参

【性味归经】味苦,性凉。归肝、大肠经。

【作用功效】滋阴降火、解毒利咽、镇肝息风、凉血止痢。

【主治病证】阴虚火旺之咽喉肿痛,痈肿瘰疬,热病抽搐,赤痢脓血,湿热泄泻。

【翁老经验】翁老应用玄参配鲜生地、丹皮、赤芍等,清热凉血;配大生地、麦冬等,滋阴增液;配牛蒡子、板蓝根等,解毒利咽;配大生地、石决明、蝉蜕等,明目退翳;配牡蛎、贝母、夏枯草等,散结消瘰;配银花、当归、甘草,解毒消肿;与苦参配伍治疗心律失常。翁老一般用量12g。

33. 苦参

【性味归经】味苦,性寒。归心、肝、胃、大肠、膀胱经。

【作用功效】清热燥湿,杀虫,利尿。

【主治病证】用于热痢,便血,黄疸尿闭,赤白带下,阴肿阴痒,湿疹,湿疮,皮肤瘙痒,疥癣麻风;外治滴虫性阴道炎。

【翁老经验】翁老应用苦参清热燥湿的作用,治疗皮肤病湿疹、胆囊炎、下焦热。还常常与黄连配伍反佐麻黄附子细辛汤的热性,治疗心律失常。翁老一般用量10g。

34. 夏枯草

【性味归经】味苦、辛,性寒。归肝、胆经。

【作用功效】清肝、散结、利尿。

【主治病证】治瘰病、乳痈、目痛、头痛、眩晕、黄疸、淋病、高血压等症。

【翁老经验】翁老应用夏枯草清肝泻火作用,治疗肝火上炎、目赤肿痛、头晕目眩者,常与菊花、决明子等同用。用其清肝散结的作用,治疗乳腺结节、甲状腺结节常与夏枯草、郁金、川芎等同用。翁老一般用量12g。

35. 决明子

【性味归经】味甘、苦、咸,性微寒。归肝、肾、大肠经。

【作用功效】清热明目,润肠通便。

【主治病证】用于目赤涩痛,羞明多泪,头痛眩晕,目暗不明,大便秘结。

【翁老经验】翁老应用决明子与火麻仁配伍,明目通便,用于老年高血压患者有肝热目赤昏花,便秘者。翁老一般用量10g。

36. 胡黄连

【性味归经】味苦,性寒。归心、肝、胃、大肠经。

【作用功效】退虚热；消疳热；清热凉血燥湿；泻火解毒。

【主治病证】阴虚骨蒸；潮热盗汗；小儿疳积；湿热泻痢；黄疸；吐血；衄血；目赤肿痛；痈肿疮疡；痔疮肿毒。

【翁老经验】用于阴虚发热者，胡黄连代替黄连清热，用于糖尿病消渴且大便不通者用。翁老一般用量10g。

37. 莲子心

【性味归经】味苦，性寒。归心、肾经。

【作用功效】清心去热、涩精、止血、止渴。

【主治病证】可治疗心衰、休克、阳痿、心烦、口渴、吐血、遗精、目赤、肿痛等病症，清心火，平肝火，泻脾火，降肺火，消暑除烦，生津止渴，治目红肿。

【翁老经验】翁老用莲子心治疗便秘、咽喉肿痛属于心火旺，或心阴不足、虚火盛者，心律失常、心神不安失眠者亦适用。一般用量3~5g。

38. 女贞子

【性味归经】味甘、苦，性凉。归肝、肾经。

【作用功效】补益肝肾，明目，清虚热。

【主治病证】头晕目眩，须发早白，视物昏花，阴虚发热。

【翁老经验】翁老用女贞子与墨旱莲配伍，用于更年期女性肝肾不足，烘热汗出者。与何首乌配伍治疗须发早白。翁老一般用量12g。

39. 青果

【性味归经】味甘、酸，性平。入肺、胃经。

【作用功效】清热解毒，利咽化痰，生津止渴，开胃降气，除烦醒酒。

【主治病证】适应于治咽喉肿痛，咳嗽吐血，菌痢，癫痫，暑热烦渴，肠炎腹泻等病症。

【翁老经验】翁老应用青果清热利咽、生津，用于慢性咽炎，咽干、咽痒、咽中有痰。翁老一般用量12g。

四、医案分析

1. 清热活血益气法治疗冠心病合并抑郁焦虑

李某，男，59岁。

主诉：冠心病支架手术后（4枚）3年，搭桥术后1年。

现病史：3年前因心绞痛行冠脉支架术，植入4枚支架。1年前症状加重，在安贞医院行左乳动脉-左前降支，升主动脉-对角支-后降支搭桥。手术后1年在安贞医院行检查示：左前降支支架以远端壁不规则钙化，狭窄不到50%，回旋支轻度狭窄不到50%。升主动脉至后降支开口之桥血管吻合口闭塞，桥血管升主动脉开口处闭塞。一直服用倍他乐克、波利维、辛伐他丁等药物。自冠心病支架术后一直反复胸闷、胸痛，活动后加重，情绪低落，不愿与人交流，夜间噩梦不断。就诊症见：活动后气短、胸闷胸痛，心慌，持续2~3分钟，休息后缓解。急躁易怒，抑郁，无乏力，多汗，纳可，口干多饮，眠中易醒，多梦（噩梦），二便调。喝酒抽烟史。舌淡黯，苔薄白，脉弦滑。

既往史：糖尿病病史5年，血糖控制可。高脂血症病史。

西医诊断：冠心病支架、搭桥术后伴抑郁焦虑，糖尿病，高脂血症。

中医诊断：胸痹——气虚血瘀，肝郁火旺。

治法：益气活血，疏肝清热解郁。

处方：生黄芪15g，北沙参12g，三七粉3g（冲服），三棱10g，莪术10g，地龙12g，丹参15g，川芎12g，红花12g，赤芍12g，郁金12g，延胡索15g，路路通15g，茯苓15g，五味子10g，合欢皮15g，酸枣仁15g，黄连10g，黄芩12g，黄柏10g，川牛膝15g。

复诊：中午12点后易发生胸闷、疼痛、气短，休息10~30分钟缓解，每日下午发作2~3次，口干多饮，耳鸣如蝉在耳边。急躁易怒，多汗，多梦易醒，噩梦已无，纳可。夜间小便2~3次，服药后大便稀软，黏腻不爽。舌紫黯，胖大，苔薄白。右脉弦滑，左脉沉。

处方：三七粉3g，生黄芪15g，北沙参12g，柴胡10g，青蒿10g，地龙15g，三棱10g，莪术10g，丹参15g，川芎12g，红花12g，赤芍12g，姜黄15g，延胡索12g，茯苓15g，五味子10g，合欢皮15g，酸枣仁15g，黄连10g，黄芩12g，黄柏12g，葛根15g，菊花12g，鸡内金15g。

按语：用药后已不发火，情绪好转。患者在胸闷、胸痛的基础上，有耳鸣、急躁、易怒的表现，为肝火旺的表现，肝火旺，则可扰心，致心神不安加重，因此，在治疗时加疏肝清热之品，从肝、心论治。柴胡、青蒿、菊花疏肝清热，黄连、黄芩、黄柏清上、中、下三焦之火热。

2. 清热活血法治疗心肌炎心律失常

张某，女，15岁。

主诉：心慌、憋气2年。

现病史：患者2年前患心肌炎后出现心烦，时有心慌、憋气，白天发作较多，眠差，入睡困难，头发紧，记忆力减退，喜叹息，易紧张，担心，有时受凉后腹痛腹泻，胃胀，手足发凉，面部青春痘，额部明显，月经3个月未来。舌红，苔薄白，脉弦。心率92次/分，间断倍他乐克口服，嘱其忌辣椒，花椒，姜等辛辣，煎炸油腻之品。

辅助检查：2015年4月9日心电图：大致正常，心率92次/分。

西医诊断：心肌炎后。

中医诊断：心悸——气阴两虚，兼湿热内郁证。

治法：益气养阴，清热利湿活血。

处方：生黄芪12g，玄参10g，北沙参10g，丹参10g，珍珠母先煎15g，合欢皮15g，酸枣仁12g，柏子仁12g，当归10g，赤芍10g，白芍10g，百合12g，生地12g，莲子心5g，黄连6g，生薏苡仁12g，地肤子12g，苦地丁12g，白茅根12g。

按语：本患者心肌炎后出现心慌、心烦，为体虚为患。"正气存内，邪不可干，邪之所凑，其气必虚"。患者本虚，为外邪侵袭，内袭心脏，心受邪侵，则心气受损，心阴不足，心血不畅，心神失养，则心慌、失眠，记忆力减退，因此治以补气养心，活血安神为主要治法，生黄芪补气，北沙参、玄参养阴，气阴双补，使阴平阳秘，丹参活血安神，酸枣仁、柏子仁、珍珠母养心安神，合欢皮理气解郁安神，同时患者心烦、喜叹息，面部青春痘，额部明显，舌红为湿热郁于内，发于表之象，在黄连、莲子心清心热，安心神，生薏苡仁、地肤子、苦地丁、白茅根清热利湿，使邪有出路。患者目前出现月经不调，3个月未来月经，予丹参、当归、赤芍、白芍、生地养血活血调经，加百合又有百合地黄汤之意，以调和百脉，清热养阴安神。从而补气、养阴、活血、安神、清热、利湿、调和百脉集于一方，从而达到治疗的目的。

3. 清热活血法治疗高血压肝阳上亢

周某，女，61岁。

现病史：3个月前，晨起突然发现右手、右侧颜面麻木，急诊去当地医院就诊，CT示：右侧基底节区腔隙性梗死；考虑右侧小脑半球梗死灶。静滴舒血通注射液后，颜面麻木消失后出院。现症：晨起头晕，烦躁易怒，目胀红、干涩，全身乏力，纳可，入睡困难，多梦，抑郁，邋里邋遢，不注重衣着，无心打扮，二便调。舌淡黯，苔薄白，脉沉弱。

既往史：高血压病史3年。

西医诊断：高血压，脑梗死。

中医诊断：眩晕——肝阳上亢，血瘀证。

处方：柴胡15g，银柴胡10g，夏枯草12g，天麻12g，钩藤15g，黄芩15g，黄连10g，黄柏12g，知母12g，葛根15g，路路通15g，茯苓15g，决明子12g，川牛膝15g，杜仲15g，丹参15g，赤芍15g，郁金12g，五味子10g，酸枣仁15g，柏子仁15g，珍珠母20g。

按语：本患者主要表现为头晕，烦躁易怒，两目胀红、全身乏力，结合年龄，为绝经后，肝肾不足，肝阳上亢的表现，且有腔隙性脑梗死病史，有血瘀证，因此，治疗以平肝阳，清肝火，疏肝气为法，同时通经络，活血养心安神治疗。处方以天麻钩藤饮之意，天麻、钩藤、决明子平肝息风清热，黄芩、黄连、黄柏清三焦之热，葛根、路路通通络活血，杜仲、川牛膝补肝肾，引火下行，柴胡、银柴胡配伍疏肝,夏枯草清肝热,丹参活血养心安神,赤芍、郁金活血行气,酸枣仁、柏子仁、五味子养心安神,珍珠母息风安神。患者在肝火旺盛的一系列表现中,有入睡困难,多梦的表现,为心神不安之候,同时应用安心法。本患者经平肝潜阳、清肝火、解肝郁、安心神治疗后,精神好转,头晕消失,入睡困难改善,情绪转佳,喜欢穿着打扮,已改头换面,仿佛是另外一个人,此乃"形与神俱"。

4. 清热活血法治疗冠心病全身动脉硬化

沈某,男,83岁。

病史:2013年8月我院初诊。2013年2月出现早搏,在北医三院就诊,发现冠脉前降支狭窄90%,放一个支架,同时发现腹主动脉夹层,未予处理。后行血管PET-CT检查,发现肾动脉狭窄80%,由于放支架风险大,如发生血管破裂只能肾摘除,故未行肾动脉支架治疗,2013年8月开始在翁老处就诊。初诊时行走200米左右就出现间歇性跛行,小腿肚疼痛,休息并捶100~200下后才能疼痛缓解,继续行走。检查发现双下肢动脉狭窄,经过治疗1年半左右,目前行走半天(北海公园绕湖一圈也不会出现间歇性跛行)。目前眼睛视物模糊,视物歪斜,眼科诊断黄斑变性,近一月内有两次突然视力下降,服金花明目丸2~3日后视力恢复(由于眼底血管供血不足,间歇性血管痉挛引起)。目前无心脏不适,无左上肢不适。舌暗红,苔白。

既往史:既往有2次心内膜炎病史。2001年在安贞医院行二尖瓣脱垂手术,当时冠脉检查血管情况良好,后停阿司匹林及他汀类降脂药。2013年6月发现肾小球滤过率降低,一直口服百令胶囊、开同。高血压。左锁骨下动脉狭窄,左侧上肢血压90/45mmHg,右侧上肢血压140~150/50mmHg。

西医诊断:冠状动脉粥样硬化性心脏病,支架植入术后状态,全身动脉粥样硬化-眼底动脉硬化,锁骨下动脉狭窄,下肢动脉狭窄,肾动脉狭窄,高血压。

中医诊断:脉痹——气虚血瘀,痰湿热毒内蕴。

治法:益气活血,清热祛湿解毒通络。

处方:三七粉6g(冲服),生黄芪20g,地龙15g,路路通15g,三棱10g,莪术10g,丹参20g,生蒲黄15g(包煎),姜黄12g,郁金12g,川牛膝15g,红花15g,鸡血藤15g,天麻12g,钩藤12g(后下),黄芩15g,盐杜仲12g,葛根15g,地肤子15g,生地15g,川芎12g。

按语:本患者在翁老门诊治疗已为时将近1年余。2015年4月份在外院行血管彩超时,发现下肢动脉狭窄斑块消失,从患者的临床症状看,已无间歇性跛行。临床症状与辅助检查相一致。从患者整个治疗过程看,主要以益气活血,清热祛湿解毒通络为法,根据具体症状进行相应加减。从患者的发病疾病特点分析,患者全身动脉硬化,与患者年龄增长,气血不足有关,同时与患者的饮食、生活习惯密切相关。随着生活水平的提高,普遍人群的饮食可以称得上是膏粱厚味,损伤脾胃,内生湿热,日久湿热入血着脉,则为湿、瘀、毒结,即现代医学之动脉粥样硬化。湿瘀毒三者相胶结,常常难以祛除,单祛湿,瘀毒难除,单活血,因湿邪胶着,血瘀也难以化,翁老治疗以活血化瘀同时益气祛湿清热解毒,取得出乎意料的疗效。上面的病案即是有力的证明。

五、自身应用经验——清热活血法在上热下寒证中的应用

临床常碰到一些患者表现为上半身热,易出汗,下半身发凉,而且是透骨凉,怕风怕吹。患者常描述"自己上半身与下半身之间有东西隔着"、"上下冰火两重天"。经过临床的验证,发现清热活血法治疗往往受到较好的疗效。其机理是虚火上炎,血行不畅。

1. 周身疼痛

闫某,男性,77岁。

病史:主因"全身疼痛8年,加重半年"到门诊就诊。8年前患者游冬泳3次后出现全身疼痛,全身肌肉、骨都疼,面部肌肉也疼痛,多年来多处就诊,经全面检查,未发现器质性病变。1年前在外院诊断为抑郁症,先后服帕罗西汀、西太普兰、度络西汀等药物,症状缓解不明显。半年前加重,不能走太远距离,腿痛而不能继续行走。也服用中药虫类药物通络,无效。遂到老年病门诊就诊。症见:全身疼痛,脸痛,腿痛,足痛,大腿肌肉疼痛,腿脚发凉,如在冰窟窿中,从骨头中透着凉,穿着多,上身热,出汗,烦恼痛苦有点绝望的表情,纳食一般,口干、口苦,夜寐差,大便不畅,小便正常。舌暗红,少津,苔黄厚,脉细。

既往史:否认其他病史。

西医诊断:疼痛。

中医诊断:痹证-痛痹,上热下寒,气滞血瘀证。

治法:清热活血通脉。

处方:柴胡12g,银柴胡10g,郁金12g,茵陈12g,炒栀子10g,香附10g,川芎10g,川牛膝12g,黄连10g,肉桂6g,红花10g,北沙参12g,鸡血藤15g,伸筋草15g,丝瓜络15g,杜仲12g。

患者服药后,上身热明显好转,疼痛也有减轻,诉8年来的痛苦得到缓解。

2. 高血压

刘某,女,52岁。

病史:头晕、头胀1周。患者1周前头晕、头胀,眼胀,上半身热,下半身凉,腿凉,膝盖凉,足凉。口干,口苦,纳食可,大便溏,小便正常,夜寐差。舌尖红,苔薄白,脉细弦。近一周血压:150/90mmHg,心率85次/分,律齐。

既往史:高血压病史2年。服用苯磺酸氨氯地平片5mg日1次。以前血压

可控制在正常范围。

西医诊断: 高血压。

中医诊断: 眩晕——肝肾阴虚,肝阳上扰兼血瘀。

治法: 平肝潜阳清热,活血健脾通络。

处方: 天麻12g,钩藤15g,葛根15g,杜仲12g,川牛膝12g,黄芩12g,炒栀子10g,桑寄生12g,益母草15g,茯苓15g,山药15g,炒扁豆15g,陈皮12g,生黄芪10g,北沙参15g,丹参12g,菊花15g,桑叶15g,夏枯草15g。

患者在服药后头晕头胀症状明显好转,口干、口苦症状基本消失,血压平稳,120/70mmHg,心率75次/分,律齐。上身热减轻,下肢发凉明显好转,大便溏已转成形。

通过以上2个病案,对于上热下寒证者,需先清热潜阳下行,热除,阳气下潜,则下肢发凉也会随之好转,同时加活血通络之药物,使经络通,血脉畅。第一个病案在清热活血通络的同时应用了交泰丸,黄连与肉桂配伍,清热的同时引火归原,第二个病案在清热活血通络的同时,加潜阳息风之天麻、钩藤,加引血下行之川牛膝,加补肾之杜仲、桑寄生,从而使上热下寒之证得到改善。

主要参考文献:

1. 翁维良. 中医活血化瘀治疗疑难病[M]. 1版. 北京: 金盾出版社,2011 : 32-36.

2. 翁维良,于英奇. 郭士魁临床经验选集——杂病证治 [M]. 1版. 北京: 人民卫生出版社,2013 : 66-69.

3. 翁维良,于英奇. 中国百年百名中医临床家——郭士魁[M]. 1版. 北京: 中国中医药出版社,2001 : 94-100

4. 袁颖. 清热化瘀药对探析. 国医论坛,1999,41(5): 19-21.

5. 王烨燃.《医林改错》活血化瘀方药特点及治法源流探析. 黑龙江中医药大学硕士学位论文,2007 : 53-69.

(张兰凤)

第四节 祛痰活血法

痰瘀同病,即痰与瘀同时作为病理因素,或痰与瘀同时作为机体病理产物,从而导致疾病发生与发展的病机变化。祛痰活血法是祛痰法与活血法共用,用以治疗痰瘀同病所致各类疾病的有效治法。翁老在运用活血化瘀治疗心血管疾病及各类疑难病的过程中,结合患者临诊多表现痰瘀同病的情况,谨守"化瘀不单活血,当知常达变"的原则,灵活运用祛痰与活血药物,总结出具有自身特色的祛痰活血治法,在长期临床实践中收到良好效果。

一、治法源流

痰有狭义与广义之分。狭义的痰,一般是指呼吸系统的分泌物,可吐出,故狭义的痰又称外痰。广义的痰指内痰,多因脏腑气化功能失调,水液代谢障碍而导致体内津液停聚所形成的稠浊而黏滞的病理产物,痰为津液之变,从某种程度上可以说是痰生于津液,是超出生理范围之外的病理产物。《医学入门》说:"痰乃津液所生"。瘀即指瘀血,是人体血液不能在体内正常循行,停滞于体内失去了营养和滋润作用的一种病理产物,它既指积于体内的离经之血,又包括阻滞于血脉及脏腑内的运行不畅的血液。痰与瘀的关系,归根结底是津与血的关系。痰瘀同源、同病、同治的理论和实践由来已久。

1. 先秦与东汉时期

早在两千多年前,医家对祛瘀之中加以治痰,即有一定的认识和经验。我国现存最早的古医书《五十二病方》即记载着半夏、服零(茯苓)、皂荚、贝母、漏芦等化痰祛瘀的药物。同时涉及痰瘀同治的方剂大约有10余首,如治癃闭用皂荚和酒,治皮肤瘙痒用藜芦和小便等。甘肃武威出土的汉墓医简,其中一个医简的处方为:干当归、芎䓖、牡丹皮、漏芦及蛇。此方活血养血加化痰散结,是痰瘀同治的典型方。

《内经》中亦有对痰瘀相关理论的记述。《灵枢·痈疽》云:"津液和调,变化而赤为血"。《灵枢·邪客》曰:"营气者,泌其津液,注之于脉,化以为血,以荣四末,内注五脏六腑。"在生理上阐明了津血同源的关系。《灵枢·百病始生》说:"若内伤于忧怒,刚气上逆,气上逆则六输不通,温气不行,凝血蕴里而不散,津液涩渗,著而不去而积皆成矣。""肠胃之络伤,则血溢于肠外,肠外有寒,汁沫与血相搏结,则合并凝聚不得散,而积成矣"。则从病理上阐明了津、血相互影响的病变过程。

张仲景虽未明确提出痰瘀病名,但《金匮要略》所论疾病及方药的应用,已涉及痰瘀病变机理与论治。如《金匮要略》所论"疟母",即疟邪假血依痰,痰血互结,痞结于胁下,形成癥瘕。治疗疟母的鳖甲煎丸,功能破瘀化痰消癥;妇人为癥瘤害,治用桂枝茯苓丸,亦是化痰祛瘀消癥之方。另外,如苇茎汤、大黄牡丹皮汤、鳖甲煎丸、当归芍药散、桂枝茯苓丸、当归贝母苦参丸、大黄甘遂汤等,均可看作痰瘀同治的组方。

2. 隋唐与宋元时期

《诸病源候论》曰"诸痰者,此由血脉壅塞,饮水积聚而不消散,故成痰也"。首次阐明了瘀血可致痰生。孙思邈《千金要方》治"风眩欲倒,眼旋屋转,脑痛"的防风汤中,化痰之竹沥、杏仁、半夏与祛瘀之川芎合用,在治法上可见有痰瘀同治的组方原则。宋·陈无择在《三因极一病证方论》中说："津液流润,营血之常,失常则为痰涎,咳嗽吐痰,气血已乱矣。"说明痰水之化生,与津液、血液运行失常有关。严用和在《济生方》中说："人之气道贵乎顺,顺则津液流通,决无痰饮之患。(若)调摄失宜,气道闭塞,水饮停于胸隔,结而成痰,其为病也,症状非一"。杨仁斋《直指方》中说："盖气为血帅也,气行则血行。气滞则血滞,气温则血温,气寒则血寒,气有一息不运,则血有一息之不行"。则分别阐述了气机逆乱在痰瘀形成中的作用,以及治痰调血需以调气为先的治疗大法。而最早提出痰瘀相关的却是作为金元四大家之一的朱丹溪,其在《局方发挥》中提出了"自气成积,自积成痰。痰夹瘀血,遂成窠囊"。并提出"痰瘀并存,痰瘀同治"的理论,也就是治痰要活血,血活则痰化,同时倡导"善治痰者,必先治气,同时也要治血",从而开创了痰瘀致病之说。

3. 明清时期

明·罗赤诚师承丹溪,对痰挟瘀血和瘀血挟痰的病因病机、症状体征及治法进行了详细阐述。他说："或问痰挟瘀血,何以验之? 予曰: 子知有痰挟瘀血,不知有瘀血挟痰。如先因伤血,血逆则气滞,气滞则生痰,与血相聚,名曰瘀血挟痰。患处按之则痛而不移,其证或吐,或衄,或大便黑;其脉轻举则滑,重按则涩。治宜导痰破血,先用导痰汤加苍术、香附、枳壳、白芥子开郁导痰,次用芍、归、桃仁、红花、苏木、丹皮、莪术以破其血。若素有郁痰,后因血滞,与痰相聚,名曰痰夹瘀血。患处则痛而少移,其证或为胀闷,或为寒热;其脉轻举则扎,重按则滑。治宜先破其血,而后消痰;或消痰破血二者兼治。医或误补,或寒凉之剂,致病邪郁久而成窠囊。其窠囊之验,患处则痛而不能转侧,或肺膜间偏热偏肿,咳喘痰臭。丹溪云:'痰夹瘀血,遂成窠囊者,不治',正此谓也。"清·唐容川《血证论》有"血积既久,亦能化为痰水,反之痰水停聚日久,气机不利,血流亦不畅或溢出脉外也可形成新的瘀血。"进一步说明瘀可化痰,痰可生瘀,痰瘀互结,互为因果,瘀则血难行,血凝则痰难化。另有"丹溪云,此证多系痰挟瘀血……用四物汤加桃仁、诃子、青皮、竹沥、姜汁治之。丹溪此论,洞中病情。盖失血之家,所以有痰,皆血分之火,所结而成。然使无瘀血,则痰气有消容之地……丹溪此论,可谓发矇振聩。"以上可以看出丹溪"痰瘀并存,痰瘀同治"的理论对后世痰瘀相关理论的发展有着巨大的影响。

4. 近现代

近现代以来,痰瘀同治法被广泛应用于临床各科。著名中医学家周仲瑛以五脏论痰瘀,提出从痰瘀论治疑难病九法:温通祛寒、化痰消癥;清热化痰、凉血祛瘀;润燥化痰、活血祛瘀;燥湿化痰、活血祛瘀;理气解郁、化痰行瘀;益气活血、化痰通络;养血和血、化痰消癥;滋阴化痰、活血消癥;温阳消阴、化痰活血。并将痰瘀同治法广泛推广应用至肺病、心病、糖尿病及其他疑难杂病中。

董建华老中医指出,胸痹的基本病机是"胸阳不振,阴邪上承或痰浊痹阻导致气血运行不畅"。邓铁涛教授在论治冠心病方面提出气血痰瘀相关的理论认识,以及"痰是瘀的早期阶段,瘀是痰的进一步发展"的学术主张,针对南方患者多为气虚痰浊为阻的病理特点,主张益气除痰祛瘀,临证喜用温胆汤加参。

古人有"痰生百病形各色"、"百病多痰"、"痰注全身"、"怪病多痰"、"怪病多瘀"等的描述,从不同角度反映了痰邪、瘀血致病的广泛性和奇态性。因痰致瘀,痰瘀夹杂,随气流通,可停滞于脏腑任何部位,表现为"不通则痛"、"不荣则痛"及气机阻滞所导致的其他病症。近现代很多医家都不约而同地提出,中医学中久治不愈或久痛不愈的疑难重病证多责之于痰瘀。

二、应 用 心 法

(一)郭士魁祛痰活血法应用经验

郭士魁老先生,作为国内著名的中医药学家和临床医家,熟读深悟中医经典,基础理论深厚,临床经验丰富,尤其是心脑血管病及疑难重症方面有独特的认识及专长。针对胸痹心痛的治疗,发展了活血化瘀、芳香温通理论,擅长"以通为补"治法,其中通法包括通气滞、调血瘀、逐痰阻。并将"以通为补"治法灵活辨证地应用于其他内科杂病的治疗中。现将郭老祛痰活血治法应用经验总结如下。

1. 祛痰活血治疗冠心病

郭老认为,胸痹心痛一证,"寒凝痰阻"、"气滞血瘀"是标,"心阳不宣"、"心气不足"是本。故治疗上注重"通法"与"补法"相结合,在益气宣痹通阳的基础上,予以逐痰活血治法方可标本兼治。代表方有瓜蒌薤白半夏汤、枳实薤白桂枝汤合并冠心2号方等活血方。薤白有温通宽胸理气的作用。早在《灵枢》中,即有心痛宜食薤的记载。清代医家王朴庄提出瓜蒌能使人心气"内洞"的见解,所谓"内洞"是指胸没有压闷的感觉。对于胸阳不振,阴乘阳位气机闭塞,不通则痛一类病证,痰饮较轻者,可以选用瓜蒌薤白白酒汤温通散寒,理气定痛。

2. 祛痰活血治疗高血压

脾主运化,多食肥甘厚味之人多湿,湿困脾土,运化失调,湿重则易生痰。痰湿阻逆则升降失调,久之痰湿化火,血压升高。同时,高血压患者多兼有气滞血瘀,或久患高血压导致的气阴两虚、气滞血瘀、经络闭阻。症状多见:头晕,头重如裹,肢麻或胸痛,心烦欲吐,腹泻痞满,少食多眠,舌胖质淡,或舌质紫黯,苔白腻,或厚而无津,脉弦滑。治疗宜健脾化湿,清热化痰,兼顾活血化瘀。方用温胆汤合并冠心2号方加味。采用陈皮、半夏、茯苓、甘草、枳壳、竹茹、钩藤、尾连祛痰。枳壳与半夏相配化痰降逆,竹茹、陈皮相配和胃理气,钩藤平肝,尾连清热。

另外,针对痰瘀同病引起的其他疾病,根据异病同治的原则,亦采用祛痰活血治法。引起头痛的病因有多种,如瘀血夹痰证,治疗上活血止痛多用川芎、郁金、枳壳、柴胡、丝瓜络、络石藤;祛痰止痛多用陈皮、半夏、胆南星。对于风阳内动,夹痰夹瘀走窜经络引起的中经络证,采用平肝潜阳的同时,予川贝、竹沥、天竺黄之类祛痰,川芎、赤芍、川牛膝、红花、全蝎、蜈蚣、地龙等活血通络。对于风痰夹瘀,闭阻清窍的中脏腑之"阳闭",予天竺黄、胆南星、川贝、石菖蒲等开窍化痰;"阴闭"则先采用苏合香丸芳香开窍,再用导痰汤,以天麻、僵蚕、石菖蒲、郁金等息风豁痰,同时佐予络石藤、全蝎、蜈蚣、红花等活血通络之品。对于因痰瘀阻滞导致的闭经,郭老在冠心2号活血化瘀基础上,常予陈皮、半夏、苍白术祛除痰浊。

郭老在治疗痰瘀同病引起的疾病时,祛痰多采用利湿化痰或清热化痰之剂,如二陈汤、温胆汤、导痰汤、瓜蒌薤白半夏汤、小陷胸汤等加减;活血多在冠心2号方的基础上,根据瘀血程度、部位合理选用和血、活血、破血药物。祛痰药物多采用瓜蒌、薤白、半夏、陈皮、泽泻、南星、郁金、菖蒲、川芎、枳壳、党参、生龙骨;对于热痰证,仍采用黄芩、黄连、半夏、郁金、银花藤、黄芩、竹沥、天竺黄、川贝等清热祛痰。在整理郭老临证经验过程中,还总结出一系列具有祛痰活血作用的经验方。如冠通汤:党参、当归、丹参、鸡血藤、瓜蒌、薤白、红花、郁金、玄胡。适用于胸痹心痛,心悸气短的冠心病、心绞痛。宣痹汤:瓜蒌、薤白、半夏、枳壳、生姜、茯苓、桂枝、陈皮、甘草。适用于冠心病心绞痛,胸闷憋痛为主且有腹胀胃满者。降压通脉汤:瓜蒌、薤白、草决明、黄芩、丹参、香附、菊花、鸡血藤、红花、郁金、珍珠母。适应于胸痹心痛,头痛头晕的冠心病合并高血压、心绞痛而有头晕头痛者。冠通2号:当归、郁金、薤白、红花、三棱、莪术、乳香、没药、鸡血藤、党参。适应于冠心病、心绞痛,气虚而有痰瘀,瘀血明显者。

(二)翁老祛痰活血法应用经验

翁老继承前人血瘀证-活血化瘀理论,尤其是郭士魁老中医"以通为补"、"通补兼施"的学术思想,在长期临床实践中,将活血化瘀治法进行发展创新,提出"化瘀不单活血,当知常达变",总结提炼出一系列具体实用的治法。如针对痰瘀同病证候的治疗,提出祛痰活血治法。

1. 五脏论"痰瘀同病"

(1)脾的功能失调:脾气散精,主运化精微,将津液输布至全身。若脾的运化功能失调,则水湿停蓄,聚而为痰。脾主统血,有统摄、控制血液在脉中正常运行而不溢出脉外的功能,"五脏六腑之血,全赖脾气统摄"。若脾的统血功能失调,则血液不能正常循行于脉管内,而溢出脉外凝而为瘀。《医宗必读·痰饮论》谓:"惟脾土虚弱,清者难升,浊者难降,留中滞隔,瘀而成痰。"说明脾虚可致痰瘀。

(2)肺的功能失调:肺主行水,通调水道,为水上之源。肺气宣发和肃降对于体内津液代谢具有疏通和调节的作用。肺为娇脏,喜润恶燥,若肺失于濡润,肺气失宣,不能敷布津液,津液停聚而为痰。肺朝百脉,主一身之气而司呼吸,调节着全身的气机,辅助心脏,推动和调节血液的运行。若肺功能失调,影响了肺朝百脉的生理功能,肺脏不能有效地辅助心脏推动血液运行,血液停滞为瘀。说明肺的功能失调可致痰瘀。

(3)肾的功能失调:"肾者水脏,主津液"。肾对津液的主宰作用,主要表现在肾所藏的精气,是机体生命活动的原动力,亦是气化作用的原动力,因而胃的"游益精气",脾的"散精",肺的"通调水道"以及小肠的"分清别浊",都需要依赖肾的蒸腾气化作用而实现。全身的水液,最后亦都要通过肾的蒸腾气化,升清降浊,使"清者"蒸腾上升,从而向全身布散;"浊者"下降化为尿液,注入膀胱。若肾的蒸腾气化作用失常,则津液不能蒸化而为痰浊;或肾精亏虚,阴虚火动,灼津为痰。明《医贯·痰论》中云"肾虚不能制水,则水不归源,如水逆行,洪水泛滥而为痰,是无火者也"。肾藏精,为诸脏之本,肾虚则五脏六腑皆虚,"脏腑虚弱,气血运行无力,则瘀滞丛生,瘀滞成则怪病生",即为肾虚血瘀。由此得出肾虚亦致痰瘀。

(4)肝的功能失调:肝主疏泄,调节全身气机,气行则津行,促进津液的输布运行。若肝失疏泄,影响三焦通调,津液郁而为痰。肝主藏血,具有贮藏血液和调节血量的功能,并能收摄血液,防止出血。如肝不藏血,血溢脉外,引起出血,凝而瘀。肝主疏泄,调畅气机,具有保持全身气机疏通畅达,推动和调节着津液、血液的循行。若肝失疏泄,气机郁滞,气为血帅,气行则血行,气滞则血滞,血滞而为瘀;气滞水液运行障碍凝结为痰。《沈氏尊生书》亦说:"气运于血,血随气亦周流,气凝血亦凝矣,气凝在何处,血亦凝在何处"。另外,若肝肾阴亏,津液不足或热灼阴耗津,机体阴津液亏,汁稠重浊,气催不动,流行不畅,也可以停着凝结而为痰,即所谓津液不足而生痰。由此肝的功能失调亦可致痰瘀。

(5)心的功能失调:心主血脉,心为血液循行的动力,血在心气的推动下循行于脉管中;全身血液,依赖心气的推动,内灌脏腑,外达经络,发挥其濡养作用。如心不主血,则血无以行,停聚而为血瘀。血不载气,血运缓慢,津液不得布散,聚而成痰;或心阴亏耗,或因心火炽盛,热灼津生痰。说明心的功能失调亦可致痰瘀内生。

由此,五脏功能失调,均可导致痰、瘀内生,痰生易致瘀,瘀生亦可致痰。

最终出现痰瘀同病之证候。由于脏腑生理病理的特殊性,痰与瘀尚有主次之分。一般肺、脾、肾痰瘀多以痰为主,所谓"痰之本,水也,原于肾;痰之动,湿也,至于脾;痰之治,气也,主于肺"。心肝痰瘀多以瘀为主,所谓"恶血必归于肝"、"瘀血不离乎心"。

2. 气血(津液)、阴阳与"痰瘀同病"

气者,人之根本。气是活力很强的精微物质,能激发和促进人体的生长发育及各脏腑经络等组织器官的生理功能;能推动血液的生成、运行,以及津液的生成、输布和排泄等。若人体气机郁结不行或气虚推动无力,不仅可以直接生痰凝瘀,还可影响脏腑的生理功能而导致痰瘀的形成。

阴虚,即精血或津液亏损。"血主濡之",全身各部(内脏、五官、九窍、四肢、百骸)无一不是在血的濡养作用下而发挥功能的。津血同源,血虚津液亏虚,脉道失充,血运滞涩为瘀;血虚津液亏虚,水液运行缓慢,凝而为痰,所谓"血虚则精竭水结,痰凝不散";血虚失于濡养,脏腑功能失调,亦可致痰瘀内生。阴虚不能制阳,阳热之气相对偏旺而生内热,"阴虚生内热",灼津为痰为瘀。

"阳气者,精则养神,柔则养筋"。阳气是人体物质代谢和生理功能的原动力,具有温养全身组织,维护脏腑功能的气化与推动作用。阳虚,即阳气不足,"阳虚则生寒",失去温煦、气化与推动功能,血液、津液凝滞为痰瘀。《医学入门》说:"若阳虚肾寒,不能收摄邪水,冷痰溢上……"阴阳、气血失于平衡均能导致痰瘀内生,尤其气的平衡失调,为痰瘀内生的直接因素,因此调理气机在痰瘀同病治疗过程中至关重要。

气虚,气化不利,气不帅血,推动不利,津血流缓,怠堕沉积;津血亏虚,脉道滞涩,运行缓慢;阳虚寒凝,阻滞津血流通,均可停滞为痰瘀。由此可见,一切内外因素所引起的人体气血不和,脏腑功能失调,三焦气化不利为痰瘀生成之本。痰瘀停留五脏,亦可导致五脏功能失调,表现为相应的症状体征。

3. 辨证论治

痰瘀同治的治法方药针对痰瘀同病的证候。朱丹溪倡导"导痰破瘀"的治疗原则,主张先用导痰汤加苍术、香附、枳壳、白芥子开郁导痰,再用川芎、当归、桃仁、红花、苏木、丹皮、莪术以破血行瘀。综合其所用之药,亦可体现出朱丹溪针对痰瘀同病所采用的治疗宗旨,即治痰要活血,血活则痰化,痰瘀同治。同时,朱丹溪在《丹溪心法》中提出了"善治痰者,不治痰而治气,气顺则一身之津液亦随气而顺矣"。亦即祛痰活血同时,需注重行气理气,气机通利,气顺则痰消,气行则瘀自散。翁老在临床实践中,以前人痰瘀同治经验为基础,同时根据五脏、气血(津液)、阴阳与"痰瘀同病"的关系,总结出以下痰瘀同治的基本治法。

（1）五脏论治

1）脾虚致痰瘀:采用益气健脾,祛痰化瘀治法。

2）肺气不利致痰瘀:采用宣肺理肺或润肺,祛痰化瘀治法。

3）肾虚致痰瘀:采用温肾益肾,祛痰化瘀治法。

4）肝郁气滞致痰瘀:采用疏肝理气,祛痰化瘀治法。

5）肝肾阴虚致痰瘀:采用滋补肝肾,祛痰活血治法。

6）心气不足致痰瘀:采用补益心气,祛痰化瘀治法。

7）心阳痹阻致痰瘀:采用温通心阳,祛痰化瘀治法。

8）心火灼伤津血致痰瘀:采用清心泻火,祛痰化瘀治法。

（2）气血阴阳论治

1）从气论治:采用益气理气,祛痰活血治法。

2）从血(阴)论治:采用滋阴养血,祛痰活血治法。

3）从阳虚论治:采用温阳化气,祛痰活血治法。

翁老临诊时除以上基本治法外,还尤其注重个体辨证论治。根据"痰瘀同病"所兼加的其他证候或痰瘀证之程度灵活合并应用其他治法。如痰瘀日久,郁而化热化火,则在祛痰活血基础上佐以清热解毒之品;如痰瘀证兼加寒凝之邪,则选用祛痰活血药中性味较温热的药物以温化寒痰瘀血;针对痰瘀证中的燥痰证,则选用润肺化痰之法;针对痰瘀日久,引动内风,风痰夹瘀之证,则灵活选用息风化痰之品;针对痰瘀日久,胶着难祛之证,则选用力量较强的涤痰破血之品,同时不忘顾护正气;针对痰瘀证中,痰饮水湿之邪显著者,则加强燥湿化痰之功;针对痰瘀证中,血虚血瘀较重者,祛痰活血治法中则注重养血(阴)活血;针对痰瘀同病,蒙蔽瘀阻清窍者,宜加强开窍化痰,通窍活血之功;针对痰瘀留滞不同脏腑,所导致的脏腑功能失调,则灵活选用归属相应脏腑的祛痰活血药。

三、方药解析

翁老在临诊过程中,根据上述治法,灵活运用古代医家及现代医家治疗痰瘀之证的经典方药,获得了较好的临床疗效。笔者对翁老临诊常用的祛痰与活血方药进行系统整理,总结如下。

（一）翁老常用祛痰活血古方今用

1. 二陈汤

【来源】《太平惠民和剂局方》

【组成】半夏10g,陈皮10g,茯苓15g,生姜6g,甘草6g。

【功用】燥湿化痰,理气和中。

【主治】湿痰证。咳嗽痰多,色白易咯,恶心呕吐,胸膈痞闷,肢体困重,或头眩心悸,舌苔白滑或腻,脉滑。

【方解】该方被认为是治疗痰证通用基础方,《医方集解》说:"治痰通用二陈,风痰加南星、白附、皂角、竹沥;寒痰加半夏、姜汁(原方已有半夏,姜汁恐为干姜之误);火痰加石膏、青黛;湿痰加苍术、白术;燥痰加栝楼、杏仁;食痰加山楂、麦芽、神曲;老痰加枳实、海石、芒硝;气痰加香附、枳壳;胁痰在皮里膜外加白芥子;四肢痰加竹沥",此议可谓详矣。

该方充分体现了治痰先理气,气顺则痰消之意。半夏、橘红皆以陈久者良,无过燥之弊,共奏理气燥湿化痰之功。佐以茯苓健脾渗湿,渗湿以助化痰之力,健脾以杜生痰之源。鉴于橘红、茯苓是针对痰因气滞和生痰之源而设,故二药为祛痰剂中理气化痰、健脾渗湿的常用组合。治湿痰,可加苍术、厚朴以增燥湿化痰之力;治热痰,可加胆星、瓜蒌以清热化痰;治寒痰,可加干姜、细辛以温化寒痰;治风痰眩晕,可加天麻、僵蚕以化痰息风;治食痰,可加炒神曲、炒麦芽以消食化痰;治郁痰,可加香附、青皮、郁金或合柴胡疏肝散理气解郁化痰;治痰流经络之瘰疬、痰核,可加海藻、昆布、牡蛎以软坚化痰。

2. 导痰汤

【来源】《济生方》

【组成】制半夏10g,橘红10g,茯苓15g,枳实10g,南星3g,甘草6g。

【功用】燥湿豁痰,行气开郁。

【主治】主治痰涎壅盛,胸膈痞塞,胁肋胀满,头目眩晕,喘急痰嗽,咳唾稠黏,坐卧不安,纳呆。

【方解】本方即二陈汤加胆星、枳实。南星辛温燥烈,用胆汁制过,去其温燥之性,擅祛风痰;枳实与半夏相配化痰降逆,与陈皮相伍,增强下气消痰之功。燥湿化痰行气之力较二陈汤为著,适用于痰涎壅盛或风痰壅盛者。吴昆:"风痰涌盛者,此方主之。风痰者,湿土生痰,痰生热,热生风也。半夏、陈皮、茯苓、甘草,前之二陈汤耳;加南星以治风痰;入枳壳,去痰如倒壁"。

3. 涤痰汤

【来源】《奇效良方》

【组成】茯苓15g,人参10g,甘草6g,橘红10g,胆星3g,法半夏10g,竹茹10g,枳实10g,菖蒲10g。

【功用】豁痰清热,利气补虚。

【主治】中风痰迷心窍,舌强不能言,喉中痰鸣,漉漉有声,舌苔白腻,脉沉滑或沉缓。

【方解】《医方集解》云:"此手太阴、足太阴药也。心脾不足,风邪乘之,而痰与火塞其经络,故舌本强而难语也。人参、茯苓、甘草补益心脾而泻火;陈皮、南星、半夏利气燥湿而祛痰;菖蒲开窍通心,枳实破痰利膈,竹茹清燥开郁,使痰消火降,则经通而舌柔矣。"该方是在导痰汤基础上加石菖蒲、竹茹、人参、甘草,较之导痰汤又多开窍扶正之功,橘红、法半夏、胆星利气燥湿而化痰,菖蒲通心开窍,竹茹清热化痰,枳实破痰利膈,人参、茯苓、甘草补益心脾而泻火,使痰消火降,经络通利,所以服此方后能够苏醒而言语。

4. 金水六君煎

【来源】《景岳全书》

【组成】当归12g,熟地15g,陈皮10g,法半夏10g,茯苓12g,炙甘草6g。

【功用】滋养肺肾,祛湿化痰。

【主治】肺肾虚寒,水泛为痰,或年迈阴虚,血气不足,外受风寒,咳嗽呕恶,喘逆多痰,痰带咸味,或咽干口燥,自觉口咸,舌质红,苔白滑或薄腻。

【方解】方以二陈汤健脾化痰,加熟地、当归滋阴养血,肺肾并调,金水相生,脾气健运,湿痰不生;肺肾复元,咳喘自止。适宜于肺肾阴虚,水泛为痰者。咳喘甚者,加桔梗、杏仁,兼表虚者,加黄芪、防风;咳痰黄稠者,加贝母、黄芩;痰盛气滞、胸胁不快者,加郁金、柴胡;阴寒盛而嗽不愈者,加蜜麻黄、细辛、附子。

5. 温胆汤

【来源】《备急千金要方》

【组成】法半夏10g,竹茹12g,枳实10g,陈皮10g,甘草6g,茯苓15g。

【功用】化痰和胃,养心安神。

【主治】胆郁痰扰证。胆怯易惊,头眩心悸,心烦不眠,夜多异梦;或呕恶呃逆,眩晕,癫痫,苔白腻,脉弦滑。

【方解】罗谦甫曰:"胆为中正之官,清静之府,喜宁谧恶烦扰,喜柔和恶壅郁,盖东方木德,少阳温和之气也。若病后,或久病而宿有痰饮未消,胸膈之余热未尽,必尽伤少阳之和气,以故虚烦惊悸者,中正之官,以槁蒸而不宁也;热呕吐苦者,清静之府以郁炙而不谧也;痰气上逆者,木家挟热而上升也。方以二陈治一切痰饮,加竹茹以清热,加生姜以止呕,加枳实以破逆,相济相须,虽不治胆而胆自和,盖所谓胆之痰热去故也,命名温者,乃谓温和之温,非谓温凉之温也。若谓胆家真畏寒而怯而温之,不但方中无温胆之品,且有凉胃之药也。"宋代陈无择《三因方》进一步扩大了温胆汤的主治定位,认为凡"痰涎"和"气郁"所变生的诸证都可以使用温胆汤。翁老临诊多用于因情志不遂,胆失疏泄,气郁生痰,痰浊内扰,而致胆胃不和之证。胆为邪扰,失其宁谧,则胆怯易惊、心烦不眠、夜多异梦、惊悸不安;胆胃不和,胃失和降,则呕吐痰涎或呃逆、心悸;痰蒙清窍,则可发为眩晕,甚至癫痫。治宜化痰和胃,养心安神。方中半夏与竹茹相伍,一温一凉,化痰和胃,止呕除烦;陈皮与枳实相合,亦为一温一凉,而理气化痰之力增。若痰热症状显著,可加黄芩、黄连,单加黄连则有"黄连温胆汤"之意,可用于痰热内扰证;若心烦甚者,加山栀、豆豉、莲子心以清热除烦;失眠者,加酸枣仁、柏子仁、远志以宁心安神;惊悸者,加珍珠母、生牡蛎重镇安神;呕吐呃逆者,酌加苏叶或苏梗、旋覆花以降逆止呕;眩晕,加天麻、钩藤以平肝息风。

6. 小陷胸汤

【来源】《伤寒论》

【组成】黄连10g,法半夏10g,瓜蒌12g。

【功用】清热化痰,宽胸散结。

【主治】痰热互结之结胸证。胸脘痞闷,按之则痛,或心胸闷痛,或咳痰黄稠,舌红苔黄腻,脉滑数。

【方解】痰热互结心下或胸膈,气郁不通,故胃脘或心胸痞闷,按之则痛。治宜清热涤痰,宽胸散结。方中全瓜蒌甘寒,清热涤痰,宽胸散结,用时先煮,意在“以缓治上”,而通胸膈之痹。以黄连苦寒泄热除痞,半夏辛温化痰散结,两者合用,一苦一辛,体现辛开苦降之法;与瓜蒌相伍,润燥相得,是为清热化痰,散结开痞的常用组合。若心胸闷痛者,加柴胡、郁金、赤芍、红花等以行气活血止痛;咳痰黄稠难咯者,可减半夏用量,加胆南星、杏仁、贝母等以清润化痰。

7. 瓜蒌薤白半夏汤

【来源】《金匮要略》

【组成】瓜蒌12g,薤白12g,法半夏10g。

【功用】行气解郁,通阳散结,祛痰宽胸。

【主治】痰盛瘀阻胸痹证。症见胸中满痛彻背,背痛彻胸,不能安卧者,短气,或痰多黏而白,舌质紫黯或有暗点,苔白或腻,脉迟。

【方解】《金匮要略》:“胸痹不得卧,心痛彻背者,栝蒌薤白半夏汤主之。”本方是用于治疗因浊阴上逆,阳气不通,痹阻胸阳,不通则痛的胸痹之证。故用瓜蒌清热涤痰,宽胸散结;薤白通阳气以化浊阴;半夏辅瓜蒌降逆化饮。若阳气舒,浊阴散,其气塞胸痹之证皆自愈。痰饮较轻者,选用温通散寒,理气定痛的瓜蒌薤白白酒汤,“薤白滑利通阳,瓜蒌润下通阴,佐以白酒熟谷之气,上行药性,助其通经活络,而痹自开。”气滞或寒凝较著者,可配伍枳实薤白桂枝汤,枳实、厚朴开痞散结,下气除满;桂枝上以宣通心胸之阳,下以温化中下二焦之阴气,既通阳又降逆。降逆则阴寒之气不致上逆,通阳则阴寒之气不致内结。

8. 半夏白术天麻汤

【来源】《医学心悟》

【组成】法半夏10g,天麻12g,茯苓15g,陈皮10g,白术12g,甘草6g。

【功用】化痰息风,健脾祛湿。

【主治】主治风痰上扰证。眩晕,头痛,胸膈痞闷,恶心呕吐,舌苔白腻,脉弦滑。

【方解】本方为翁老治疗风痰上扰所致高血压眩晕的常用方。方中半夏燥湿化痰,降逆止呕;天麻平肝息风,而止头眩,两者合用,为治风痰眩晕头痛之要药。李东垣在《脾胃论》中说:"足太阴痰厥头痛,非半夏不能疗;眼黑头眩,风虚内作,非天麻不能除。"白术、茯苓健脾祛湿,杜生痰之源。佐以橘红理气化痰,俾气顺则痰消。若眩晕较甚者,可加钩藤、葛根柔筋舒经;头痛甚者,加白芷、白蒺藜等祛风止痛;兼气虚者,可加党参、生黄芪以益气;湿痰偏盛,舌苔白滑者,可加泽泻、车前草、川牛膝以利湿化饮。

（二）翁老常用活血方

针对痰瘀同病的患者,翁老除辨证选择祛痰经典方剂外,还灵活辨证地应用活血化瘀方,如冠心2号方活血化瘀止痛;冠心3号方理气活血;冠心4号方益气活血,通脉止痛;冠心5号方活血止痛,益气化瘀;冠心6号方破血逐瘀;安神解郁活血方,理气活血,解郁安神;补阳还五汤益气活血通络;桃红四物汤养血活血。

（三）翁老常用祛痰活血组方

祛痰活血治法是翁老师门诊常用的活血化瘀治法之一。对2013年8月至2014年12月翁老门诊诊治冠心病患者的317诊次的治法分析,其中祛痰活血治法在活血化瘀治法中排名第五,比例为43.8%。总结翁老祛痰活血治法的基本方如下:

1. 健脾祛痰活血方

【组成】陈皮12g,法半夏10g,茯苓15g,白术12g,丹参12g,川芎12g,生黄芪12g,红花12g,郁金12g。

【功用】益气健脾,祛痰活血。

【主治】脾虚痰瘀证。症见胸闷胸痛,心悸气短,或头眩头痛,肢体困重,咳嗽痰多,色白易咯,恶心呕吐,舌黯,苔白滑或腻或有瘀斑,脉弦滑。或无典型临床表现,客观检查有冠状动脉狭窄、血液流变学异常、血液黏度增高等。

【方解】该方由二陈汤与冠心2号方加减组成。临床多用于因脾虚导致的痰瘀互结轻证。生黄芪益气健脾以治本;陈皮、半夏燥湿理气化痰,丹参、川芎、红花活血化瘀以治标;茯苓、白术辅助生黄芪健脾,助津血运化,同时亦有助于祛湿化痰;陈皮、郁金理气,气行则痰瘀得消。全方标本兼顾,药性平和,益气与理气并用,祛痰与活血共施,为治疗痰瘀同病轻证患者的基础方。若因脾虚痰瘀,致痰饮阻肺,肺气失宣,咳喘痰多,寒象较重者,予苓甘五味姜辛汤加减,温化痰瘀;若热象较著,则予清气化痰丸加减,以清热化痰祛瘀;若痰瘀久化火,毒热之症显著,则以黄连温胆汤加减;若痰火耗伤阴津动血,则加生地黄、麦冬、玄参、丹皮等凉血滋阴。

2. 通阳祛痰活血方

【组成】瓜蒌15g,薤白12g,法半夏10g,桂枝10g,三棱10g,莪术10g,川牛膝12g,北沙参15g,生黄芪15g,延胡索12g。

【功用】宣痹通阳,祛痰活血。

【主治】痰瘀互结重证。症见胸闷重,遇阴雨天易作,或胸部疼痛明显,夜间加重,咳唾痰涎,或见口黏,恶心,纳呆,倦怠,或便软等症。舌暗红或紫红,苔白腻或白滑,脉滑或弦紧。

【方解】该方为瓜蒌薤白半夏汤合冠心6号方加减。临床多用于痰瘀互结,痹阻胸阳之重证。《金匮要略·痰饮咳嗽病脉证治》亦指出"病痰饮者,当以温药和之",故治疗时以瓜蒌、薤白、半夏宣痹通阳,理气祛痰;佐以桂枝温通心阳,协助畅通气机;冠心6号方破血逐瘀以止痹通,延胡索理气止痛;生黄芪、北沙参益气助祛痰瘀,同时能够预防祛邪伤正之弊。全方祛邪与扶正兼顾,益气与理气并用,同时在祛痰活血基础上佐以温药,痰去则瘀消,瘀除则痰化,是为治疗痰瘀互结之较重患者。痰瘀之邪在体内郁结日久化热,酌加黄连、竹茹、知母、麦冬等清热化痰或滋阴清热的药物。兼见气郁者加用柴胡、香附、郁金、佛手、桃仁、红花、赤芍、山楂等理气活血;痰瘀交结兼见气虚阳亏可酌减破气之品,加用党参、白术、附子、淫羊藿、巴戟天、旱莲草等益气温阳。

3. 补肾祛痰活血方

【组成】当归12g,熟地15g,黄精12g,生黄芪15g,郁金12g,陈皮10g,法半夏9g,桃仁10g,丹参15g,红花10g。

【功用】滋阴养血,活血祛痰。

【主治】阴虚血亏,痰瘀内生。症见咳嗽呕恶,喘逆多痰,痰带咸味,或咽干口燥,自觉口咸,经期延后,量少色淡,或老年人五心烦热,心悸失眠,盗汗,头晕耳鸣,两目干涩,皮肤瘀斑,或有鼻衄、咯血等。舌红,苔少或薄腻,有瘀点或瘀斑,脉弦细数。

【方解】该方为金水六君煎合桃红四物汤加减。临床适用于先天禀赋不足,或年老体衰致阴血亏虚,痰瘀内生之证。当归、熟地、黄精补肾养阴,肾气充,则五脏六腑得之温煦推动,气血津液得以化生并正常运行;当归、丹参养血活血;生黄芪、郁金益气理气,助气机通畅;陈皮、半夏、桃仁、红花则祛痰活血。全方攻补兼施,以补益为主,用于治疗阴虚血亏,痰瘀互结之本虚标实证。阴虚生内热,若虚热内生,则予知母、胡黄连、白薇等清虚热;痰瘀日久亦化热,若实热内生,则酌情予黄芩、黄连、栀子等清热;若因肾虚不纳气致咳喘,则予蛤蚧散加减;若因阴虚血亏,肠道失于润滑导致便秘,则予生地、火麻仁、肉苁蓉润肠通便;若患者易焦虑、抑郁,则加用柴胡疏肝散或逍遥散,健脾疏肝,理气解郁。

（四）翁老使用祛痰药作用

1. 法半夏

【性味归经】味辛,性温,有毒。归脾、胃、肺经。

【作用功效】燥湿化痰,降逆止呕,消痞散结。

【主治病证】用于痰多咳喘,痰饮眩悸,风痰眩晕,痰厥头痛。

【翁老经验】法半夏,为石灰制半夏,毒性较小,主治病证寒痰、湿痰证。用于痰多咳喘,痰饮眩悸,心下痞等证,多与陈皮合用,以理气化痰;配伍麻黄、细辛、五味子、干姜以降气止咳平喘;配伍茯苓、生姜、干姜以温阳化饮;配伍瓜蒌、厚朴以散结化痰;配伍人参、麦冬等以补虚降逆;配伍柴胡、黄芩等以调理寒热;用于风痰眩晕,痰厥头痛等证,多与天麻、白术、钩藤通用,以息风豁痰,平肝止痛。同时具有调脾和胃的作用,多用于治呕吐、痰饮、咳喘、心下痞等证,常配伍生姜、干姜以和胃止呕。

2. 厚朴

【性味归经】味苦、辛,性温。归脾、胃、大肠经。

【作用功效】行气消积,燥湿除满,降逆平喘。

【主治病证】食积气滞,腹胀便秘,湿阻中焦,脘痞吐泻,痰壅气逆,胸满喘咳。

【翁老经验】厚朴一药治疗范围较为广泛,厚朴之温可以燥湿,辛可以清痰,苦可以下气。用于食积气滞多与陈皮、炒神曲、炒麦芽、焦三仙、鸡内金,消食行气;治疗腹满痛或兼有便秘时,常配伍枳实、大黄等破气消痞、泻下攻积之品,以增强消痞通滞之力,且用量多重;治疗脾胃痰湿阻滞所致脘痞吐泻,常与陈皮、半夏、生姜、人参等益气健脾,燥湿化痰;对于痰壅气逆导致的胸满咳喘或咽部异物感,多与半夏、杏仁、苏叶、陈皮、茯苓、生姜、蜜麻黄等理气化痰,宣肺平喘。

3. 陈皮

【性味归经】味辛、苦,性温。归脾、胃、肺经。

【作用功效】健脾和胃,行气宽中,降逆化痰。

【主治病证】用于胸脘胀满,食少吐泻,咳嗽气喘痰多。

【翁老经验】陈皮,即橘皮,温能行气,辛能发散,苦而燥湿。其能行脾胃之气,气行则脾胃健运,痰去湿化;辛散肺气,苦泄肺气,温化寒气,则能治痰多咳喘,气壅食停。和党参、白术同用,则有补脾胃的作用;与人参、甘草同用则有补肺气的作用;与半夏、厚朴、苍术同用,则有行气燥湿化痰的作用;与茯苓同用则有祛湿的作用;与竹茹同用则有降气止呕的作用;与干姜同用能温化寒痰;与杏仁同用则有理肺平喘的作用;与黄芩、桑白皮、川贝母同用能清肺化痰。青皮为未成熟果实的皮,主入肝脾经,行气之力较陈皮强,易伤正气,而燥湿化痰之力弱于陈皮,且因此常用于气滞痰阻证之气滞较明显者。橘红,为陈皮去其内白者,其辛苦之味较重,故临床主要用在祛湿化痰上,尤其是痰多壅肺所致的咳喘。

4. 薤白

【性味归经】味辛、苦,性温。归心、肺、胃、大肠经。

【作用功效】通阳散结,行气导滞。

【主治病证】胸痹心痛彻背,胸脘痞闷,咳喘痰多,脘腹疼痛,泻痢后重,白带,疮疖痈肿。

【翁老经验】薤白,《别录》谓:"温中,散结气。"《长沙解药》云:"薤白,辛温通畅,善散壅滞,故痹者下达而变冲和,重者上达而化轻清。"由此可见薤白辛散温通,善散阴寒之凝滞,通胸阳之闭结,为治胸痹之要药。常与瓜蒌、半夏、枳实等配伍,如瓜蒌薤白白酒汤、瓜蒌薤白半夏汤、枳实薤白桂枝汤等,用治寒痰阻滞、胸阳不振所致胸痹证。若兼夹瘀滞,则可与丹参、川芎、赤芍等同用。亦可与高良姜、砂仁、木香等同用,用以治疗胃寒气滞之脘腹痞满胀痛。与木香、枳实配伍则可治胃肠气滞。

5. 瓜蒌

【性味归经】味甘,性寒。归肺、胃、大肠经。

【作用功效】清热化痰,宽胸散结,润燥滑肠,消肿排脓。

【主治病证】咳嗽,胸胁痞痛,咽喉肿痛,乳癖乳痈,肠燥便秘,痈疮肿毒。

【翁老经验】瓜蒌果实入药称全瓜蒌,果皮入药称瓜蒌皮,种子入药称瓜蒌仁,块根入药称天花粉。《本草思辨录》云:"栝楼实之长,在导痰浊下行,故结胸胸痹,非此不治。"瓜蒌善于祛痰,宽胸散结,为治胸痹之常用药物,与薤白、桂枝、厚朴、半夏等同用,可宣痹通阳,宽胸散结;若痰热结于胸中,则予黄连、半夏清热化痰,宽胸散结。瓜蒌皮,长于清热化痰,利气宽胸,治痰热咳嗽、咽痛、胸痛、吐血、衄血、消渴、便秘、痈疮肿毒。瓜蒌仁,润燥涤痰,滑肠通便为优,用于咳燥痰黏,肠燥便秘。天花粉,则侧重清热泻火,生津止渴,排脓消肿,主治病证热病口渴、消渴、黄疸、肺燥咳血、痈肿等。

6. 瓦楞子

【性味归经】味咸,性平。归肺、胃、肝经。

【作用功效】消痰化瘀,软坚散结,制酸止痛。

【主治病证】用于顽痰积结,黏稠难咯,瘿瘤,瘰疬,癥瘕痞块,胃痛泛酸。

【翁老经验】瓦楞子味咸软坚,消顽痰,散郁结。可与海藻、昆布等同用,治瘿瘤、痰核。治痰火凝结之瘰疬,常配贝母、夏枯草、连翘等,以消痰清火散结。用于气滞血瘀及痰积所致的癥瘕痞块,可与三棱、莪术、鳖甲等同用,以增强行气活血,散结消癥之功。煅瓦楞子配黄连、吴茱萸、香附等用于制酸止痛,治疗胃痛嘈杂、泛吐酸水。

7. 石菖蒲

【性味归经】味辛、苦,性温。归心、胃经。

【作用功效】化湿开胃,开窍豁痰,醒神益智。

【主治病证】用于脘痞不饥,神昏癫痫,健忘耳聋,心胸烦闷,胃痛,腹痛。

【翁老经验】石菖蒲,辛开苦燥温通,芳香走窜,有开窍醒神之功。可与半夏、天南星、橘红等合用,如涤痰汤,治中风痰迷心窍,神志昏乱、舌强不能语;若痰热蒙蔽,出现高热、神昏谵语,可配伍竹茹、天竺黄、竹沥,如菖蒲郁金汤;若湿浊蒙蔽清窍,出现头晕、嗜睡、健忘、耳鸣、耳聋等症,又可与茯苓、远志、龙骨等配伍,如安神定志丸。菖蒲,善化湿浊、醒脾胃、行气滞、消胀满。可与砂仁、苍术、厚朴同用,治湿浊中阻,症见脘闷腹胀、痞塞疼痛。

8. 远志

【性味归经】味苦、辛,性温。归心、肾、肺经。

【作用功效】安神益智,祛痰,消肿。

【主治病证】用于心肾不交引起的失眠多梦,健忘惊悸,神志恍惚,咳痰不爽,疮疡肿毒,乳房肿痛。

【翁老经验】远志,宁心安神,多用于因心肾不交引起的失眠、健忘、惊悸等,常配伍茯苓、酸枣仁、柏子仁、夜交藤、五味子等;益智作用,可用于因心肾不足而致的记忆力减退、善忘、精力不集中等,常配石菖蒲、麦冬、五味子、旱莲草、菟丝子、枸杞子等。远志,入肺祛痰止咳,可与杏仁、贝母、桔梗等同用,治疗痰多黏稠、咳吐不爽。

9. 桔梗

【性味归经】味苦、辛,性平。归肺经。

【作用功效】宣肺祛痰,利咽排脓。

【主治病证】用于咳嗽痰多,咽痛,失音,肺痈吐脓。

【翁老经验】桔梗,辛开苦泄,性主升浮,具有开宣肺气,祛痰止咳的作用,用治咳嗽痰多之证,不论肺寒、肺热,皆可应用。治风寒犯肺所致的咳嗽痰多者,常与杏仁、苏叶、橘皮、白前等同用,如杏苏散;用治风热犯肺所致的咳嗽痰多者,则可配伍桑叶、菊花、连翘、虎杖、青果等同用,如桑菊饮;用治痰阻气滞所致的咳嗽痰多、胸膈痞满之证,常与枳壳、瓜蒌、半夏等理气化痰之品同用;用治肺气阴两虚导致的咳嗽气喘,常与北沙参、南沙参、枇杷叶同用,以益气养阴,止咳平喘。宣通肺气,清利咽喉,用治咽痛之证,常配薄荷、牛蒡子、蝉蜕等;若热毒上攻所致之咽喉肿痛,则可配伍板蓝根、玄参等清热解毒;若虚火上炎所致之口腔溃疡、咽喉痛,可与玄参、麦冬、胖大海等同用。

四、医案分析

1. 通阳宣痹,祛痰活血治疗冠心病合并糖尿病

李某某,女,49岁。2014年10月11日就诊。

主诉:间断胸痛1年。

现病史:2013年12月17日突发胸闷、心前区压榨样疼痛,疼痛放射至左肩背,持续15分钟以上,舌下含服硝酸甘油不能缓解,就诊于当地医院,行冠状动脉造影检查示:LAD近端中段局限狭窄90%;中端近段弥漫75%;LCX近段弥漫50%;RCA左室后侧支远段管状80%狭窄。术中于LAD置入支架2枚,后规律服用阿司匹林、硫酸氢氯吡格雷、单硝酸异山梨酯片、美托洛尔片。时下症见:劳累或受寒后左肩背部隐痛,休息可缓解,晨起右侧面部肿胀,脚跟痛,活动后症状可减轻。纳可,眠欠佳,梦多,二便调。舌胖大有齿痕,苔白腻,脉沉细。

既往史:糖尿病病史11年,规律服用二甲双胍、吡格列酮、沙格列汀,血糖控制可。

西医诊断:冠心病,支架植入术后,糖尿病。

中医诊断:胸痹——痰瘀痹阻胸阳。

治法:通阳宣痹,祛痰活血。

处方:三七粉3g(冲服),薤白15g,桂枝12g,丹参15g,川芎12g,红花12g,赤芍12g,郁金12g,鸡血藤15g,地龙12g,茯苓15g,玉米须15g,生黄芪12g,法半夏10g,陈皮10g。30付,水煎服,日1剂,分早晚2次温服。

二诊(2015年1月25日):劳累后左侧肩胛区酸楚不适,颜面浮肿,双手胀感,午后减轻,畏寒,易外感。寐差,多梦,二便调。空腹血糖:7.3mmol/L。舌红,舌体胖大,苔黄厚,脉沉。

处方:三七粉3g(冲服),生黄芪15g,瓜蒌15g,薤白15g,法半夏10g,炒白术12g,桂枝12g,陈皮10g,丹参15g,川芎12g,红花12g,赤芍12g,郁金12g,地龙12g,旱莲草12g,菟丝子12g,怀牛膝12g,茯苓15g,车前草15g,五味子10g,合欢皮15g,酸枣仁15g。60付,水煎服,日1剂,分早晚2次温服。

治疗后左肩背部不适有所缓解,由隐痛转为酸楚不适,痰瘀之证有所改善,仍采用上方益气宣痹通阳,祛痰活血的治法。阳虚显著,故畏寒,予旱莲子、菟丝子、怀牛膝补益肝肾,阴中求阳;神不安则气血难宁,故在前方基础上增加五味子、合欢皮、酸枣仁以养心安神。

按语: 糖尿病的病因多由长期嗜食厚味, 损伤脾胃, 以致脾失健运而湿浊中阻, 聚湿生痰。脾虚运化失职, 气血运化失调, 加之痰饮阻碍气机运行, 血运滞涩, 停而为瘀; 津血同源, 血瘀之后, 津液运行不畅而生痰, 痰病系血, 血病系痰, 痰瘀互结, 痹阻胸阳, 不通则痛; 痰瘀互结, 相互渗透, 络脉不畅, 伤气耗阴, 气阴两虚而致病。糖尿病合并冠心病者常有多支冠脉病变, 且狭窄程度较重, 预后较差, 死亡率较高。翁老治疗糖尿病合并冠心患者痰瘀痹阻胸阳之证, 以宣痹通阳, 祛痰活血为基本治法。方剂常用瓜蒌薤白半夏汤、枳实薤白桂枝汤、涤痰汤、冠心3号方、补阳还五汤加减。

2. 益气养阴, 祛痰活血法治疗酒精性心肌病

陈某某, 男, 47岁。2013年11月7日就诊。

主诉: 胸闷憋气半月余。

现病史: 2013年10月下旬, 饮酒约500g后突发严重胸闷憋气, 2天后至当地医院输液治疗5天(具体药物不详), 憋气症状缓解。2013年10月28日(当地医院)心脏彩超: 左室舒张末期内径77mm, 左房内径33mm, EF: 26%, 左室收缩、舒张功能减低, 二尖瓣反流(中度)。11月憋气症状加重, 先后至协和医院、阜外医院诊疗。诊断酒精性心肌病, 阵发性室上性心动过速。建议心室同步化起搏治疗。患者拒绝, 服用倍他乐克、福辛普利(因干咳改用络活喜)、呋塞米、螺内酯药物治疗。后胸闷、憋气症状好转。初诊症见: 活动后胸闷憋气, 纳眠可, 二便调。舌暗红, 少苔, 脉沉细。

个人史: 2003年以前饮酒量大, 4~5天/周, 1000ml/天。

既往史: 2000年发现血压升高, 最高140/100mmHg, 未系统治疗。

西医诊断: 酒精性心肌病, 心力衰竭, 心律失常, 阵发性室上性心动过速, 高血压。

中医诊断: 胸痹——气阴两虚, 痰瘀内停。

治法: 益气养阴, 祛痰活血。

处方: 生黄芪15g, 生晒参10g(先煎), 三七粉3g(冲服), 北沙参12g, 玉竹15g, 葶苈子12g, 麦冬10g, 五味子10g, 茯苓15g, 猪苓12g, 车前草15g, 白术12g, 山药15g, 炒薏苡仁15g, 酸枣仁15g, 陈皮10g, 法半夏10g, 川牛膝12g。嘱完全戒酒。

二诊(2014年1月2日): 胸闷憋气好转, 纳可, 眠差, 易醒, 多梦。二便调。舌淡红, 少苔, 脉沉细。患者自觉症状有明显好转, 在保持原方基本治法不变的情况下, 根据翁老"怪病多瘀"理论, 予丹参15g, 赤芍12g, 红花12g加强祛瘀之力; 予远志10g安神, 治疗因心肾不交引起的多梦易醒。

三诊(2014年3月6日): 诉自2月以后无明显胸闷憋气, 偶有心前区伴后背隐痛, 受凉、劳累或生气后明显, 畏寒, 偶有腹胀。纳可, 眠差, 多梦, 二便调。

舌暗红苔薄白,脉沉细。2014年3月3日心脏彩超:左室舒张末期内径66mm,左房内径46mm,EF:30%。患者胸闷憋气症状好转,心室内径、射血能力有所恢复,保持基本治法不变。心阳气不足,心脉血气鼓动无力致心脉瘀滞不通而胸背痛;子脏脾失温煦,运化失职,表现为腹胀。因此予附子10g一味以温补心阳,以助气血运化输布。

四诊(2014年7月6日):病情基本稳定,持续服用上方至今。无明显胸闷憋气,一般日常生活不受影响,能缓慢不负重上六层楼。纳眠可,二便调,大便时有不成形,时有腹胀。舌淡苔白滑,脉弦细数。2014年6月27日复查心超:左室舒张末期内径60mm,EF 40%。

按语:根据四诊辨证,患者属以气阴两虚为主,痰浊、水饮、瘀血内停为主要病理产物的虚实夹杂证。在治疗时选用生晒参,大补元气,补益脾肺之气,并能生津;生黄芪、茯苓、白术、山药健脾益气,促进气血运行,并能助药物运化吸收;合北沙参、麦冬、五味子益气养阴,以防耗伤阴液之弊;茯苓、猪苓、车前草、葶苈子利水祛湿;陈皮、半夏理气祛痰,丹参、赤芍、川芎、川牛膝、三七粉活血祛瘀。共奏益气养阴,祛痰活血之功。治疗过程中随症予以加减治疗。经过8个月的中西医结合药物治疗,患者症状有明显改善,胸闷憋气症状基本消失,运动耐量有所增加,可步行8~10km/天,约2.5小时,缓慢上6~7层楼无明显症状。心脏超声结果看,左室舒张末期内径由86mm恢复为60mm,EF由26%提升为40%。整体情况有明显改善,疗效确切。

针对酒心病的治疗,翁老认为在完全戒酒,祛除病因的基础上,可采用中药治疗。对于疾病初期,以湿热主者,选用泽泻、茯苓、猪苓、玉米须淡渗利湿,以使湿浊之邪由小便外泄,即东垣《内外伤辨惑论·肾之脾胃虚方》中所说:"治湿不利小便,非其治也"。同时予白薇、菊花、紫花地丁清热。若湿热甚,炼液为痰,痰热内蕴者,以瓜蒌薤白半夏汤祛痰宽胸,通阳散结;毒热内蕴者,以黄芩、黄连、黄柏、土茯苓等清热解毒,同时配以辛温之高良姜、干姜以防苦寒加重脾胃之伤;阴虚甚者,以生脉饮加减益气养阴生津;肾阳虚者,加附子、肉桂、细辛温肾助阳。

主要参考文献

1. 于俊生. 痰瘀相关学说的形成和发展[J], 山东中医学院学报, 1994, 18(2): 127-132.

2. 罗贤通, 冯麟.《局方发挥》论痰瘀相关[J]. 贵阳中医学院学报, 2007, 29(4): 9-10.

3. 元·朱震亨. 丹溪医集[M]. 北京: 人民卫生出版社, 1993, 43.

4. 李七一. 周仲瑛教授五脏论痰瘀[J]. 北京中医, 1996, (3): 6-7.

5. 李辉, 邱仕君. 邓铁涛教授对"痰瘀相关"理论的阐释和发挥[J]. 湖北民族学院学报, 2005, 22(1): 45-47.

6. 翁维良, 于英奇. 郭士魁临床经验选集——杂病论治[M]. 1版. 北京: 人民卫生出版社, 2005: 59-69.

7. 张东, 李秋艳. 郭士魁活血化瘀学术经验初探[J]. 中国中医基础医学杂志, 2010, 16 (12): 1189-1190.

8. 许晓敏. 从脾虚痰瘀论治动脉粥样硬化[J]. 四川中医, 2015, 33(3): 32-33.

9. 张建荣. 试探《金匮要略》论治痰瘀之思想雏形[J]. 国医论坛, 2013, 28(6): 1-3.

10. 杨孝芳. 论"恶血必归于肝"[J]. 贵阳中医学院学报, 2001, 23(2): 3-4.

11. 方芳. 冠心病心绞痛从痰瘀论治研究概况[J]. 湖南中医学院学报, 2006, 26(2): 56-58.

12. 吴晶晶, 丁舸. 瓜蒌薤白白酒汤核心药组浅析. 全国第二十二次仲景学说学术年会论文集, 2014.

13. 张文康. 中医临床家郭士魁[M]. 1版. 北京: 中国中医药出版社, 2004: 314-316.

14. 邓亮. 经方中半夏运用探析[J]. 辽宁中医药大学学报, 2014, 16(3): 86-88.

15. 赵妍, 程发峰, 王庆国. 浅析经方中厚朴的主治特点[J]. 云南中医学院学报, 2014, 37(5): 41-44.

（程苗苗）

第五节　温阳活血法

阳虚血瘀是心血管系统常见的一种体质类型。翁老认为, 心气、心阳是心脏及血液正常工作的原动力, 一旦心气心阳受损, 则产生痰浊、水饮、瘀血等病理产物, 这些病理产物又进一步损伤阳气。所以治疗此类患者, 倡导温阳, 以补元气为本。温阳活血法能够温补阳气, 治疗本虚之证, 从根本治疗致病因素, 而阳气虚所导致的血瘀则可用活血法改善。

一、治法源流

中医学对血瘀证和活血化瘀疗法积累了丰富的理论知识和临床实践经验。《内经》奠定了阳虚血瘀的理论基础, 张仲景延续《内经》之说, 创制了多首温阳活血方剂。在此基础上, 历代医家不断发挥和创新, 形成了系统的温阳活血治法的理法方药诊疗体系。

1. 先秦时期

《内经》中虽未明确提出"瘀血"及"温阳活血"等词汇, 但对血瘀的形成病因及治法有了基本描述, 为后世奠定了温阳活血化瘀的根基。其认为血瘀的首要病因是寒邪, 寒主凝滞, 血凝则脉涩不通, 导致血瘀形成。《素问·举痛论》"寒气入经而稽迟,泣而不行,客于脉外则血少,客于脉中则气不通,故卒然而痛";又曰:"寒气客于脉外,故卒然而痛"。论述了内外寒邪均可使气血阻塞不通,出现疼痛。《素问·调经论》曰:"寒独留,则血凝泣,凝则脉不通"。治疗原则方面,提出了"得炅则痛立止"、"血实者宜决之"、"疏其血气令其调达"等治则,为后世活血化瘀治疗奠定了理论基础。在处方用药方面,《内经》十三方中左角发酒和四乌贼一芦茹丸均有温经活血作用;《灵枢·寿夭刚柔篇》中载有治疗"寒痹"(寒凝血瘀证)的具体药物,即淳酒、蜀椒、干姜和桂心浸渍棉布,以外治寒痹,开创了温阳活血药物治疗之先河。

2. 东汉及唐时期

东汉及唐代温阳活血法有了进一步的发展,张仲景在《金匮要略》中首次提出了"瘀血"名称,本书有关阳虚血瘀的经典描述是其对胸痹病机的高度概括,即"阳微阴弦",揭示了胸痹本虚标实的病变实质,指出"阳微"是胸阳不振,"阴弦"是阴寒太盛,浊阴内结,瘀血停着之证。胸阳不振、血瘀及阴寒凝结是胸痹发病的两个方面,治疗当温通阳气,祛除阴浊;治疗的方剂包括瓜蒌薤白白酒汤、枳实薤白桂枝汤等通阳泄浊方剂。《金匮要略》在妇人三篇中探讨了妇科病的辨证论治,创制了治疗冲任虚寒兼有血瘀的温经汤、妇人产后腹中刺痛的红蓝花酒、寒疝腹痛的当归生姜羊肉汤,都是温阳活血的有效方剂,至今仍为临床常用。孙思邈《备急千金要方》"妇人方"篇中,记载了干地黄当归丸、桃仁汤、干地黄汤等方,以温热药吴茱萸、干姜、蜀椒等与活血药桃仁、牛膝、蒲黄、水蛭等配伍,治疗月水不通和恶露不尽。王焘《外台秘要》用高良姜、生姜、吴茱萸等和当归、桃仁和用,治疗心胁刺痛、冷气结聚。

3. 宋金元时期

宋金元时期,温阳活血法有了很大的发展,出现了大量温阳活血方剂。《太平惠民和剂局方》中治疗癌冷的"北亭丸",以胡椒、肉桂、炮附子、干姜与当归、阿魏配伍。《仁斋直指方》的艾附暖宫丸,以温阳药艾叶、附子、吴茱萸与活血药当归、川芎配伍,治疗妇人子宫虚冷引起的诸病。这些都是温阳活血的典型方剂。李东垣为金元四大家之一,除其认为脾胃不足是百病之源外,其对血瘀理论也多有建树,创立了多首具有活血化瘀功效的方剂,例如我们至今临床常用的通幽汤。对于妇人疾病东垣认为多是寒凝血瘀血虚所致,治以温经活血法,用附子、肉桂以温阳,用当归、红花等以活血化瘀,方剂如酒煮当归汤、升阳举经汤,均是以温阳药与活血化瘀药同用。

4. 明清时代

明清时代是血瘀理论与实践大发展的时期。明代李时珍《本草纲目》中用补骨脂丸以补骨脂、胡桃肉、菟丝子、沉香配伍乳香、没药,治疗下元虚败、阳痿。清代血瘀学说有较大的发展,其中多位医家对此作出较大贡献,出现了《医林改错》《血证论》等血瘀理论专著,是血瘀理论发展的巅峰时期。

叶天士创立久病入络学说,认为初病在经,久病入络,为慢性疾病的治疗提供了新途径。在叶氏医案中,腹痛、胃脘痛、胁痛、泄泻、便血、痹证、癥瘕中,均有久病入络的案例。强调络病以辛为治,盖辛则通,配伍辛散、温通、香窜之品,在组方用药上常选用温阳散寒之品如高良姜、干姜、肉桂、小茴香、附片等,或芳香之品如降香、乳香、荜茇等,与活血通络之桃仁、蒲黄、苏木、当归尾、新绛、充蔚、元胡等配伍。

王清任对血瘀学说有较大贡献,创制了活血化瘀方剂22首,其著作《医林改错》指出"血受寒则凝结成块",温经活血化瘀法是其十二种活血法之一。王氏所创立的且为今日临床常用的活血化瘀方剂,如膈下逐瘀汤、少腹逐瘀汤和通窍活血汤,都是辛香温阳与活血化瘀药物的结合应用。在元气虚脱患者的急救治疗中,将大剂附子、人参与桃仁、红花配伍,创立了回阳救急汤,值得今天临床借鉴。

傅青主是妇科疾病治疗的集大成者,运用温经行血补血法于妇科疾病的治疗,取得了很大成就。其著作《傅青主女科》所载生化汤,将温阳的炮姜、肉桂与活血的桃仁、当归并用,是治疗产后恶露不止的常用方,有些地区民间将本方作为产后必服之品。另外在《傅青主女科》的经水后期篇中,提出"盖后期而来少,血寒而不足;后期而来多,血寒而有余",即血寒是经水后期的主要原因,制温经摄血汤,将肉桂、续断与川芎配伍。方后注云:"凡经水后来期者,俱可用"。

5. 近现代以来

近代著名中医程门雪创制了通补奇脉汤,方中鹿角霜、小茴香、菟丝子、补骨脂等温肾阳,炮山甲、延胡索通络活血,治疗肾阳虚腰痛。名医郭士魁针对"胸痹"的治疗,提出了芳香温通法,并开始大量应用活血化瘀类药物,以辛温通阳与活血化瘀药物配伍,创制了宽胸丸和宽胸气雾剂等名方,用于冠心病的治疗,收效显著。其后,中国中医科学院西苑医院心血管病研究室,从宏观表征、细胞分子水平系统阐释了血瘀证的实质,研究取得了国家级科研成果,开启了血瘀证和活血化瘀研究的新时代。

二、应用心法

(一)郭士魁温阳活血法应用经验

郭士魁老中医从事中医药工作50余年,在医疗、科研、教学等方面都做出了卓越的贡献。他熟读深悟中医经典,一生积累了极为丰富的临床经验。同时,他还是一位精读本草、熟识中药的形态、习性、炮制、归经、功用的中药学专家,他从事心血管病研究工作20余年,毕生致力于中医药心血管疾病的研究,坚持中西医结合,提出了活血化瘀和芳香温通治疗冠心病的思路,发展了活血化瘀、芳香温通理论。

1. 阳气不足是冠心病发病的根本

郭老在分析冠心病的病因时,强调正气不足为本。正气不足有阳虚与阴虚之别。阳虚者,主要指心、脾、肾之阳气不足。由于冠心病之主症为胸痹心痛,且痛有定处,兼见舌质紫黯、瘀点、瘀斑。所以郭老认为,瘀血痹阻心脉是主要发病机制,但以正气不足为本。

2. 宣痹通阳法治疗冠心病

胸痹由于阳微阴弦,胸阳一有不振,则阴乘阳位,以致气机闭塞,不通则痛。宣痹通阳法以通为补。若胸痹兼痰饮者,用瓜蒌薤白半夏汤;偏于气滞者,用枳实薤白桂枝汤;寒邪内闭,疼痛难忍,或痛无休止者,用乌头赤石脂丸。郭老在运用以上方剂时,颇为灵活,常于其中增以益气活血之品。盖因气属阳,气虚乃阳虚之初起阶段,而益气之品能助通阳活血。加入活血之品,更能增强止痛之效。益气之品常用党参、黄芪等,病重者用红人参;活血之品常用丹参、赤芍、川芎、鸡血藤、红花、苏木之类。

在翻阅郭老治疗冠心病的验案时,注意到除其使用活血化瘀药物之外,均使用了益气的参芪类药,即使没有阳虚证,也使用了温阳通阳的桂枝、瓜蒌、薤白等药。可见郭老对益气温阳活血的重视。

3. 芳香温通法治疗冠心病

大凡芳香温辛之品,多善于走窜。《素问·调经论》指出:"血气者喜温而恶寒,寒则泣不能流,温则消而去之"。辛香药对于心阳不足、寒凝血瘀之心痛彻背、背痛彻心、四肢厥冷者,十分相宜。郭老研制了心痛丸(沉香、香附、檀香、丁香、乳香、白胶香、荜茇、冰片、麝香)。后又在"哭来笑去散"的基础上研制了宽胸丸。

宽胸丸(郭老自拟方)

【组成】荜茇900g,良姜、檀香、元胡各450g,细辛150g,冰片30g。

【功用】温中散寒,理气止痛,芳香开窍。

【主治】阳虚寒凝气滞所致的胸痹心痛、心动过缓。

【方解】荜茇温中散寒,行气止痛为主药,《本草便读》曰:"荜拨,大辛大热,味类胡椒……温中散寒,破滞气,开郁结……凡一切牙痛、头风、吞酸等症,属于阳明湿火者,皆可用此治之"。现代研究认为本品提取物能对抗缺氧及心肌缺血,增加心肌血流量,且能抗心律失常。本品剂量最大,是为君药。高良姜芳香性温,功能散寒止痛,温中止呕,《本草新编》曰本品"止心中之痛"。元胡为血中之气药,治疗一身上下内外、胸腹腰膝各种疼痛,止痛疗效确切。檀香辛温,善理膈上之气,散寒止痛。以上三药,温经与行气止痛并用,是为臣药。细辛辛温,能解表散寒,通窍,祛风止痛,有可靠的止痛的效果;冰片辛苦微寒,能开窍醒神,辛散活络通经。以上二药,芳香走窜为主,同时温经止痛,是为佐使药。本方温阳散寒,行气止痛,芳香开窍,治疗寒凝气滞,心脉痹阻的多种疾病。由于多含有挥发油,不适合煎煮,丸剂更能发挥疗效。

4. 分类应用活血化瘀药物

郭老将活血化瘀药物按其临床作用分为活血破瘀类、活血化瘀类、养血活血类三类。郭老常用活血化瘀药物有当归、丹参、赤芍、鸡血藤、川芎、桃仁、红花、三棱、莪术、蒲黄、五灵脂、王不留行、穿山龙、大黄、乳香、没药。

（二）翁老应用温阳活血法经验

翁老博采众长,谙熟中医理法方药,汲取了前人及多位老师治疗心血管疾病的经验,特别是受郭士魁老中医的"以通为补,活血化瘀"理论启发很大。在50余年的医学生涯中,翁老不断地发展血瘀证与活血化瘀理论,还将活血化瘀用于疑难病的治疗,取得了很好疗效。现将翁老应用温阳活血法治疗疾病的思想试述于后。

1. 应用温阳活血法的基本思想

寒凝则脉滞,血遇寒则凝,得温则行。对有寒邪引起或阳虚的血瘀证,宜加用温经散寒药。翁老在对因寒致瘀的多种疾病中,运用温阳活血法,有丰富理论和临床经验。

（1）胸阳不振,浊阴干犯清阳是阳虚血瘀之本:《素问·举痛论》"寒气入经而稽迟,泣而不行,客于脉外则血少,客于脉中则气不通,故卒然而痛";又曰:"寒气客于脉外,故卒然而痛,得炅则痛立止,因重中于寒,则痛久矣。寒气客于脉中……则痛"。论述了内外寒邪均可使气血阻塞不通,出现疼痛。治疗则以寒者热之为法,减轻疼痛。《金匮要略·胸痹心痛篇》提出了胸痹心痛的发病机理是"阳微阴弦",认为胸痹心痛乃本虚标实之证,即心胸阳气不足,造成阴寒凝滞。《诸病源候论》指出:"寒气客于五脏六腑,因虚而发,上冲胸间,则胸痹"。《素问·六节脏象论》谓心为阳中之太阳。从古代经典可以得出这样的观点,心居阳位,主血属阴,体阴而用阳。因外感寒邪或内有阳气不足,胸阳势微时,寒气聚于清阳之府,血行则缓慢,津液不能蒸化,血瘀及痰浊随之而成,甚至造成阴血凝固。血脉运行不利,瘀血凝滞,则心脉失养,出现心悸动、脉结代。翁老认为心血管疾病的发病与阳气虚弱有直接关系。方药选用瓜蒌薤白白酒汤、枳实薤白桂枝汤,以温通心阳,配合活血化瘀药物,促进血行通畅,达到治疗目的。

（2）脾肾阳气不足是血瘀证的重要方面：除心阳不足外，脾肾阳气不足在血瘀发病机制中亦起重要作用。少阴属于心肾两脏，心主血，主火；肾藏精，主水。《伤寒论》治疗太少两经伤寒的麻黄附子细辛汤及麻黄附子甘草汤，论述了阳气衰微，鼓脉无力，出现脉微；阴血不足，脉道不充，出现脉细。即肾阳虚是形成血瘀的重要方面。心肾阳虚，火不暖土，出现脾阳不足，《金匮要略·胸痹心痛》论述了人参汤以温中补虚法首开治疗胸痹阳虚血瘀证的先河，适用于中阳不足，浊阴上逆所致之胸痹病。翁老认为脾肾阳气不足，推动血脉无力，形成气滞血瘀，出现胸腹部疼痛，治疗当心脾肾阳气并补。常用方有麻黄附子细辛汤、人参汤、补中益气汤、四逆汤、通脉四逆汤。在药物方面，温脾阳可加高良姜、荜茇、干姜，温肾阳可加肉桂、仙茅、淫羊藿、巴戟天等。对缓慢性心律失常，翁老喜在散剂入药时加用芳香温通药，达到散阴寒、开心窍的目的。

（3）心血管病治疗需阴阳并补、气阴同治：阴阳互根互生，"阳在外阴之使也，阴在内阳之守也"。血瘀的形成虽有阳气不足，但不能一味温补，需用养阴药以使精化为气。张景岳温补肾阳的右归丸中，在重用熟地黄、山药等补肾阴精药物的基础上，加入了温补肾阳的杜仲、鹿角胶、肉桂、附子，而非单纯的温壮肾阳之品。《伤寒论》的炙甘草汤，该方阴阳气血并补，重在补气阴，同时合用了桂枝、干姜、清酒，以使阴阳互生，补阴而不滞。在心血管疾病的治疗中，翁老强调养阴同时益气，气为阳之渐。翁老常用的益气药为太子参、生黄芪；阳虚明显者，再配合应用高良姜、补骨脂等药；补肺脾之阴用玉竹、北沙参；补肝肾之阴用女贞子、枸杞子、山茱萸和生地。

（4）重视温通活血散剂的应用：散剂是中药的剂型之一。散剂入药，吸收较快，携带及服法简便，节省药材。古医籍中关于散剂的记载，如五苓散、当归芍药散、四逆散等，取其散者散也，起效迅速，服用方便。哭来笑去散（雄黄、乳香、胡椒、麝香、荜茇、良姜、细辛）以多味气味芳香的药物配方，治疗牙痛、偏头痛，疗效可靠。在冠心病、心律失常等疾病的治疗中，翁老常常散剂配合汤剂，散剂是翁老喜用的有效治疗手段之一。与郭老的散剂配方以芳香温通、行气止痛不同，翁老散剂配方，立意温通活血，选择药物多从实用出发，而不仅限于芳香药物。如沉香、丁香、冰片、五味子、郁金等，富含挥发油，煎煮则有效成分容易丢失，则制成散剂；又如荜茇、元胡，质地坚硬，煎煮时有效成分不易溢出，需制成散剂，其有效成分才能尽可能发挥作用；再如黄连，性寒，味奇苦，制成散剂，则减少煮药的苦味感。翁老常用的散剂配伍，如温通活血散剂，药物组成：沉香粉、丁香粉、三七粉、琥珀粉；益气温通活血散剂，药物组成：红参粉、沉香粉、血竭粉、三七粉、琥珀粉、冰片粉。

（5）老年疾病多有阳虚血瘀证：《素问·上古天真论》准确描述了肾气盛衰与人体生长壮老已的过程密切关联，随着肾气的不断充盛，人体逐渐成熟至顶峰,反之,随着肾气的衰退,则机体老化渐显,终至生命终结。《素问·阴阳应象大论》又说:"年四十,阴气自半矣,起居衰矣"。阴气即肾气,这里亦论述了肾气不足导致了机体的衰老。脏腑的衰老,以肾脏为根本。西医认为随着人体的衰老,人体各个组织器官都会出现老化现象,如免疫系统、骨骼系统、心血管系统等,肾功能的减退在全身各系统的老年期变化中最为突出。肾育元阴元阳,老年后出现的肾气不足,推动脏腑的功能均下降,阳气势微,气血运行减慢,形成血瘀。关于人体衰老的原因,有多种学说,其中包括肾虚血瘀说。翁老指出,老年人"十人九瘀",血瘀是肾阳气的虚衰造成的。所以对于老年患者,温阳活血是各种疾病基本治法。

2. 运用温阳活血法治疗各种疾病经验

(1)病态窦房结综合征:本病以心率减慢者为多见,中医认为"迟寒数热",也有快慢兼有者,其病本均为虚寒,脏腑定位在心脾肾。阳气充盛则血脉正常运行,环流不息,如心脾肾阳虚,可出现心脉鼓动无力,运行涩迟,而见脉沉、迟、结。其临床表现常有全身乏力、畏寒肢冷、头晕或有晕厥史。畏寒肢冷、乏力均为阳虚之表现,头晕为血虚头晕,甚则发生晕厥。

治疗一般常用益气温阳,养血复脉之剂。常用方有补中益气汤,益气升阳,其中升麻、柴胡有提升清阳,鼓动血脉,提高心率的作用。可合并四逆汤或通脉四逆汤以养血温阳通脉。也常加用少阴病之麻黄附子细辛汤温阳通脉提高心率。也可加用仙茅、仙灵脾、补骨脂等加强温阳之作用。另外常在阳燥药中加一些阴药反佐之,如枸杞子、女贞子等甘寒药,巴戟天也为补肾阳药中之阴药。阴阳两虚者加养阴药如麦冬,重者加元参,一般不用生地,因其可能促进血压的下降。如快速心律失常发作频繁,也可用炙甘草汤合百合、生地适量。常用活血药如川芎、红花、桃仁、鸡血藤等;心率过慢时可用肉桂粉、细辛粉、檀香粉,心率可上升。麻黄副作用大,慎用,以细辛、桂枝、干姜温肾阳提高心率效果更易巩固。在养血活血药中,当归与丹参也常使心率减慢,应少用或不用。

(2)心律失常:心律失常为心血管系统常见疾病之一,表现复杂多样,包括窦性心动过速、窦性心动过缓、各种过早搏动、阵发性心动过速、心房颤动或扑动、房室传导阻滞等。本病属于中医的心悸、怔忡、眩晕、昏厥、虚劳、水肿等范畴。

因外感寒邪或内有阳气不足,则胸阳势微,寒气聚于清阳之府,血脉运行不利,瘀血凝滞,心脉失养,出现心悸动、脉结代。胸阳不足,津液无以蒸化,而成痰浊、气滞。翁老认为缓慢性心律失常常有阳气不足,除心阳不足外,肾阳亦不足,当心肾阳气并补。同时阴阳互根,阳气不足不能一味温补,必用养阴药以使阴阳互生。治疗一般常用益气温阳、养血复脉之剂。常用方有补中益气汤,以益气升阳,可合用四逆汤或通脉四逆汤以养血温阳复脉,或麻黄附子细辛汤,也可加用仙茅、淫羊藿、补骨脂等加强温阳作用。对缓慢性心律失常,翁老喜在散剂入药时用芳香温通药,而达到通心阳、散阴寒、开心窍的目的。

(3)心力衰竭:心力衰竭是复杂的临床综合征,以心悸、胸闷、气喘、尿少浮肿等为主要临床表现,属于中医心悸、怔忡、咳嗽、痰饮、喘证、水肿等范畴。翁老认为,慢性心力衰竭病位在心,且关乎肺脾肝肾,以心阳虚衰为本。心为阳中之太阳,心阳不足失于温煦的心悸怔忡;脾阳虚的水饮凌心喘咳证;肾阳虚的水气不化水肿证;水病及血的血瘀腹水证;上焦宗气不足、动则气短证,都与心阳不足有关,属本虚标实,心阳虚衰为本,血瘀水停为标。

翁老将心力衰竭分型治疗,对于心阳虚者,宜益气养心,以桂枝温通心阳,加党参、黄芪益气,白术、茯苓燥湿利水,当归、丹参温阳活血。对于心脾阳虚者,患者伴见腹胀纳少,以温阳健脾,活血利水,以桂枝温通心阳,四君子汤健脾益气,当归、丹参温阳活血,白术、茯苓健脾燥湿利水,加五加皮利尿消肿,川牛膝活血利水。对于心肾阳虚者,患者尿少浮肿明显,当温心脾肾三脏阳气,利水消肿,以上药加真武汤,其中制附片可用至10g,以增温阳之力。到疾病的后期阶段,疾病由水及血,此时只用温阳利水药就不够了,必须加血分药,单味药如泽兰、益母草,成方如当归芍药散。如出现心源性肝硬化,血瘀严重者,需加破血药,如三棱、莪术。重度心衰,可发生阳脱,需用温阳敛阴固脱之剂,重用人参、黄芪、干姜、山茱萸。

(4)冠心病:冠心病属于胸痹、心痛、心胃痛范畴。《素问·痹论》说“心痹者,脉不通”。《灵枢·五邪》说“邪在心,则病心痛”。心痛分为厥心痛和真心痛。本病属于临床急症,若发作剧烈,“旦发夕死,夕发旦死”,需高度重视该病的治疗。心痛的发病原因主要是因为心脉不通,不通则痛。心痛的原因以阳虚气虚为本。《金匮要略·胸痹心》提出了胸痹心痛的发病机理是“阳微阴弦”。

翁老指出,“阳微”原书是指胸(心)阳虚,也可理解为若干脏器的阳虚(如脾肾亏),阴弦是指四个方面的意思,即血瘀、痰凝、浊阻、气滞,是有形的物质。阳微是指功能之不足,阴弦是在阳虚的基础上产生的,因此导致血脉不通的原因是在阳虚基础上形成的血瘀、寒凝、气滞、浊阻等因素,但其中根本的因素是血瘀经脉不通。轻者胸中呈痞塞压迫不畅,重则心痛。治疗胸痹的方法主要包括活血化瘀法、芳香温通法、宣痹通阳法和疏肝和胃法。下面仅论述与阳虚活血有关的其中二法。

芳香温通法:中医古籍中有许多应用该法治疗胸痹心痛的记载。如《金匮要略》的九痛丸和乌头赤石脂丸,《千金方》的细辛散和蜀椒散,《肘后方》的桂心散,等等。用于寒痛,以胸痛憋闷为主的证型。温通开窍定痛是本法治疗的主要目的。选择辛香走窜的药物,方用荜茇6~10g,细辛3~6g,良姜10g,郁金12~15g,香附、元胡各10~12g。

宣痹通阳法：早在《灵枢》一书里，就记载了"心痛宜食薤"。《金匮要略·胸痹心痛篇》有本法治疗的代表方剂：瓜蒌薤白半夏汤、瓜蒌薤白白酒汤、枳实薤白桂枝汤。薤白是常用药，确有温通宽胸理气的作用。瓜蒌，能使人心气"内洞"，即胸没有压闷的感觉。宣痹通阳法是"以通为补"，"通补兼施"。温通散寒理气定痛，用瓜蒌薤白白酒汤，对于气滞较著者，可配伍枳实薤白桂枝汤；兼痰饮不得卧，伴呕恶者，宜化痰温里，选用瓜蒌薤白半夏汤；对脉微短气，虚象明显者以扶正为宜，选用人参汤（人参、白术、甘草、干姜）。因寒邪内闭疼痛难忍，或痛无休止，脉沉肢冷者，宜选用薏苡附子散、乌头赤石脂丸等，都是临床常用的方药。方用：全瓜蒌15~20g，薤白、桂枝、厚朴、枳实、白术各10~12g，人参12~15g，陈皮、法半夏、郁金各10~12g。

另外，翁老在治疗冠心病时十分重视患者生活方式对药物治疗的协同作用，他对患者有十二字诀："走路莫跑、吃饭莫饱、遇事莫恼"。

"走路莫跑"就是不要做剧烈的体育运动，逐步引导患者循序渐进的适当运动，根据不同的病情采取打太极拳、散步、快走等方式，逐渐锻炼身体的适应能力，以达到"气血流通"，利于康复。"吃饭莫饱"就是饮食上避免过食肥甘，少食多餐，禁酒远酒，避免脾胃大伤、湿浊内阻。"遇事莫恼"就是患者情志舒畅，以利于气血畅达，脏腑功能协调。

（5）消化性溃疡：溃疡病属于胃痛、心胃痛、吞酸、嘈杂等。因七情内伤、饮食失节等原因，病程日久难愈，易反复发作。本病以腹痛为主要表现，腹痛隐隐，喜温喜按，畏寒喜热，呕吐清涎，手足发冷。《伤寒论》太阴病篇说："太阴之为病，腹满而吐，食不下……时腹自痛"。"以其脏由寒故也，当温之，宜服四逆辈"，包括四逆汤、理中汤。《金匮要略》对虚劳里急治以黄芪建中汤。翁老认为本病辨证有寒热虚实，而以脾胃虚寒多见。病因有素体虚寒、过食寒凉、饥饱失常、劳倦过度、久病脾胃受损等，可致中焦虚寒，腹痛隐隐。同时翁老亦认为寒则血凝，脾胃阳虚日久，血脉瘀滞；肝郁气滞，血行不畅，都可以引起血瘀，消化性溃疡日久，必有血瘀证。

治疗以温中和胃止痛，方以黄芪建中汤加温经活血药。方药有黄芪、桂枝、杭芍、炙甘草、大枣、饴糖、高良姜、木香、当归、丹参。《金匮心典》曰："急者缓之必以甘，不足者补之必以温，而充虚塞空，而黄芪尤有专长"。翁老治疗胃痛必用黄芪，量不宜过大，以缓缓图之。如气短明显者，可加党参、白术、茯苓。中焦阳虚，津液不能布散，以致成痰成饮呕吐者，加陈皮、半夏，以燥湿化痰降逆。对于中焦气滞，嗳气腹胀明显者，加温中行气止痛之砂仁、木香。若疼痛明显，翁老认为是血瘀寒凝所致，需温中行气，缓急止痛，用元胡粉1g，沉香粉1g冲服。若平素虚寒胃痛久不止者，以丁桂香散：丁香、肉桂、沉香，等量研末，每日3g，冲服。

三、方药解析

翁老临床中,尊古而不泥古,根据疾病的现代辨证特征,创制了有效方剂。现将翁老自创的温阳活血方剂与常用的温阳经典方剂试述于后。

(一)翁老常用温阳活血古方今用

1. 补中益气汤

【来源】《内外伤辨惑论》

【组成】黄芪15g,党参10g,白术10g,炙甘草6g,当归10g,陈皮6g,升麻6g,柴胡10g,生姜9片,大枣6枚。

【功用】益气健脾升清。

【主治】①脾虚气陷证。饮食减少,体倦肢软,少气懒言,面色萎黄,大便稀溏,舌淡,脉虚;以及脱肛,子宫脱垂,久泻久痢,崩漏等。②气虚发热证。身热自汗,渴喜热饮,气短乏力,舌淡,脉虚大无力。

【方解】本证多由饮食劳倦,脾胃气虚,清阳不升所致。胃主受纳,脾主运化,脾胃为气血生化之源,脾胃气虚,清阳不升,中气下陷,清阳陷于下焦,阴火上冲,则见诸症。方中黄芪味甘微温,补气之长,补中益气,升阳固表,为君药;人参补气,炙甘草甘温泻火除热,白术补气健脾,当归养血,助黄芪、人参补气养血,均为臣药;陈皮理气和胃,使诸药补而不滞,共为佐药。升麻、柴胡升脾胃之阳,助君药升提下陷之清气,共为佐使,炙甘草调和诸药为使药。

劳者温之,损者益之,脾胃气虚,当用甘温之法。脾喜温而恶寒,本方药物均为温性药,和脾脏的生理特点。临床对于缓慢性心律失常、病态窦房结综合征、心力衰竭、冠心病等,应用本方。因血瘀是病本,故需再加活血化瘀药物,如丹参、川芎、赤芍、红花、三棱、莪术等。

2. 真武汤

【来源】《伤寒论》

【组成】茯苓15g,芍药12g,白术12g,生姜(切)9g,炮附子10g。

【功用】温阳利水。

【主治】阳虚水泛证。畏寒肢厥,小便不利,心下悸动不宁,头目眩晕,身体筋肉𫘤动,站立不稳,四肢沉重疼痛,浮肿,腰以下为甚;或腹痛、泄泻;或咳喘呕逆。舌质淡胖,边有齿痕,舌苔白滑,脉沉细。

【方解】肾阳不足,津液无以蒸腾气化,形成水湿证,全身水邪弥散。本方为治疗脾肾阳虚,水湿泛溢的基础方。盖水之制在脾,水之主在肾,脾阳虚则湿难运化,肾阳虚则水不化气而致水湿内停,泛溢四肢。本方以炮附子为君药,大辛大热，用之温肾助阳，以化气行水；茯苓淡渗利湿；白术健脾燥湿；生姜温散水邪，又助附子温阳散寒；白芍利小便以行水气，《本经》言其能"利小便"，《名医别录》亦谓之"去水气，利膀胱"，又可防附子燥热伤阴，利于久服缓治。

久病及肾，很多疾病晚期阶段，均损及肾阳，造成肾阳不足。翁老认为慢性充血性心衰、慢性肾炎的晚期，患者出现水肿、心悸、小便不利、畏寒肢冷、面黧唇青，辨证以肾阳虚为主，当温补肾阳，活血利水，用本方加味治疗。应注意本方的附子需经炮制，宜先煎煮，且量不宜过大。

3. 四逆汤

【来源】《伤寒论》

【组成】附子10g，甘草6g，干姜6g。

【功用】回阳救逆。

【主治】心肾阳衰寒厥证。四肢厥逆，恶寒蜷卧，神衰欲寐，面色苍白，腹痛下利，呕吐不渴，舌苔白滑，脉微细。

【方解】本证多由心肾阳衰，阴寒内盛所致，治疗以回阳救逆为主。方中附子大辛大热，温壮元阳，破散阴寒，回阳救逆；干姜温中散寒，助阳通脉；炙甘草甘温，温养阳气，助姜附温阳作用，使姜附温阳之力持久，且可解附子毒。

四逆即四肢逆冷，本方是治疗少阴病寒化证的代表方剂。从其主治病症可以看出，机体阳气处于极度衰弱状态，阳虚欲脱，似现代临床的循环衰竭休克状态。《内经·玉机真脏论》说："五脏死"。五虚包括"脉细、皮寒、气少、泻利前后、饮食不入"。四逆汤证与五虚表现基本相似，故属危急重症，需紧急抢救。

《伤寒论》中干姜与附子配伍见于多个方剂，如干姜附子汤、四逆汤、通脉四逆汤、白通汤，四逆加人参汤。因阳虚阴盛程度的不同而分别施治，服法有所不同。干姜温中，回阳救逆，附子破阴回阳。翁老将此方用于冠心病、心衰等疾病危重阶段的治疗。

4. 理中丸（汤）

【来源】《伤寒论》

【组成】人参15g，白术15g，干姜6g，炙甘草6g。

【功用】温中祛寒，补气健脾。

【主治】脾胃虚寒证。自利不渴，呕吐腹痛，腹满不食及中寒霍乱；阳虚失血，如吐血、便血或崩漏；胸痹虚证，胸痛彻背，倦怠少气，四肢不温。现用于急、慢性胃炎、胃窦炎、溃疡病、胃下垂、慢性肝炎等属脾胃虚寒者。

【方解】方中人参补脾胃之气；干姜温中，以散寒邪；白术健脾燥湿，促进脾阳健运；以炙甘草调和诸药，而兼补脾和中。和蜜为丸，以丸者缓也，缓缓调补脾胃。诸药合用，以复中焦枢纽之功，脾气得升，胃气得降，升清降浊功能得以恢复，则吐泻腹痛可愈。

原方治疗中焦脾阳不足,升降失司,上吐下泻之证,如同时有下焦肾阳不足,则可同时加附子,即附子理中汤。翁老在治疗胸痹心痛、心力衰竭、心律失常等疾病属于中焦脾阳不足者,常以本方为主加味治疗。如兼心阳不足,患者心悸明显、叉手自冒心者,加桂枝;兼肾阳不足,轻则加巴戟天、肉苁蓉、肉桂;恶寒较重,全身阳虚明显,则加制附子。心血管疾病多发病急骤,恐丸剂作用较慢,所以本方在临床应用过程中,常以汤代丸,即"丸不及汤",义为汤者荡也,取效迅速。

5. 吴茱萸汤

【来源】《伤寒论》

【组成】吴茱萸3g,生姜6g,人参15g,大枣15g。

【功用】温中补虚,降逆止呕。

【主治】肝胃虚寒,浊阴上逆证。食后泛泛欲吐,或呕吐酸水,或干呕,或吐清涎冷沫,胸满脘痛,巅顶头痛,畏寒肢冷,甚则伴手足逆冷,大便泄泻,烦躁不宁,舌淡苔白滑,脉沉弦或迟。

【方解】本证多由肝胃虚寒,浊阴上逆所致,治疗以温中补虚,降逆止呕为主。方中吴茱萸味辛苦而性热,既能温胃暖肝祛寒,又能和胃降逆止呕;生姜重用,温胃散寒,降逆止呕;人参益气健脾;大枣甘平,合人参益脾气。

本方《伤寒论》中共有三见,分别为阳明病、少阴病和厥阴病,其主治病机为肝胃虚寒,浊阴上逆。翁老临床应用,主要用于冠心病、心衰等疾病出现畏寒、呕吐清涎等。应用本方注意吴茱萸有小毒,最大内服剂量为6g。

6. 枳实薤白桂枝汤

【来源】《金匮要略》

【组成】枳实12g,薤白12g,桂枝12g,厚朴15g,瓜蒌12g。

【功用】温阳散结,豁痰宣痹。

【主治】阳虚寒凝所致的胸痹心痛证。

【方解】瓜蒌甘寒滑润,能宽胸散结,清化热痰,《本草纲目》说:"张仲景治胸痹痛引心背,咳唾喘息,及结胸满痛,皆用栝楼实"。薤白能通阳散结,行气导滞,《内经》曰"心痛宜食薤"。《金匮要略》在治疗胸痹证则以桂枝、薤白或瓜蒌、薤白配伍。《本草纲目》指出薤白能治"胸痹刺痛,下气散血"。可见本品在治疗胸痹中的重要作用。枳实苦、辛、寒,消痞除满。桂枝辛、甘,温通经脉,助阳化气,既可辛温行气解表,又可温通血脉,助阳化气,一身表里之病、妇科之病皆可用之。厚朴宽中下气。全方配伍温阳散结,豁痰除痞,通脉止痛,对于胸痹属于心阳闭阻,痰浊内盛,血脉不通证,有较好疗效。

7. 麻黄附子细辛汤

【来源】《伤寒论》

【组成】蜜麻黄3g，炮附子10g(先煎)，细辛3g。

【功用】温经解表。

【主治】素体阳虚，外感风寒证。发热、恶寒甚剧，神疲欲寐，脉沉微。

【方解】本证由素体心肾阳虚、外感风寒所致。治疗方法以温经解表为主。方中麻黄辛温，发汗解表；炮附子辛热，温肾助阳，二药配合，即温里阳，又解表寒，各达病所。细辛方香走窜，既能祛风散寒，助麻黄以解表，又可协助附子温里。三药合用，于温阳中促进解表，于解表中不伤阳气。

本方是翁老治疗缓慢性心律失常、病态窦房结综合征的常用方剂。使用时应注意麻黄有升高血压的副作用，要注意患者血压的变化，尤其有合并高血压时，更应密切观察血压。细辛为马兜铃科植物，翁老认为在保证患者安全的前提下，对于心肾阳虚心跳过缓的患者建议应用，剂量最大为3g。现代研究认为本品能加快心率，增加冠状动脉的血流量。其所含黄樟醚，系致癌物质，毒性较强，高温易破坏，提示煎煮时间不能过短。

（二）翁老温阳活血常用组方

1. 翁老温阳活血基本方（翁老自拟方）

【组成】高良姜6g，桂枝12g，赤芍12g，郁金12g，丹参12g，生黄芪15g，太子参15g。

【功用】温阳益气，活血化瘀。

【主治】诸心血管疾病辨证属阳虚血瘀证者。

【方解】本方由三组药物组成。一为温阳药，即高良姜、桂枝。高良姜温中散寒，行气止痛，桂枝兼入气血，温经兼可活血，二药合用，气味芳香，温心阳为主。二为活血化瘀药，即赤芍、郁金和丹参。赤芍是王清任常用的活血化瘀药，郁金芳香，入心经，活血化瘀兼能行气，丹参色赤入血，养血活血，三药合用活血养血，兼行气止痛。三为补气药生黄芪、太子参。黄芪性温，为补气之长，太子参平补气阴，二药合用，补气以助阳。以上配伍，是翁老温阳活血法基本方剂。虚寒明显，需温肾阳，配伍四逆汤；血瘀明显，加姜黄、鸡血藤温阳活血；疼痛明显，加乳香、没药，以活血止痛；疾病日久，久病入络，加地龙以入络活血。

2. 温阳复脉散（翁老自拟方）

【组成】太子参6g，肉桂3g，高良姜9g，丁香6g，枸杞子12g，陈皮6g，玉竹6g。药物比例为1∶0.5∶1.5∶1∶2∶1∶1。上药研细末，每次服3g，每日3次。

【功用】益气温阳复脉。

【主治】缓慢性心律失常属于阳虚证。

【方解】太子参，甘微苦、平，平补气阴，补而不滞。《本草汇言》曰"肉桂，治沉寒固冷之药也"。《本草求真》记载"肉桂大补命门相火,益阳治阴"。肉桂治疗命门火衰,通行血脉,是治疗心肾阳虚,血脉瘀阻必备之品。高良姜芳香性温,功能散寒止痛,富含挥发油,其提取物能预防血栓形成,抑制血小板聚集。丁香性辛温,温中降逆,《药性论》谓其"治冷气腹痛",其提取物也能抑制血小板聚集和血栓形成。枸杞子甘平,平补肝肾,偏于补阴,药食两用,为补肾佳品。玉竹甘、微寒,补肺胃之阴,补而不腻,无碍胃之弊。陈皮辛苦温,芳香理气,在本方配伍中,为理气调和,防诸药呆补之弊。

本方阴阳双补,气阴兼顾,脾肾同治,在补阴的同时配伍芳香温补药,与复脉汤配伍思想相近。方剂中多种药物为药食两用,保证了用药安全。散剂用药,有利于药效的发挥,用于缓慢性心律失常的阳虚型,需长期服用,以减少缓慢性心律失常的复发。

(三)翁老使用温阳药物作用

翁老对药物有深入的研究与独特的观点,十分强调中药使用的安全性。临床处方,首先要安全用药,其次才看疗效。现将翁老常用的温阳药物试述于后。

1. 附子

【性味归经】味辛、甘,性大热,有毒。归心、肾、脾经。

【作用功效】回阳救逆,补火助阳,散寒止痛。

【主治病证】命门火衰、亡阳虚脱、休克;心脾肾阳虚所致阳痿、宫冷不孕、遗精滑精、腰膝冷痛、水肿、腹泻;寒湿痹阻引起的寒湿痹证、肢体疼痛。

【翁老经验】翁老指出,因附子的心脏毒性,临床中不用生附子,需加工后应用。根据加工方法不同,而分成"盐附子"、"黑顺片"、"白附片"和炮附子等。用量须遵照药典的规定,勿过量。翁老临床中,附子用量多为10~12g。多个脏腑的疾病,凡符合心脾肾阳虚者,都可以应用。如慢性心力衰竭的心阳虚证、冠状动脉粥样硬化的阳虚证、缓慢性心律失常、病态窦房结综合征、消化性溃疡、慢性支气管炎、支气管哮喘。附子为补火助阳第一药,温通全身十二经脉,走而不守,回阳于顷刻之间。所以,本品的注射液可用于休克的抢救。心主血脉,《金匮要略》指出胸痹的病因为阳微阴弦,阳微即为心胸阳气不足。心阳虚衰,血脉遇寒则凝,所以在心血管疾病中,患者常有阳虚寒凝证。用一般的温里药难以取得疗效,常需附子以温壮里阳。除与温性活血药物,如姜黄、鸡血藤等同用外,还可配伍各类活血化瘀药,如养血活血、破血逐瘀药。对于阳虚明显者,需仿四逆汤、通脉四逆汤、回阳救急汤等,与干姜同用,以增温壮里阳作用。翁老指出,附子还可配伍通阳散结之品。如薤白,可温通血脉,达到通则不痛,缓解冠心病症状。

2. 干姜

【性味归经】味辛,性热。归脾、胃、肾、心、肺经。

【作用功效】温中散寒,回阳救逆,温肺化饮。

【主治病证】阳虚寒凝之腹痛、呕吐、泄泻,命门火衰,亡阳虚脱,寒饮喘咳。

【翁老经验】干姜辛热,守而不走,与药性燥烈,走而不守的附子配伍,是通行十二经脉纯阳的第一要药,二者配伍,可用于急性冠脉综合征并发心源性休克的亡阳证和急性冠脉综合征低血压等危急重症,具有一定的治疗效果。干姜为温中焦脾胃阳虚、心腹冷痛的必用品,寒性凝滞,寒主收引,寒聚脉外则血凝,故心腹疼痛多有血瘀证,患者在畏寒的同时,有面色青紫、唇舌色黯、舌下脉络瘀阻等血瘀表现。翁老治疗冠心病、心腹疼痛在温阳药基础上,多配伍各类活血化瘀之品,使临床症状迅速缓解。翁老将干姜还用于寒湿内阻,下肢水肿证,寒水射肺的喘咳症。翁老一般用量3~6g。

3. 桂枝

【性味归经】味辛、甘,性温。归心、肺、膀胱经。

【作用功效】辛温解表,温通经脉,助阳化气,平降冲逆。

【主治病证】风寒感冒,脘腹冷痛,血寒经闭,关节痹痛,痰饮,水肿,心悸,奔豚。

【翁老经验】桂枝是药食两用之品,无副作用。既可辛温行气解表,又可温通血脉,助阳化气。一身表里之病、妇科之病皆可用之。翁老认为,桂枝可行里达表,温通一身之阳气,流畅一身之血脉。对于寒凝血瘀证者,每与元胡、高良姜、细辛、香附等同用,以通阳活血通络。翁老认为缓慢性心律失常常有阳气不足,故所拟处方中常加用桂枝,与细辛、高良姜、附子等配伍温阳复脉。治疗慢性心力衰竭的水饮凌心证,翁老在益气活血同时,常同时配伍桂枝、白术、茯苓等配伍,即仿苓桂术甘汤之义。治疗冠心病之心阳虚证,翁老亦常配伍此药,即仿瓜蒌薤白桂枝汤、枳实薤白桂枝汤之义,常能效如桴鼓。翁老一般用量6~12g。

4. 肉桂

【性味归经】味辛、甘,性大热。归肾、脾、心、肝经。

【作用功效】引火归原,补火助阳,散寒止痛,温通经脉。

【主治病证】宫冷阳痿,腹膝冷痛,寒疝腹痛,胸痹,阴疽,经闭癥瘕,痛经等虚阳上浮诸症。

【翁老经验】《别录》云本品"主心痛"、"主温中"、"心腹寒热"、"通血脉";《本草汇言》曰"肉桂,治沉寒固冷之药也";《本草求真》记载"肉桂大补命门相火,益阳治阴"。可以看出,肉桂是治疗命门火衰之要药,且可通行血脉,是治疗心肾阳虚,血脉瘀阻必备之品。阳虚常致血脉运行不畅,形成瘀血阻滞于心脉,心脉痹阻,患者有胸胃疼痛,面色青紫,得温则舒之表现。以肉桂配合各类活血化瘀药物,则温阳活血并用,标本兼治,对于冠心病胃脘冷痛常起到良效。翁老主要用于冠心病心阳虚心脉痹阻证。本品用量不宜过大,翁老常用3g,以免温阳日久,夭之由也。

5. 高良姜

【性味归经】味辛,性热。归脾、胃经。

【作用功效】散寒止痛,温中止呕。

【主治病证】胃寒冷痛,胃寒呕吐。

【翁老经验】本品芳香性温,长于温胃,善于治疗胃脘部寒性疼痛,古人本品常在治疗腹痛的方剂中使用,如良附丸,高良姜汤。古代治疗面肿牙痛的名方"哭来笑去散"(《古今医鉴》)(组成:雄黄、乳香、胡椒、麝香、荜茇、良姜、细辛)中,本品即为配伍之一。《本草新编》曰本品"止心中之痛"。翁老思路开阔,在冠心病、慢性充血性心力衰竭、病态窦房结综合征、缓慢性心律失常等疾病中,除运用活血化瘀药物以通经止痛外,常常使用本品温通心胃阳气,以增强治疗血瘀证的疗效。翁老在临床中,常以本品与肉桂同用,以加强温中功效,常用剂量6g。

6. 细辛

【性味归经】味辛,性温,有小毒。归肺、肾、心经。

【作用功效】解表散寒,通窍,祛风止痛,温肺化饮。

【主治病证】风寒感冒,头痛,牙痛,风湿痹痛,鼻渊,肺寒咳喘,痰多咳嗽,诸风痒疖。

【翁老经验】本品为马兜铃科植物,使用不当,如剂量过大或煎煮时间过短,则可引起中毒,出现毒性症状,头痛、呕吐,严重则出现牙关紧闭、抽搐,甚则呼吸抑制而死亡。故有"细辛不过钱"之说,今日则有敏感体质服药后引起马兜铃酸肾病的报道。翁老强调用药首先要保证患者的用药安全。细辛有可靠的止痛效果,临床要掌握适应证和剂量,翻阅郭士魁老中医和翁老的病案,细辛用于治疗心肾阳虚的胸痛证,剂量都在3g以内,而且少在散剂中应有。本品味辛热,阴虚而有火者忌用。

7. 麻黄

【性味归经】味辛、微苦,性温。归肺、膀胱经。

【作用功效】辛温解表,发汗平喘,利水消肿。

【主治病证】外感风寒,咳嗽气喘,风寒湿痹,风水水肿及阴疽证。

【翁老经验】麻黄古代用时有去节之记载,为缓解麻黄的燥烈之性。现代临床多用蜜制麻黄。《伤寒论》太少两经肺肾阳虚证,以麻黄附子细辛汤、麻黄附子甘草汤治疗,提出了对于少阴阳虚外感证的治疗方剂。麻黄的药理研究作用有提高心率,升高血压的作用。翁老在诊治中,结合现代研究成果,常将本品用于缓慢性心律失常的治疗。结合中医辨证,若兼外有风寒之邪者更宜,用量一般在3~6g。但使用过程中,应密切观察患者的病情,对高血压、心绞痛及其他多种心脏病患者谨慎使用。

8. 薤白

【性味归经】味辛、苦,性温。归肺、胃、大肠经。

【作用功效】通阳散结,行气导滞。

【主治病证】胸痹,心痛彻背,胸脘痞闷,咳喘痰多,脘腹疼痛,泻痢后重,带下,疮疖痈肿。

【翁老经验】《内经》曰"心痛宜食薤";《金匮要略》治疗胸痹证,以桂枝、薤白或瓜蒌、薤白配伍;《本草纲目》指出本品能治"胸痹刺痛,下气散血"。可见本品在治疗胸痹中的重要作用。薤白辛苦温,能通阳散结,行气导滞。翁老临床应用中,对于冠心病胸痹之实证表现者,特别是形体壮实的患者,常以本品配合瓜蒌或桂枝,从而达到散胸中之阴霾,通胸中之阳气的作用。翁老一般用量10~12g。

9. 荜茇

【性味归经】味辛,性热。归胃、大肠经。

【作用功效】温中散寒,行气止痛。

【主治病证】胸痹心痛,脘腹冷痛,呕吐吞酸,泄泻痢疾,冷痰咳嗽,偏头痛,鼻渊,痛经,外治牙痛。

【翁老经验】《本草纲目》云本品为"头痛、鼻渊、牙痛要药";《本草便读》曰:"荜茇,大辛大热,味类胡椒……温中散寒,颇滞气,开郁结……凡一切牙痛、头风、吞酸等症,属于阳明湿火者,皆可用此治之"。由于本品芳香辛热,含有挥发油,所以翁老在治疗冠心病胸痹证时,为了不使有效成分遗失,常在散剂中配伍使用。治疗阳虚血瘀的冠心病、缓慢性心律失常、病态窦房结综合征等疾病中,翁老常以本品配合高良姜、蜜麻黄及活血化瘀药物,如元胡、赤芍等,以温阳活血,改善患者症状,提高心率。翁老一般用量6~12g。

10. 肉苁蓉

【性味归经】味甘、咸,性温。归肾、大肠经。

【作用功效】补肾阳,益精血,润肠通便。

【主治病证】肾阳亏虚,精血不足之阳痿早泄、宫冷不孕、腰膝酸痛、痿软无力、肠燥津枯便秘。

【翁老经验】本品为药食两用之物,《本草纲目》说"此物补而不峻,故有从容字号";《本经》云本品"主五劳七伤,补中,除茎中寒热痛,养五脏,强阴,益精气"。本品补肾阳,益精血,温而不燥,阴精阳气并补。对于疾病日久及肾,精血亏虚,阳气不足,皆可用之。特别是老年患者多伴有气虚便秘,则更宜配伍。临床对于肾阳虚衰,不宜应用大辛大热的附子干姜类药,则以本品蕴蕴缓图。翁老在治疗老年性心血管疾病,辨证属于下元不足,津枯便秘者,在活血化瘀药物使用的同时,常配伍用之。翁老一般用量10~12g。

11. 乌药

【性味归经】味辛,性温。归肺、脾、肾、膀胱经。

【作用功效】行气止痛,温肾散寒。

【主治病证】寒凝气逆之胸腹诸痛证,寒气疝痛,肾虚寒的尿频,遗尿。

【翁老经验】《本草求真》云"乌药,功与木香、香附同为一类,但木香苦温,入脾爽滞,用于食积则宜;香附辛苦,入肝、胆二经,开郁散结,每于忧郁则妙;此则逆邪横胸,无处不达,故用以为胸腹逆邪要药耳"。乌药温肾降气,行气止痛,功专下焦。临床配伍的经典方剂即为四磨汤,能行气降气止胸腹疼痛。翁老使用本品,取其能温肾阳,止痛作用。对于各脏腑疾病辨证属于气滞、肾阳不足证,在活血化瘀药物的同时,配伍本品。翁老一般用量10~12g。

12. 巴戟天

【性味归经】味辛、甘,性微温。归肾、肝经。

【作用功效】补肾助阳,强筋壮骨,祛风除湿。

【主治病证】肾虚阳痿,遗精早泄,少腹冷痛,小便不禁,宫冷不孕,风寒湿痹,腰膝酸软,风湿腰膝疼痛及肾虚腰膝酸软无力。

【翁老经验】与肉苁蓉有相似之处,药性温和,温润不燥,为补阳益阴,温补肾阳的常用药。配伍的代表方剂即为治疗更年期综合征的二仙汤。翁老临床中,对于各脏腑疾病,辨证属于肾阳不足,肾精亏虚证,无需峻补元阳者,或用于附子等阳气峻补之后续治疗,常以本品温补肾阳,蕴蕴缓图。本品还能祛风除湿,对于筋骨痿软,风湿痹痛,翁老亦常配伍本药。翁老一般用量10~12g。

13. 菟丝子

【性味归经】味辛、甘,性平。归肾、肝、脾经。

【作用功效】补肾益精,养肝明目,止泻安胎。

【主治病证】肾虚胎动不安。肾气不足的腰膝筋骨酸痛、腿脚软弱无力、阳痿遗精、呓语、小便频数、尿有余沥、宫冷不孕、头晕眼花、视物不清、耳鸣耳聋以及妇女带下、习惯性流产等症。

【翁老经验】本药补肾益精,温而不燥,补而不腻,治疗肾虚阳痿、遗精滑精、肝肾虚损、冲任不固,及肾虚目暗不明的多种疾病,均有较好疗效。古代名方如五子衍宗丸、驻景丸、寿胎丸、菟丝子丸中,均使用本品。本品甘平,阴阳平补。翁老临床中,对于各脏腑疾病,辨证属于肾阳不足,肾精亏虚明显者,常以本品平补肾阳肾精,再根据辨证结果,配伍他药。翁老一般用量10~12g。

14. 续断

【性味归经】味苦、辛,性微温。归肝、肾经。

【作用功效】补益肝肾,强筋健骨,止血安胎,疗伤续折。

【主治病证】阳痿不举,遗精遗尿,带下,腰背酸痛,寒湿痿痹,胎动漏红、血崩、痈疽疮肿。酒续断多用于风湿痹痛,跌扑损伤,筋伤骨折。盐续断多用于腰膝酸软。

【翁老经验】本品微温,补肝肾,同时能行血脉,补而不滞,善于治疗肾虚而致的腰痛腿软,行走不利,及肝肾虚损的胎动不安。翁老临床中,对于各脏腑疾病,辨证属于肝肾不足,血脉瘀滞者,常以本品补肾,行血补血。再根据辨证结果,配伍他药。翁老一般用量10~12g。

四、医案分析

跟师随诊,有效案例颇多,现将以温阳活血法治疗疾病的案例试述于后。

1. 病态窦房结综合征

陈某,女,58岁。2009年4月23日初诊。

主诉:阵发性眩晕半年。

现病史:阵发性眩晕,当地医院诊断为病态窦房结综合征,曾予西药治疗,效果不明显。建议患者使用心脏起搏器,患者拒绝。刻下症见:发作性眩晕、心慌、胸闷,神色紧张,面色晦暗,舌质黯,苔薄黄,脉迟。动态心电图显示:24小时心率87392次,最慢心率28次/分,平均心率61次/分,RR间期大于2.0秒有19次。

西医诊断:病态窦房结综合征。

中医诊断:眩晕——阳虚血瘀证。

治法:温阳行气活血,兼养阴。

处方:炮附子12g(先煎),高良姜10g,玉竹10g,麦冬12g,苦参12g,补骨脂12g,葛根15g,香附12g,红花12g,川芎12g,细辛3g,桂枝10g,清半夏10g。上药为汤剂,每日1剂。

散剂如下:肉桂20g,郁金100g,黄连60g,赤芍80g,枣仁30g,五味子40g,延胡索100g,荜茇25g,檀香20g。上药研为细粉,每次3g,每日3次。

二诊(2009年7月9日):上方一直连续服用2个月余,患者时有头晕、心慌、胸闷较前好转,舌质淡红,苔薄白,脉迟。时值夏季,原方加藿香12g,以清解暑热。散剂继续服用。

三诊(2009年8月7日):上方连续服用近1个月,患者自觉眩晕、心慌、胸闷明显好转,面色晦暗减轻。动态心电图显示:24小时心率99180次,最慢心率为

52次/分,平均心率69次/分,RR间期大于2.0秒共3次。效不更方,原方案继续。

按语:因外感寒邪或内有阳气不足,则胸阳势微,寒气聚于清阳之府,血脉运行不利,瘀血凝滞,心脉失养,出现心悸动、脉结代;清窍失养,即出现眩晕。翁老认为缓慢性心律失常常有阳气不足,除心阳不足外,肾阳亦不足,当心肾阳气并补。同时阴阳互根,阳气不足不能一味温补,必用养阴药以使精化为气。治疗一般常用益气温阳、养血复脉之剂。常用方有补中益气汤,以益气升阳,可合用四逆汤或通脉四逆汤以养血温阳复脉,也可加用仙茅、淫羊藿、补骨脂等加强温阳药之作用。对缓慢性心律失常,翁老喜在散剂入药时用芳香温通药,而达到散阴寒、开心窍的目的。

阳为阴之奇,阴为阳之偶,阴阳互生,本方重用附子、桂枝、良姜、细辛、葛根、补骨脂温通阳气,配合玉竹、麦冬养阴,并以香附、川芎、红花,疏肝、行气、活血。该患者所服散剂是我院"宽胸丸"的化裁变通。以此方为基本方,取其温通散寒之意,并配以养心、清心之酸枣仁、五味子、郁金、黄连等而取效。

2. 缓慢性心律失常

乔某某,男,41岁。2009年7月9日初诊。

主诉:心动过缓7年余,最慢33次/分。

现病史:发现心动过缓7年余,心率最慢33次/分。平素头晕时作,夜间胸闷,不能入睡。就诊前一天外感,刻下咽痛,发热,体温37.5℃,头困重,舌质暗红,有齿痕,苔厚腻,脉沉弱。

西医诊断:窦性心动过缓,感冒。

中医诊断:心悸——痰湿内蕴,风热外感。

治法:疏散风热,祛湿化痰。

处方:银花12g,金莲花12g,连翘12g,白术12g,防风10g,生甘草6g,桑叶12g,菊花12g,羌活12g,苏叶12g,茯苓15g,川芎12g,桂枝10g。7剂,水煎服。

二诊(2009年7月16日):感冒发热已愈。头晕、夜间胸闷时作。舌质黯红,苔白,脉推筋着骨始得。动态心电图示:24小时心率6553次,心率最慢34次/分,最快94次/分。

处方:太子参12g,炮附片12g(先煎),高良姜10g,姜黄12g,红花12g,郁金12g,荜茇10g,桂枝12g,干姜10g,赤芍12g,补骨脂10g,炙麻黄6g,穿山龙12g。14剂。

三诊(2009年7月23日):患者无头晕,偶有胸闷,舌质偏红,苔黄腻,脉沉缓。

处方:太子参12g,炮附子12g(先煎),肉桂3g,麦冬12g,五味子12g,姜黄12g,郁金12g,红花12g,补骨脂12g,炙甘草6g,炙麻黄3g,赤芍12g,丹参15g,黄芩12g。

按语:患者内有沉寒已久,初诊时证属外感风热,痰湿内蕴,予解表为先,方中金银花、金莲花、连翘、菊花、羌活、苏叶、防风、桑叶宣散风热,加茯苓利湿,桂枝温阳兼解表。二诊时,表证已解,当着重温心脾肾阳,活血化瘀。炮附子、干姜、补骨脂、蜜麻黄,即四逆汤与麻黄附子细辛汤之义,温心肾之阳;高良姜、荜茇温脾阳,姜黄、红花、郁金、桂枝、赤芍以活血化瘀;太子参以补气以助阳。三诊时患者阳虚有所纠正,故方中减少温阳药,因患者苔黄腻,酌加清热祛湿之品。

此案体现了翁老治疗缓慢性心律失常合并外感的基本步骤,即解表在先,表解后治里。对缓慢性心律失常,翁老以温补阳气和活血化瘀合用,温阳以心、脾、肾并补,本患者因沉寒已久,故重用温补。

3. 冠心病

徐某,女,60岁。2009年3月13日初诊。

主诉:阵发性胸闷痛2年余

现病史:胸闷胸痛,每日发作2~3次,含硝酸甘油可缓解,常因劳累或生气诱发,伴畏寒喜暖,腰酸,肢体麻木感,乏力,气短,出汗,头晕,目眩,耳鸣,口苦,烦躁不安,失眠,多梦。舌质黯,脉细。心电图示ST-T改变。

西医诊断:冠心病。

中医诊断:胸痹——阳气闭阻,痰浊血瘀。

治法:益气温阳,活血化浊。

处方:瓜蒌15g,薤白15g,桂枝12g,党参15g,当归12g,丹参20g,高良姜6g,香附15g,荜茇10g,石菖蒲10g,郁金15g,陈皮10g,法半夏10g。7剂。

二诊(2009年3月20日):服上方7剂后,胸闷胸痛减轻,每日发作2次,畏寒减轻,仍出汗,气短,乏力,胃不适,舌质黯,脉细。上方出入:瓜蒌30g,薤白15g,法半夏15g,荜茇10g,桂枝10g,党参30g,丹参30g,香橼皮12g,乳香、没药各3g,桃仁12g,生黄芪30g,红花10g,元胡粉2g(分冲)。

三诊(2009年7月27日):上方服7剂后,心绞痛完全缓解,无明显胸闷,头晕目眩有明显好转,上方继服。

按语:本例患者运用了益气温阳,活血化浊治疗方法,采用了通阳宣痹的瓜蒌、薤白、桂枝三药配伍;因患者有畏寒喜暖,高良姜、荜茇温阳散寒;有乏力气短,加参类以益气助阳;患者有耳鸣、口苦、失眠、多梦,是痰热之象,加菖蒲、郁金、陈皮、法半夏以清热祛痰安神;加香附以理肝气;活血化瘀的药物有当归、丹参、郁金。

本例患者宣痹通阳、益气助阳、温补里阳、祛痰泄浊、行气及活血化瘀,诸法并用,是翁老治疗冠心病的典型案例。它提示我们针对冠心病的不同病理因素,只要综合治疗,症状能迅速好转,病情能明显缓解。提示我们临床实际中,对于冠心病患者的辨证和处方,应全面分析,不可偏废某一方面。

五、温阳活血法在自身老年慢性肾衰竭临床治疗中的再认识

2011年我国老龄人口（60岁及以上）占13.26%，按照世界卫生组织对老龄社会的界线划分，我国已经进入老龄社会。随着人体的衰老，人体各个组织器官都会出现老化现象，出现的各种慢性疾病不断增加，如高血压、糖尿病、心脏疾病、高脂血症等。老年人群由于各种基础病，在应激或药物使用不当的情况下，肾功能减退迅速，老年性慢性肾衰竭是临床常见疾病。

中医认为，老年慢性肾衰竭与肾虚密切相关。《内经》记载了肾气衰弱是人体衰老的直接原因。《素问·生气通天论》曰："阳气者，若天与日，失其所，则折寿而不彰"。肾为水火之脏，内寓元阴元阳，老年肾阳虚则无力推动气血运行，血行不畅为瘀。正如《灵枢·营卫生会》指出"老者之气血衰，其肌肉枯，气道涩"，说明老年气血不足，血行不畅而血瘀是其生理特征。所以肾阳虚和血瘀在老年人中普遍存在。对于慢性肾衰的老年患者，常常有慢性基础疾病，在肾阳不足的基础上，其血瘀证十分明显，患者有腰酸、乏力、夜尿多、下肢恶寒、舌质淡黯、脉沉等。

治疗以肾阴阳双补，活血化瘀为法。滋肾阴用熟地、山药、枸杞子；温肾阳用巴戟天、肉苁蓉；活血化瘀用丹参、当归；益气用党参、生黄芪。上三组药为基本方。对于肾阳虚明显者，加用肉桂、附子；夜尿频明显者，加补骨脂、益智仁以补肾温阳缩尿；老年便秘者，加桃仁润便兼活血。以上组方，用之临床多效，患者症状缓解，肾功能好转。

结语：在翁老"百病多瘀"、"老年多瘀"思想的指导下，自己在实际工作中，努力将翁老的理论与经验贯穿于临床实践中，提高了疗效，值得进一步挖掘与学习。

主要参考文献

1. 翁维良. 中医临床家——郭士魁[M]. 北京：中国中医药出版社，2001.

2. 陈可冀. 岳美中医学文集[M]. 北京：中国中医药出版社，2000.

3. 翁维良. 翁维良临床经验辑要[M]. 北京：中国医药科技出版社，2001.

4. 翁维良. 活血化瘀治疗疑难病[M]. 北京：学苑出版社，1993.

5. 郭维琴，郭志强. 郭士魁治疗冠心病经验简介[J]. 中医杂志，1985，11：14-15.

6. 沈自尹. 同病异治和异病同治[J]. 科学通报，1961，10：51.

7. 沈自尹. 中西医结合肾本质研究回顾[J]. 中国中西医结合杂志，2012，3（32）：304-306.

（于大君）

第六节 利水活血法

　　利水活血法是由利水法与活血法所组成,用以治疗水瘀互结的各类疾患。"水瘀"为病理论的提出植根于传统医学的"津血同源"基本理论,津液和血液皆由水谷精微化生而成,其中津液是血液的重要组成部分,即水与血生理上相互关联。津血运行不畅、停积凝滞或离经之血停积体内均可导致瘀血,故在病理上,水瘀常相互影响。翁老在临床诊治中常相互参考,水瘀共同论治,在治疗慢性心衰、急性肾炎、慢性肾炎等疾病上取得了较好的疗效。现从治法源流、应用心法、方药解析、医案分析等几方面进行探讨。

一、治法源流

1. 先秦时期

　　先秦时期,血与水的辨证关系处于萌芽阶段。在《灵枢·百病始生》提及的"湿气不行,凝血蕴里而不散,津液涩渗,著而不去,而积皆成矣"是对血水同病最早的认识。《素问·调经论》谓"孙络水溢,则经有留血"指出孙络之水外溢,则产生局部湿滞和水肿,水阻经隧,络脉不通,故留血成瘀。《素问·汤液醪醴论》有云"平治于权衡,去菀陈莝,微动四极,温衣,缪刺其处,以复其形。开鬼门,洁净府,精以时服,五阳已布,疏涤五脏,故精自生,形自盛,骨肉相保,巨气乃平",将"去菀陈莝"放在内伤阳遏水肿的首位,说明瘀血不只是内伤阳遏水肿的偶发兼证,而是常见兼证;同时提到"缪刺其处"也是邪客于络而采取疏通络脉的针对措施,说明内伤水肿常伴血瘀,治水应同时兼顾化瘀。

2. 东汉时期

　　医圣张仲景在《金匮要略·水气病脉证并治》提出"血不利则为水"的经典论断,指出瘀血是病因,反之水不利也可形成瘀血,二者存在着因果关系,因瘀致水停,因水停加重瘀血;瘀血是病因又是结果,贯穿于水肿病发生、发展演变的整个病理过程。同时也极大丰富和发展了水血相关论治,如《伤寒杂病论》中的衄以代汗法,调津凉血法,养血利水法,逐瘀除湿法,下血逐水法,以及创制了一系列体现血与水辨证论治的经典方剂,如真武汤、猪苓汤、桂枝去桂加茯苓白术汤、桃核承气汤、蒲灰散、赤小豆当归散等。

3. 隋唐时期

　　《诸病源候论·妊娠胎间水气子满体肿候》:"妊娠之人,经血坠闭,以养于胎,若挟有水气,则血水相搏"。强调了妇科病血水同病的特殊病机。药王孙思邈《备急千金要方》《千金翼方》及王焘《外台秘要》汇集保存了东汉至唐代大量重要的医论、医方等内容,从中可窥见血水辨证之法已被医家应用。孙思邈虽未对血与水辨证观明确立论,但从其所创的千金苇茎汤可以看出他对血与水的辨证论治也有一定的认识。在《外台秘要》中所列举的治疗水气肢肿之方,如葶苈丸、大小金牙酒等方剂中都配用了活血、养血、通络药,如丹参、川芎、蜈蚣等,又如下气消肿方中用昆布、大黄,也是活血逐水兼效之药。

4. 明清时期

清代医家徐灵胎在《医砭·肿胀》曰:"气、血、水三者,病常相因,有先病气滞而后血结者,有先病血结而后气滞者,有先病水肿而血随败者,有先病血结而水随者"。明确指出可由先病水肿而致血病,亦可先由血结而致水病,此论为后来的血与水辨证论治指点了方向。直到唐容川《血证论》的成书,才使血与水的辨证论治上了一个新台阶,他在本书的开篇《血证论·阴阳水火气血论》即讲:"夫水火气血,固是对子,然亦相互维系,故水病则累血,血病则累气。气分之水阴不足,则阳气乘阴而平血。阴分之血液不足,则津液不下而病气,故汗出过多则伤血,下后之津液则伤血,热结膀胱则下血,是水病而累血也。吐血咳血,必兼痰饮,血虚则精竭水结,痰凝不散。失血家往往水肿,瘀血化水,亦发水肿,是血病而兼水也"。这段理论为血与水辨证观在病理的相互转化方面提供了直接的理论支持。而且,他还第一次将血与水的病机范围给与延伸,血病不再单纯指瘀血,血虚、血逆(吐血咳血),也引入了水不利则为血的理论范畴,对血与水的辨证论治具有划时代的重大意义。此外,他尚有不少发人深思的理论,他在《血证论》中说:"血病不离乎水,水病不离乎血"、"血积既久,亦能化为痰水"、"瘀血化水,亦发水肿"、"瘀血流注,亦发肿胀者,乃血变为水,故水肿乃血之水病"等,奠定了血水互关理论的生理病理基础。

5. 近现代研究

建国后,关于血与水辨证观的研究余兴未艾。如关幼波提出:见痰休治痰,辨证求根源;治痰要活血,血活则痰化。李克绍先生认为肝硬化腹水为"本虚而标实",在消水之后必须治本善后,"治本必须养肝兼以活血化瘀"。刘渡舟先生对于水证的治疗有桂苓剂和桂芍剂之分,桂苓剂指的是以苓桂术甘汤为代表的加减诸方,它是符合仲景治疗痰饮用温药之宗旨的,苓芍剂则是指以桂枝去桂加茯苓白术汤为代表的加减诸方,苓术必须借助芍药才能发挥走泄水分、利小便的功效。这就看出桂枝走表利于上,芍药走里利于下,上为阳,下为阴,正看出桂、芍的对应作用在水气病中各显身手,尽发汗利小便之能事。这些论述都为血与水的辨证观理论走向成熟奠定了基础。

二、应用心法

（一）郭士魁利水活血法应用经验

1. 心血管系统疾病

（1）心力衰竭：属于中医"心悸"、"怔忡"、"咳喘"、"痰饮"、"水肿"等范畴。郭老认为心主一身之血脉，心病日久，心气虚衰、心阳亏虚，继而出现血瘀，然后出现水饮和痰浊，进一步加重心气、心阳亏虚，形成心衰典型发病过程。郭老治疗心衰主要从水瘀辨证，认为阳气虚衰是根本，涉及脏腑包括心、脾、肾，主要辨证分型包括：心阳虚，心脾阳虚，心肾阳虚，阳气虚脱，气阴两虚等。治法以益气温阳、利水活血为总则。常用温阳药：桂枝、附子、干姜、生姜、肉桂、补骨脂等；常用利水药：茯苓、白术、泽泻、葶苈子、猪苓、车前草等；常用益气药：党参、太子参、人参、黄芪；常用活血药：川芎、桃仁、赤芍、红花、鸡血藤、当归、丹参、三棱、莪术等；常用理气药：木香、郁金、厚朴、香附、枳壳等。

（2）急性心梗：属于中医"真心痛"，治疗多标本兼顾，以益气活血为主，针对合并症行方药加减调整。例如郭老在治疗急性心肌梗死同时出现脉虚弱无力，心悸，气短胸闷，咳嗽，咳吐泡沫痰或痰中带血，汗出，浮肿，尿少，手足发凉，舌质黯，体胖，苔白或白腻，投以益气温阳利水之剂。方用红参10g，桂枝10g，玉竹12g，五味子10g，当归10g，生姜10g，生桑白皮10g，茯苓20g，大腹皮10g，北五加皮3~6g，煎汤服，亦可用独参汤频服。

（3）心肌炎：属中医"心悸"、"怔忡"、"胸痹"的范畴。多为外感邪气，久则入里损耗心气心阴，治疗以益气、养阴法为主。郭老对于心肌炎，症见胸闷，气短心悸，下肢浮肿，不能平卧，合并心衰时常以归脾汤加减，健脾利水。方药：党参15g，黄芪15g，丹参15g，白术12g，茯苓15g，桂枝10g，附片6g，当归12g，车前草10g，北五加皮3~10g。

2. 急性肾炎

急性肾炎属中医"水肿"、"水气"、"尿血"等。郭老认为起病多与外感有关，与肺、脾、肾三脏关系密切，水肿是急性肾炎的主要表现，在治疗中密切关注，依病情的多变性决定治疗方案。郭老在治疗急性肾炎，症见浮肿重，身重乏力，尿少，舌淡，常用方药为黄芪15g，陈皮10g，茯苓15g，大腹皮12g，白术10g，汉防己12g，车前草30g，牛膝12g，赤小豆15g。

3. 慢性肾炎

慢性肾炎属中医"水肿"、"水气"、"虚损"，与脾肾关系最为密切。郭老对慢性肾炎的治疗以健脾、温阳、利水为总则，对肾阳虚明显者，真武汤加减：炮附片10g（先煎），苍白术各12g，茯苓15g，杭白芍12g，生姜10g，泽泻10g，肉桂

3~6g,车前草20g,生黄芪10g;对脾阳虚明显者方用五苓散和参苓白术散加减:党参12g,茯苓15g,苍白术各12g,桂枝10g,猪苓12g,泽泻12g,陈皮10g,车前草20g,黄芪12g;对阴阳两虚者,方用济生肾气汤加减:炮附片10g,桂枝10g,熟地12g,山萸肉10g,丹皮12g,茯苓15g,泽泻12g,山药15g,牛膝12g,车前草20g,女贞子12g。此外,对于浮肿久治不效或尿中有红细胞者,郭老酌加活血药如当归10~12g,川芎10~12g,益母草10~12g,红花10~12g。

4. 眩晕

对于由于脾虚水湿不化,阻滞清阳而致的眩晕,症见胸闷乏力,腹胀嗳气,浮肿,脉滑苔白腻者,郭老常用温阳化气,健脾利水之法,苓桂术甘汤加减:茯苓10~15g,桂枝10~12g,甘草10g,泽泻10g,山药10~12g,苍术10g。

(二)翁老利水活血法应用经验

1. 心力衰竭

翁老认为心衰病程长,可见心气不足,气虚血瘀,瘀血阻滞,血不利则为水的病理改变,临床常见口唇紫绀、舌质紫黯、颈静脉怒张、肝脏肿大、下肢水肿伴静脉曲张等瘀血之症。治则多从喘证及水肿论治,辨证多为本虚标实。虚以为气虚、阳虚为主,病位在心、肺、肾,涉及肝、脾;实则以气滞、血瘀、痰阻、水泛为主。心肾两虚、气虚血瘀水停是贯穿心力衰竭发病始终的基本病理环节,故以益气温阳、活血利水或益气养阴、活血利水为主要治法。

(1)气虚血瘀水停证:治宜益气活血利水。药用黄芪30g,党参15g,茯苓15g,益母草15~30g,丹参20~30g,车前子15~30g(包煎)。

(2)心肾阳虚、血瘀水停证:治宜温通心肾、活血利水。药用黄芪30g,党参15g,泽泻15g,益母草15~30g,泽兰20g,车前子15~30g(包煎),制附片10~15g,桂枝10~15g。

(3)气阴两虚、血瘀水停证:治宜益气养阴、活血利水。药用黄芪30g,党参15g,益母草15~30g,泽兰20g,车前子15~30g(包煎),麦冬10g,五味子5~10g,生地15~30g。

(4)心肾阳虚、水气凌心证:治宜温阳利水平喘。药用制附片10~15g,桂枝10~15g,人参15g,生姜15g,白术15g,赤芍15g,茯苓15g,泽兰15g,车前子30g(包煎),浓煎。

(5)喘脱:治宜回阳救逆固脱。药用人参15g,制附片10~15g,浓煎。

2. 慢性肾炎

翁老认为本病为慢性疾病,病久耗损气阴,出现气血阴阳的不足,如气阴两虚、阴阳两虚等。脾肾虚损,水湿运化不利,湿浊内停,郁久化热,出现湿热证。同时,慢性肾炎患者由于病程长,病久必瘀,多数患者均有不同程度的血瘀,女子以血为本,血瘀证在女性更为多见。湿热和瘀血相互交着,是慢性肾炎发病的重要病机。故在辨证上,在注重脏腑虚损的同时,必须注意标证的存在,注意湿热和血瘀证。治疗上,在补虚的同时要注意"通",通补兼用,掌握用药的平衡。本病以脾肾虚损为本,而以湿热、瘀血等为标,故治疗应补益脾肾为主,兼顾祛除湿、热、瘀,以达到治疗疾病的目的。

（1）脾肾气虚,湿热血瘀证:治宜补脾益肾,清利湿热,活血化瘀。方用六味地黄汤和补中益气汤加清利湿热和活血化瘀之品。生地10g,山药10g,山萸肉10g,丹皮10g,茯苓15g,泽泻10g,党参10g,黄芪10g,白术15g,车前子10g,丹参10g,当归10g。

加减法:腰痛重加牛膝12~15g,刘寄奴10~15g;血瘀明显加红花12~15g,生蒲黄12~15g,川芎12~15g;腹胀加陈皮10~12g,枳壳10~12g;纳呆加生山楂12~20g,鸡内金6~12g。

（2）脾肾阳虚血瘀证:治宜温补脾肾、活血化瘀。方用桂枝茯苓丸加减:桂枝10~12g,茯苓12~15g,赤芍12~15g,丹皮12~15g,桃仁12~15g,党参12~20g,生黄芪15~20g,丹参12~15g,泽兰12~15g,益母草15~30g。

（3）肝肾阴虚血瘀证:治宜滋阴活血。方用桃红四物汤加减:桃仁10~12g,红花12~15g,生地12~15g,当归10~12g,赤芍12~15g,牛膝12~15g,麦冬12~15g,女贞子12~15g,川芎12~15g,丹皮12~15g。

加减法:腰痛加川断12~15g,延胡索6~10g;耳鸣加磁石15~30g,菊花12~15g;心悸加珍珠母15~30,柏子仁12~15g;头晕加葛根12~15g,草决明15~20g;尿少加白茅根15~20g,车前草15~20g。

（4）气阴两虚血瘀证:治宜益气滋阴,活血化瘀。方用参芪六味地黄丸加味:丹皮10~15g,泽泻12~15g,生地15~30g,茯苓12~15g,山萸肉10~12g,小蓟12~15g,栀子10~12g,当归10~15g,通草10~12g,生蒲黄12~15g,丹参12~15g。

加减法:血尿重加三七粉1~3g分冲;腰痛加延胡索粉1~3g分冲;咽痛加麦冬10~12g,胖大海10~12g,银花10~15g;烦热加黄连6~10g;失眠加夜交藤12~15g,酸枣仁12~15g。

3. 慢性肾衰竭

慢性肾衰病位在肾,因肾气劳伤、日久不愈所致,为本病之主因。因为肾衰竭肾失去分清泌浊的功能,使湿浊贮留于体内,而引起本病。当然湿浊仅为本病之标,而脾肾虚损乃为本病之本。在其发病机制中以脾肾虚衰、浊毒潴留为关键。肾阳虚衰,土失温煦,则脾阳亦伤;脾阳虚衰,脾失健运,化源不足,肾失濡养,也可引起肾气不足,肾阳虚衰最后导致脾肾气虚或脾肾阳虚,乃至水湿不运,浊毒壅滞,气机逆乱;或肾水不足,水不涵木,肝肾阴虚,虚风内动;或阳虚日久,阳损及阴,阴阳俱虚,最后导致阴阳离决。在慢性肾衰的全过程中,自始至终都贯穿着湿邪为患,湿浊阻滞,气机不畅,血运受阻而淤滞,况久病又加重其血瘀;湿郁化热,湿热蕴结,化为浊毒,伤及脏腑,耗损气血。总之,慢性肾衰属于正虚邪实证,正虚指脏腑气血虚弱,尤以脾肾虚衰为主,邪实指湿浊邪毒壅阻。早期多表现为虚证,或虽兼浊邪但不严重,到了慢性肾衰后期,多是虚实夹杂,脾肾更亏,浊邪壅盛,邪正相比,邪实常较为突出。

翁老认为慢性肾衰竭患者病程日久,病势缠绵,在病变过程中可出现不同程度浮肿、血尿、固定腰痛或如针刺、面色晦暗、舌质紫黯、肌肤甲错或有瘀点、瘀斑等瘀血表现。究其原因,或因虚致瘀,或水停致瘀,或湿毒致瘀等。主张治病必求于本,审证求因,结合辨证,区分为气虚血瘀、阴虚血瘀、阳虚寒瘀,分别采用益气活血、养阴活血、温阳活血。并根据脏腑功能失调,选用宣肺、健脾、益肾、平肝等法,只有诸法合用,多环节、多层次、多途径综合调节,才能取得显著疗效。同时,临证需要分清因病致瘀与因瘀致病,何主何从,孰轻孰重,然后辨证立法,或活血化瘀为主,或活血化瘀为辅。如肾小球肾炎缠绵日久,顽固性水肿难以消退,或蛋白尿长期不转阴,呈现血瘀征象,面色晦暗,唇色黯淡或紫黯,口干但欲漱水不欲咽,舌质黯淡或暗红,或有瘀斑、瘀点,脉弦涩或细涩,辨证则属血瘀为主,则以活血化瘀配其他法则。如病在外尚未表现瘀血征象,则依据血瘀病理,针对病因治疗为主,辅以活血化瘀。

(1)血瘀水停证:治宜活血利水方用当归芍药散加味:当归10~20g,赤芍10~20g,川芎10~15g,白术10~15g,茯苓10~20g,泽泻10~20g,冬瓜皮20~30g,泽兰10~20g,水红花子10~20g,生黄芪20~30g,地龙6~10g。

加减法:若脾虚便溏者,加山药10~15g,莲子肉10~15g,益气健脾止泄;腹胀纳呆者,加焦三仙15~30g,砂仁6~10g行气消积;腰痛明显者加刘寄奴10~20g,川怀牛膝10~15g,补肾活血止痛。

(2)气虚血瘀证:治宜益气健脾,佐以活血。方用春泽汤加减:人参10~20g,黄芪10~20g,白术10~15g,茯苓10~20g,猪苓10~20g,泽泻10~15g,桂枝6~10g,丹参10~20g,川芎10~15g。

加减法:恶心呕吐严重者,可合用黄连6~10g,苏叶6~10g,辛开苦降,助脾胃之升降;脘腹胀满重者,可加枳实6~10g,陈皮10~15g,木香6~10g等,行气健脾以助胃肠功能紊乱的恢复。

(3)阳虚血瘀证:治宜脾肾双补,佐以活血。方用真武汤合五苓散:炮附子6~10g,白术10~15g,茯苓20~30g,生姜10~15g,白芍10~20g,桂枝6~10g,泽泻10~15g,猪苓10~20g,苏木10~15g,赤芍10~20g,泽兰10~20g。

加减法:兼恶寒无汗,发热头痛,咳嗽鼻塞等风寒外感者,加麻黄6~10g,荆芥穗6~10g,发汗解表;阳虚水泛,喘促不能平卧,加葶苈子10~15g,大枣5枚,泻肺平喘。

（4）阴虚血瘀证：治宜滋阴清热，佐以活血。方用二至丸合四物汤加减：女贞子10~20g，旱莲草10~20g，车前草10~20g，白茅根10~20g，地骨皮10~20g，当归10~20g，熟地10~20g，川芎10~15g，赤芍10~20g。

加减法；若阴虚热盛者，可合用知柏地黄汤或猪苓汤加减，以滋阴清热化湿；夹有湿热者，加石韦10~20g，滑石10~15g，车前草10~20g等清热利湿。

（5）湿浊夹瘀证：治宜清化湿热，活血化瘀。方用黄连温胆汤加味：黄连6~10g，竹茹10~15g，陈皮10~15g，姜半夏6~10g，枳壳10~15g，茯苓10~20g，苏叶6~10g，制大黄10~20g，丹参15~20g，川芎10~15g，桃仁6~10g。

加减法：大便稀溏者，去大黄，加炒白术10~15g；水肿、尿少者加车前草10~20g，猪苓10~20g。

（6）湿毒夹瘀证：治宜分利湿热，活血化瘀。方用疏凿饮子加减：羌活10~15g，制大黄10~20g，猪苓6~9g，泽泻10~15g，赤小豆10~20g，川椒目10~20g，槟榔10~15g，大腹皮10~20g，茯苓皮20~30g。

加减法：皮肤疮疡热肿者，加金银花10~20g，地肤子10~20g；大便干燥不通者，倍大黄，加火麻仁10~20g。

三、方药解析

（一）翁老常用利水活血古方今用

1. 真武汤

【组成】茯苓15g，芍药12g，白术12g，生姜10g，炮附子10g（先煎）。

【功用】温阳利水。

【主治】小便不利，四肢沉重疼痛，腹痛下利，或肢体浮肿，苔白不渴；汗出不解，仍发热，心下悸，头眩，身瞤动，振振欲擗地。

【方解】本方为温阳利水的著名方剂，以附子为君药，本品辛甘性热，用之温肾助阳，以化气行水，兼暖脾土，以温运水湿。臣以茯苓利水渗湿，使水邪从小便去；白术健脾燥湿。佐以生姜之温散，既助附子温阳散寒，又合苓、术宣散水湿。白芍亦为佐药，其义有四：一者利小便，以行水气；二者柔肝缓急，以止腹痛；三者敛阴舒筋，以解筋肉瞤动；四者可防止附子燥热伤阴，以利于久服缓治。

翁老在以真武汤为主方进行加减化裁时，主要针对心肾阳虚为主证的心衰、水肿等病。针对脾、肾阳虚较重，寒象明显者加补骨脂、肉桂、高良姜、荜茇；为增强利水功效，常配伍葶苈子、猪苓、泽泻等；针对兼有血瘀者，酌加冠心3号方丹参、川芎、赤芍、红花；针对兼气滞者加厚朴、枳实、佛手，香附等。

2. 苓桂术甘汤

【组成】茯苓15g,桂枝12g,白术12g,甘草6g。

【功用】温阳化饮,健脾利湿。

【主治】痰饮,胸胁支满,目眩心悸,或短气而咳,舌苔白滑,脉弦滑。

【方解】本方所治痰饮乃中阳素虚,脾失健运,气化不利,水湿内停所致。仲景云"病痰饮者,当以温药和之"。故治当温阳化饮,健脾利水。本方重用甘淡之茯苓为君,健脾利水,渗湿化饮,既能消除已聚之痰饮,又善平饮邪之上逆。桂枝为臣,功能温阳化气,平冲降逆。苓、桂相合为温阳化气,利水平冲之常用组合。白术为佐,功能健脾燥湿,苓、术相须,为健脾祛湿的常用组合,在此体现了治生痰之源以治本之意;桂、术同用,也是温阳健脾的常用组合;炙甘草调药和中。全方药仅四味,配伍精当,温而不热,利而不峻,实为治痰饮之和剂。

翁老在以苓桂术甘汤为主方进行加减化裁时,主要针对脾阳虚为主证的心悸、痰饮等病。为增强健脾之效,常配党参、山药、黄芪;利水常配猪苓、薏苡仁、冬瓜皮;针对兼有痰阻者,加半夏、瓜蒌、桔梗等;活血化瘀常配蒲黄、牛膝。

3. 五苓散

【组成】猪苓12g,泽泻15g,白术12g,茯苓15g,桂枝12g。

【功用】利水渗湿,温阳化气。

【主治】膀胱气化不利之蓄水证。小便不利,头痛微热,烦渴欲饮,甚则水入即吐;或脐下动悸,吐涎沫而头目眩晕;或短气而咳;或水肿、泄泻。舌苔白,脉浮或浮数。

【方解】本方为利水之剂,所治诸证以小便不利,舌苔白,脉浮或缓为证治要点。方中重用泽泻为君,以其甘淡,直达肾与膀胱,利水渗湿。臣以茯苓、猪苓之淡渗,增强其利水渗湿之力。佐以白术、茯苓健脾以运化水湿。《素问·灵兰秘典论》谓"膀胱者,州都之官,津液藏焉,气化则能出矣",膀胱的气化有赖于阳气的蒸腾,故方中又佐以桂枝温阳化气以助利水,解表散邪以祛表邪,《伤寒论》示人服后当饮暖水,以助发汗,使表邪从汗而解。

翁老在以五苓散为主方进行加减化裁时,主要针对水湿较重者。五苓散在苓桂术甘汤基础上易甘草为猪苓、泽泻,主要是在温阳化气的基础上,加强利水祛湿的功效。翁老为增强利水之力,常配伍玉米须、淡竹叶、大腹皮等;同时配伍理气之品如香橼、佛手、香附等以达到气行则水行的目的;还常配伍川牛膝等引经药以引水下行。

(二)翁老常用利水活血组方

心衰2号方

【组成】炮附子10g(先煎),桂枝12g,黄芪15g,生晒参10g(先煎),太子参

15g,茯苓15g,泽泻15g,葶苈子15g,丹参15g,赤芍12g,郁金12g,红花12g。

【功用】益气温阳,活血利水。

【主治】阳气虚衰,血瘀水停。症见:上急气喘,短气而咳,小便不利,双下肢水肿、心悸眩晕,面色晦暗、口唇紫绀,舌苔白,脉沉。

【方解】炮附子回阳救逆,补火助阳,可上助心阳,中温脾阳,下补肾阳,为"回阳救逆第一品药",可治久病体虚,阳气衰微;桂枝,温经通脉,助阳化气,用于寒凝血滞诸痛证,及胸阳不振,心脉瘀阻等证,二者共为君药以温通心阳,助阳化气"治其本"。黄芪益气利水,生晒参益气补脾生津,太子参气阴双补,三药共为臣药,以助君药行补气助阳之力;茯苓健脾利湿,泽泻利水渗湿泄热,葶苈子泻肺平喘,利水消肿,三药共为佐药,以通利水湿"治其标";丹参活血调经,赤芍凉血散瘀止痛,郁金活血行气,红花活血通经,祛瘀止痛,上药共为使药,以活血祛瘀,助利水行。诸药合用,共奏益气温阳,活血利水之功。

(三)翁老使用利水活血药物应用

1. 茯苓

【性味归经】味甘、淡,性平。归心、脾、肾经。

【作用功效】利水渗湿,益脾和胃,宁心安神。

【主治病证】水肿,痰饮,脾虚泄泻,心悸,失眠。

【翁老经验】茯苓药性平和,副作用小,既可祛邪又可扶正,利水而不伤正,为翁老常用的利水消肿之药。翁老认为茯苓是通过健运脾气以利水,因此尤适用于脾虚湿盛的患者,临床多合用党参、白术、黄芪等增强益气健脾之功效;同时茯苓还具宁心安神之功,对于水饮凌心致心悸失眠者,在利水的同时可行安神之效,常配伍酸枣仁、五味子、夜交藤应用。翁老一般用量15g。

2. 猪苓

【性味归经】味甘、淡,性平。归肾、膀胱经。

【作用功效】利水渗湿。

【主治病证】小便不利,水肿,泄泻,淋浊,带下。

【翁老经验】与茯苓相比猪苓补益之力弱,利水之力强,可用于一切水湿为患,因其性平,作用单纯,翁老在使用时多与茯苓、薏苡仁、泽泻等同用,增强利水效果。翁老一般用量12g。

3. 薏苡仁

【性味归经】味甘、淡,性凉。归脾、胃、肺经。

【作用功效】利湿健脾,舒筋除痹,清热排脓。

【主治病证】水肿,脚气,小便不利,泄泻带下,风湿痹痛,筋脉拘挛,肺痈,肠痈。

【翁老经验】薏苡仁功同茯苓,具健脾利湿之功,但较茯苓之力弱。薏苡仁药食同源,临床应用较为安全,可煮粥服作日常保健之品,以行除湿之功。现代药理研究表明,薏米含有的糖蛋白成分具有抗过敏作用,故翁老还多用于过敏性疾病,如皮肤病、过敏性鼻炎等治疗。翁老一般用量15g。

4. 泽泻

【性味归经】味甘,性寒。归肾、膀胱经。

【作用功效】利水渗湿泄热。

【主治病证】广泛用于各种水湿证,包括水肿、小便不利、痰饮、淋证、黄疸、湿疹、湿痹等。

【翁老经验】泽泻的利水作用优于茯苓和薏苡仁,和猪苓相当。泽泻药性偏微寒,所以脾虚者慎用; 还能泻相火,类似于黄柏,下焦湿热者尤为适宜。翁老一般用量12g。

5. 车前草

【性味归经】味甘,性微寒。归肝、肾、肺、小肠经。

【作用功效】利尿通淋,明目,祛痰,清热解毒。

【主治病证】小便不利,水肿,泄泻,淋浊,带下,目赤肿痛,咳嗽,热毒痈肿。

【翁老经验】翁老多用车前草而非车前子,因车前子煎煮时需要包煎,操作比较麻烦,而车前草功同车前子,利尿作用比较明显,清热效果也比较好,除了用于湿热淋证,也常常用于水肿。本品可利水湿,分清浊而止泻,即"利小便而实大便",故尤善于治疗水湿泻,小便少而黄赤,大便清稀。此外,还有清肝明目,清热化痰的功效,用于肝火上炎之目赤肿痛,肺热咳嗽痰多等症。翁老一般用量15g。

6. 淡竹叶

【性味归经】味甘、淡,性寒。归心、胃、小肠经。

【作用功效】清热除烦,利尿。

【主治病证】用于热病烦渴,小便赤涩淋痛,口舌生疮。

【翁老经验】淡竹叶为禾本科草本植物淡竹叶的叶入药,其清心泻火除烦之力不及竹叶,而长于清热利尿,故心热移小肠之心烦口疮,小便短赤涩痛,以及湿热水肿、黄疸尿赤等多用淡竹叶。翁老认为该药不仅清心,还可安神,故在治疗心肌炎、更年期综合征、睡眠障碍时多用,且多在暑月应用; 同时该药药源丰富、价廉、安全、入药口感好,也是翁老临床用药的考虑。翁老一般用量12g。

7. 葶苈子

【性味归经】味苦、辛,性大寒。归肺、膀胱经。

【作用功效】泻肺平喘,利水消肿。

【主治病证】痰涎壅肺之喘咳痰多,肺痈,水肿,胸腹积水,小便不利,慢性肺源性心脏病,心力衰竭之喘肿,瘰疬结核。

【翁老经验】本品苦降辛散,性寒清热,专泻肺中水饮及痰火而平喘咳。翁老认为葶苈子力峻,利水消肿之力较强,多用治心包积液、胸腔积液、慢性心衰、心肌病、慢性肺源性心脏病、寒痰咳喘等疾病。翁老认为葶苈子强心利水的功效与洋地黄相似,尤其适用于对毛地黄类不敏感以及毛地黄类药物抵抗的心衰患者。但由于药性峻利,故使用时,翁老常注意固护正气,对于年老体虚或素体偏弱的患者使用时应注意用量,以及与补益之品配伍使用,以缓其性。翁老一般用量12g。

8. 玉米须

【性味归经】味甘,性平。归膀胱、肝、胆经。

【作用功效】利水消肿,利湿退黄。

【主治病证】肾炎水肿,脚气,黄疸肝炎,高血压,胆囊炎,胆结石,糖尿病,吐血衄血,鼻渊,乳痈。

【翁老经验】翁老认为该药性平,甘淡渗泄,功专利水渗湿消肿,治疗水肿小便不利。因其来源于粮食较为安全,翁老认为可作为暑月利水祛湿之日常方法,可将玉米须带叶整煎后饮用,也可配伍冬瓜皮、西瓜皮、赤小豆等利水药同用,增强利水功效;同时,翁老也将该药与强效的利水药交替使用。此外,翁老考虑到长期应用西药利尿剂的患者,多容易合并肾损害、电解质紊乱、尿酸增高等症,因此在合并使用具有利水功效的中药后,应减量西药利尿药物的使用,以达到"利水而不伤肾"的目的。翁老一般用量15g。

9. 苦参

【性味归经】味苦,性寒。归心、肝、胃、大肠、膀胱经。

【作用功效】清热燥湿,杀虫,利尿。

【主治病证】用于热痢,便血,黄疸尿闭,赤白带下,阴肿阴痒,湿疹,湿疮,皮肤瘙痒,疥癣麻风;外治滴虫性阴道炎。

【翁老经验】现代研究表明苦参对心脏有明显的抑制作用,可减慢心率,使心肌收缩力减弱。翁老认为苦参味寒,尤适用于心律失常兼有热象的患者,故翁老多用于心肌炎患者中医辨证为热毒壅滞者,由于该药味苦,易伤胃阳,故临床用量不宜太大,翁老一般用量为10~12g。同时苦参兼有利尿、抗炎、抗过敏等作用,故在皮肤瘙痒、过敏性疾病的治疗中翁老常配伍蝉蜕、防风等药。翁老一般用量10g。

10. 大腹皮

【性味归经】味辛,性微温。归胃、肠、大肠、小肠经。

【作用功效】行气宽中,利水消肿。

【主治病证】用于湿阻气滞,胸腹胀闷,大便不爽,水肿,脚气,小便不利。

【翁老经验】大腹皮,辛散,入脾胃经,利水之外尚可行气导滞,是宽中利气之捷药。翁老认为该药微温,对阳虚水肿明显尤为适用,多配桂枝、附子等协同温阳作用。此外,翁老常将该药以作反佐之品使用,如在清热解毒利水时,配温阳之品以防寒性太过。翁老一般用量15g。

11. 金钱草

【性味归经】味甘、咸,性微寒。归肝、胆、肾、膀胱经。

【作用功效】利湿退黄,利尿通淋,解毒消肿。

【主治病证】湿热黄疸,石淋,热淋,痈肿疔疮,毒蛇咬伤。

【翁老经验】翁老多用此药治疗消化系统疾病,如胆囊炎、肝炎、湿热黄疸、结石等;该药副作用小,安全,为治结石病之要药。翁老在治疗胆结石时多与茵陈相配;治疗肾结石时多与海金沙相配;配合鸡内金以防胃口不佳;通淋时多与枳实、厚朴配伍,以行理气通淋之功。翁老一般用量15g。

12. 丝瓜络

【性味归经】味甘,性平。归肺、胃、肝经。

【作用功效】祛风,通络,活血。

【主治病证】风湿痹痛,乳汁不通,乳痈,胸胁胀痛,跌打损伤,胸痹。

【翁老经验】本品药力平和,多入复方中应用。翁老认为中药讲求"取象比类",丝瓜络呈长圆筒形或长梭形,全体系由多层丝状纤维交织而成段网状体,形似人体之脉络,故本品有通经活络的作用。该药兼具理气之功,可入肝活血通络,翁老多用于气血瘀滞之胸胁胀痛,多配伍柴胡、香附、郁金、川芎等;且该药药源丰富,价廉,药食同源,临床使用较为安全。翁老一般用量15g。

13. 路路通

【性味归经】味苦,性平。归肝、肾经。

【作用功效】祛风活络,利水通经。

【主治病证】关节痹痛,麻木拘挛,水肿胀满,乳少经闭。

【翁老经验】翁老认为本品为通经要药,"大能通十二经络"。既能祛风湿,又能舒筋络,通经脉。故翁老在应用时,对于各种原因所致的血脉瘀阻,经脉不通等证多用此药,如脉管炎、间歇性跛行、中风等,在以活血化瘀治法为基础的同时,配以通经活络之品如鸡血藤、络石藤、地龙等增强活血通经的功效。翁老一般用量12g。

14. 牛膝

见第三章。

15. 地龙

【性味归经】味咸,性寒。归肝、脾、膀胱经。

【作用功效】清热定惊,通络,平喘,利尿。

【主治病证】高热烦躁,惊痫抽搐,痹痛肢麻,半身不遂,肺热哮喘,热结尿闭。

【翁老经验】翁老多用此药行通经络、通血脉之功,在治疗关节麻痹、屈伸不利时多用此药,与鸡血藤、路路通、络石藤等通经活络之药交替使用。此外,翁老还常用此药治疗冠心病支架术后再狭窄、脑梗死后再梗、中风后遗症、高血压、神经性耳聋等症。翁老一般用量12g。

16. 白术

【性味归经】味甘、苦,性温。归脾、胃经。

【作用功效】健脾益气,燥湿利水,止汗,安胎。

【主治病证】脾虚食少,腹胀泄泻,痰饮眩悸,水肿,自汗,胎动不安。

【翁老经验】白术为"脾脏补气健脾第一要药"。翁老常用治脾虚有湿,食少便溏或泄泻,每多与茯苓配伍使用,以增健脾利湿之功。治脾虚中阳不振,痰饮内停者,多与温阳化气,利水渗湿之品配伍;治脾虚湿浊下注,带下清稀者,多与健脾燥湿之品同用;表虚自汗常与黄芪、防风之品配伍,如玉屏风散。翁老一般用量12g。

17. 蒲黄

见第三章。

18. 麻黄

【性味归经】味辛、微苦,性温。归肺、膀胱经。

【作用功效】发汗散寒,宣肺平喘,利水消肿。

【主治病证】风寒表实证,胸闷喘咳,风水浮肿。

【翁老经验】麻黄作为发散风寒药,具有较强的发汗宣肺之力,使肌肤之水湿从毛窍外散,并通调水道,下输膀胱以下助利尿之功,故翁老多用于风邪袭表,肺失宣降的水肿、小便不利,兼有表证者,多用生麻黄利水发汗。翁老多用蜜麻黄治疗心血管疾病,如麻黄附子细辛汤治疗病态窦房结综合征。此外,由于该药现代研究显示具有中枢兴奋作用,可引起兴奋、失眠、不安等,翁老临床用量慎重,一般3~6g,高血压患者慎用。

四、医案分析

1. 活血利水法治疗风湿性心脏病

刘某,女,73岁。2014年9月21日初诊。

主诉:风心病50余年,心衰2年余,恶心厌食20余天。

现病史:1个月前因急性心衰于北京某医院住院治疗,因病情严重入CCU

治疗,予抗凝、抗血小板聚集、调节血脂、扩张血管、改善微循环、营养心肌等治疗后病情平稳出院。出院后仍自觉时有胸闷发紧,恶心厌食,嗳气,可平卧,早起后咳嗽有痰,痰黏,便秘,1次/2日。血糖空腹: 9mmol/L。

辅助检查:心脏彩超(2014年8月18日)二尖瓣人工机械瓣置换术后,人工机械瓣功能正常。未见瓣周漏。左心、右房扩大。左室壁运动普遍减低。肺动脉高压(中度),三尖瓣反流(中度)。心脏彩超(2014年9月21日)左心功能显著减低,左室内径47mm,左房前后径41mm,右室前后径19mm,EF: 40%。

西医诊断:风湿性心脏病,心力衰竭,冠心病,糖尿病,风湿性关节炎。

中医诊断:痰饮——气虚痰阻,血瘀水停。

治法:益气养阴,活血利水,清热燥湿祛痰。

处方:生晒参10g,麦冬10g,五味子10g,玉竹15g,葶苈子12g,车前草15g,玉米须15g,茯苓15g,丹参12g,赤芍12g,郁金12g,炒白术12g,川牛膝15g,桔梗15g,远志10g,白前10g,黄连10g,黄芩12g,黄柏10g。

翁老以生脉饮为基础方加减,以性味相对平和的生晒参补益心气,兼以益气养阴,麦冬、玉竹养阴清热生津,五味子益气生津,全方以养心气、滋心阴为本。针对心脾气虚,水湿内停,以葶苈子强心利水,茯苓、白术健脾利水,配伍车前草、玉米须、川牛膝以引水下行,利水消肿。水湿内停,气机受阻,致血行涩滞而成瘀,翁老以冠心3号方中的丹参、赤芍、郁金以活血化瘀,瘀祛则水可利。患者胸闷发紧、咳嗽痰黏,痰湿症状明显,翁老以桔梗宣肺祛痰、白前化痰降气,远志祛痰、安神,配伍"三黄"芩、连、柏以清上、中、下三焦湿热,以利痰浊,化水湿。

二诊:上方服用近1个月后,患者时有胸闷憋气,牵连胁肋、后背紧缩感,双下肢不肿,小便可,呃逆频繁,夜间较重,晨起咳嗽,痰黄黏稠难咯,血糖控制空腹7mmol/L,餐后10mmol/L(胰岛素控制),今诊室测血压130/100mmHg。纳少,眠可,大便偏干。舌暗红苔薄白,脉沉。

处方:生黄芪15g,黑顺片10g,玉竹15g,葶苈子12g,玉米须15g,大腹皮15g,郁金12g,赤芍15g,丹参15g,川芎12g,红花12g,当归12g,黄连10g,黄芩15g,黄柏12g,生地15g,火麻仁12g。

患者久病心阳、心气亏虚较甚,翁老易生脉饮为黄芪补气行血,黑顺片补火助阳以复心阳、心气;增大腹皮以强温阳利水之效;增冠心3号方川芎、红花以益活血化瘀之力,当归以养血活血;患者痰浊内阻减轻故去桔梗、白前、远志,针对患者肠燥便秘以生地滋阴润燥,火麻仁润肠通便。

三诊:上方服1个月,病情平稳,食欲差,饮食不香,心慌胸闷未发,晨起痰多色黄,无腹胀,近两天眠差,二便调,舌淡黯苔薄黄,脉沉弱。自述血糖血压控制可。

处方: 生晒参10g,生黄芪15g,黄精15g,麦冬10g,五味子10g,玉竹15g,葶苈子15g,黑顺片10g,干姜6g,桂枝12g,炒神曲15g,鸡内金15g,炒白术12g,车前草15g,玉米须15g,茯苓15g,桔梗15g,白前12g,丹参15g,郁金12g,菊花12g,火麻仁15g。

患者心阳、心气、心阴仍有损耗,故翁老益气养阴复脉、温阳利水活血之法贯穿治疗始终,益气养阴之法以生脉饮加黄芪、黄精、玉竹;利水以白术、车前草、玉米须、茯苓、葶苈子组合;增干姜、桂枝,辅附子以强温阳之效;针对痰浊壅盛,以桔梗、白前化痰止咳。患者出现纳差,饮食不香,翁老以炒神曲、鸡内金、白术以健脾消食,增进食欲;针对便秘以菊花、火麻仁,清热泻火,润肠通便。

按语: 患者年事已高,病程日久,心气、心阳、心阴皆有损耗,气虚则水(血)行无力,易内阻生痰、瘀;心阳不振,阳不化气利水;痰瘀内阻日久又易伤阴耗液。本病以为气虚、阳虚、阴虚为本虚,痰浊、瘀血、水停为标实,翁老治疗时常标本兼顾。补心气、益心阳、滋心阴是主法,以生脉饮合黄芪以强益气之效,合黄精、玉竹以倍养阴之功,合桂枝、干姜以增温阳之力;针对血瘀、痰浊、水饮以翁老自制冠心3号方为主方,合桔梗、远志、白前等化痰止咳,合车前草、玉米须、茯苓、葶苈子以利水祛湿。针对患者不同阶段虚、实特征,急则治标,缓则治本,标本兼顾,方可药证效验。

2. 活血利水法治疗房颤

孙某某,女,84岁。2014年4月12日初诊。

主诉: 持续房颤4年余,加重伴胸闷胸部隐痛1周。

现病史: 2010年出现持续房颤,服用中药汤剂、倍他乐克、利尿剂(呋塞米、螺内酯、托拉塞米等)治疗。近1周自觉心慌、胸闷,伴胸部隐痛,时有腹胀,头沉,皮肤瘙痒,纳眠可,小便量少,大便时有干燥,时有排出不爽。初诊症见:持续房颤,心肌肥大,少尿,胸闷,活动易累,舌暗红,质略干有裂纹,边见齿痕,苔白,脉沉细。

辅助检查: 心脏彩超(2010年11月24日):双房、右室增大。二尖瓣少量反流,三尖瓣大量反流。左房前后径49mm,右房正常,右室前后径37mm。EF:66%。心脏彩超(2013年4月8日):EF 61%。双房、右室增大。三尖瓣中大量反流,二尖瓣少量反流,左室收缩功能正常。左房前后径47mm,右房增大,右室前后径33mm。心脏彩超(2013年11月12日):EF 65.4%。双房、右室扩大。左房前后径45mm,右房正常,右室前后径30mm。三尖瓣中量反流。ECG(2014年3月31日):房颤,不完全右束支传导阻滞,ST-T改变。

西医诊断: 房颤,心衰。

中医诊断: 心悸——心气虚衰,水瘀互结。

治法: 益气养阴,利水活血。

处方: 生晒参10g,生黄芪15g,麦冬10g,五味子10g,玉竹15g,葶苈子12g,川牛膝15g,车前草15g,猪苓12g,玉米须15g,茯苓15g,丹参20g,川芎12g,红花12g,赤芍12g,郁金12g,延胡索12g,合欢皮15g,酸枣仁20g。

患者年老气虚明显,症见乏力,活动易累,方中以生晒参、黄芪益元气,补心脾,合麦冬、五味子、玉竹以养阴生津,使益气养阴之功益彰;针对尿少、大便时干时稀,以葶苈子、猪苓、茯苓、玉米须利水消肿,健脾渗湿;以牛膝、车前草使水从下行,利水湿,分清浊而止泻,"利小便而实大便"。针对患者胸闷、胸痛、舌质黯等血瘀症状,以冠心3号方为主,加延胡索以增强行气活血止痛的功效。同时翁老还主张"身心同治",强调养心安神,疏肝理气安神,配伍酸枣仁、合欢皮调畅肝气,养心神,双心同安。

服上方1个月余,胸闷、心慌,时有腹胀,时有左腰酸痛,双下肢轻度水肿,尿量700~800ml/24h,血压偏低100~110/55~65mmHg,头部不适,纳眠可,偶有腹泻,2~3次/天。舌淡红,少津,苔白腻,脉沉弦结代。

辅助检查: 心电图: 房颤,ST-T改变。生化: 肌酐96μmol/L,尿素氮14mmol/L。心脏彩超(2014年5月20日): 双房、右室扩大。左房前后径49mm,右室前后径34mm,右心房径扩大。EF:67.2%。三尖瓣中大量反流。肺动脉高压。

处方: 生黄芪15g,党参12g,北沙参12g,玉竹15g,五味子10g,葶苈子15g,茯苓15g,猪苓15g,车前子15g,玉米须15g,川牛膝12g,泽泻12g,丹参15g,川芎12g,赤芍12g,鸡血藤15g,怀牛膝12g,狗脊12g,续断12g,酸枣仁20g,柏子仁15g,白术12g。

翁老易生晒参为北沙参、党参,增强补益脾气的作用,且价廉;针对患者腰酸以怀牛膝、狗脊、续断,补肝肾、强筋骨;腹泻以参苓白术散健脾渗湿止泻。患者下肢浮肿,以鸡血藤活血通经,配伍利水、活血之品,使水瘀之邪祛之有径。

服上方约半年,胸闷次数减少,但近1周心慌次数较前增多,晨起、午饭后较多,持续30分钟,休息后缓解,易全身乏力,微怕冷,胃痛、胀满减轻。大便成形,日2次,小便量900~1000ml(利尿剂隔日服)。舌淡黯,苔黄厚,脉沉弱。

处方: 生晒参10g,北沙参15g,肉桂6g,高良姜6g,黑顺片10g(先煎),五味子10g,玉竹15g,葶苈子15g,三棱10g,莪术10g,生黄芪20g,延胡索15g,丹参15g,赤芍12g,川芎12g,佛手12g,炒神曲15g,车前草15g,茯苓15g,川牛膝15g。

该患久病耗气伤阳,在气虚的基础上逐渐出现了阳气虚衰的表现,如乏力、怕冷、胃冷痛,翁老以补阳之品附子回阳救逆、补火助阳,肉桂补火助阳、散寒止痛,高良姜温中散寒止痛,以助阳化气,温通心阳。痰瘀互结日久,痰、气、瘀胶着,互为影响,在冠心3号方基础上,增对药三棱、莪术强活血化瘀之力,增佛手以理气、和中、燥湿,达到气行则水、瘀自行的目的。

按语：翁老在论治心衰时，以为益气、活血、利水为根本大法；同时强调"身心同治"，注意养心安神和疏肝解郁；善用通经之品如藤类药以舒筋络，通经脉；在活血利水时不忘配伍理气药以助气化，利水瘀。同时注意证候之间的转化，如气虚日久致阳虚者，需以温阳之品固护阳气。此外，考虑到长期应用利尿药，患者多合并肾损害、尿酸增高等症，因此在合并使用具有利水功效的中药后，翁老主张在病情稳定的情况下减少西药利尿药物的用量，以达到"利水而不伤肾"的目的。

主要参考文献

1. 白朝伟. 仲景血与水的辩证观[D]. 山东：山东中医药大学. 2007.

2. 陈刚. 水瘀相关论. 现代中西医结合杂志, 2007, 16（13）：1764-1765.

3. 华新宇, 杨庆堂. 从"血不利则为水"谈慢性心力衰竭的病机和证治. 中国中医急症, 2010, 19（12）：2074-2076.

4. 杨子庆. 水瘀证治初探. 亚太传统医药, 2015, 11（10）：57-58.

5. 杨文. 水瘀互结证治探讨. 江苏中医药, 2011, 43（8）：7-8.

6. 林俊杰, 梁冠璧, 毛炜. 张仲景"血不利则为水"与活血化瘀治疗水肿. 实用中医内科杂志, 2013, 27（4）：94-95.

7. 王守富, 李建生, 张伯礼. 活血化瘀13法在心脑血管疾病中的运用. 辽宁中医杂志, 2008, 35（7）：1002-1004.

8. 王春苹, 张铁忠. 张铁忠教授从水瘀论治水肿的经验. 2013, 11（11）：79-80.

9. 张东, 李秋艳. 郭士魁活血化瘀学术经验初探. 中国中医药基础医学杂志, 2010, 16（12）：1189-1190.

（李　睿）

第七节　祛风活血法

祛风活血法是祛风法与活血法组合使用，即临床上风药与活血药结合应用以达到活血化瘀效果的方法。翁老在临床中抓住风药升、发、散的特点，将其与活血药灵活配伍应用，广泛应用在心脑血管疾病血瘀证的治疗中，效果显著。现从治法源流、应用心法、方药解析、医案分析及笔者自身应用心得几方面进行论述。

一、治法源流

风药是指在传统中医理论指导下，功能祛除、疏散外风或平息内风或搜剔内、外风,主归肺、肝经,主要用以治疗风病的药物。风药之名,源于金代张元素《医学启源》。张氏首创"药类法象"理论,把常用药物归纳为"风升生","热浮长","湿化成","燥降收","寒沉藏"五类。其中,"风升生"一类收载有防风、羌活、升麻、柴胡、葛根、威灵仙、细辛、独活、白芷、鼠黏子、桔梗、藁本、川芎、蔓荆子、秦艽、天麻、麻黄、荆芥、薄荷、前胡20味常用药。此后,其弟子李东垣传承其说,明确提出"风药"名称,并广泛运用此类药物于脾胃病的治疗。后世医家对风药内容不断补充,如清代徐大椿在《神农本草经百种录》中提出:"凡药之质轻而气盛者,皆属风药",扩展了风药范畴。现多将主归肺、肝、膀胱经,功能祛除、疏散外风,或平熄内风,或搜剔内、外风,用于治疗内外风病的药物统归于风药的范畴。更有医家对风药进行了详细归纳、分类,将常用风药分为两门16类,共计117种,以便临床选用。

古代医家虽未明确提出祛风活血法及相关方剂,但从历代医家治疗血瘀病证的方药分析中可以看出,风药已广泛用于活血化瘀的治疗中。

1. 秦汉时期

早在秦汉时期,医家对风药治疗血证已有了一定认识。如马王堆汉墓出土的《五十二病方》记载治"诸伤"方中以姜、桂止血。《神农本草经》一书中记载有:干姜"温中止血……生者尤良",白芷主"女人漏下赤白"等。《伤寒论》中所载用于治疗下焦蓄血证的桃核承气汤(桃仁、大黄、桂枝、甘草、芒硝),以桂枝辛散温通,通行血脉。张仲景在《金匮要略》中更是在大量的方剂中应用风药治疗血瘀诸证,极大地丰富了祛风活血法的临床应用。如应用桂枝芍药知母汤(桂枝、芍药、甘草、麻黄、生姜、白术、知母、防风、附子)、乌头汤(乌头、芍药、甘草、黄芪、麻黄)通阳行痹、活血通络止痛以疗历节。方中皆配伍风药直接活血,或与活血药配伍,加强活血化瘀之功。如治疗血痹虚劳之黄芪桂枝五物汤中以桂枝温阳行痹,活血化瘀;再如治疗胸痹心痛之枳实薤白桂枝汤、橘枳姜汤、薏苡附子汤、桂枝生姜枳实汤、乌头赤石脂丸等诸方中均有风药以通阳、行血、破癥瘕。据统计《金匮要略》治疗血瘀病症的42个方剂中,有26个方剂运用了风药活血,足以体现祛风活血的治疗原则,尤其是桂枝茯苓丸、鳖甲煎丸、温经汤等已成为当今常用的活血化瘀方。

2. 唐宋时期

唐宋时期,各医家百家争鸣,极大地丰富了临床,对于风药在血证中的使用也积累了丰富的经验。如《千金要方》以仲景黄土汤为基础,加风药细辛、川芎、桂心化裁治疗吐血衄血。宋·陈自明《妇人良方》中可见多处以风药配合治疗血证的记载,如用姜草汤治"阴乘于阳,寒而呕血",乃"辛温止呕血";防风如神散治风热气滞,粪后下血;白芷散治经行不止等。朱肱也在其《类证活人书》中论述犀角地黄汤时,提出若无犀角以升麻代之的思想。

3. 金元时期

金元时期学术争鸣异常活跃,李东垣、朱丹溪等大家均系统提出风药治血的相关理论。李东垣传承其师张元素的观点,明确提出"风药"名称,指出"味之薄者,诸风药是也,此助春夏之升浮者也"。处方用药,善用升麻、柴胡、防风、羌活、葛根、川芎之类风药,尤以前三味为多。如在《兰室秘藏》中所提及之三黄补血汤、麻黄桂枝汤、救脉汤、黄芪芍汤中,均应用风药升麻、柴胡、川芎、苍术、葛根、羌活、麻黄、桂枝等治吐衄血;升阳除湿汤用独活、蔓荆子、防风、升麻、藁本、柴胡、羌活、苍术治崩漏,取风药开郁、散火、升阳举陷之功效。朱丹溪虽提倡"相火论",主张"阳常有余,阴常不足",他虽在《局方发挥》中反对滥用香燥之药,但在杂病论治中并不忌讳辛燥升散,善于配伍风药如升麻、柴胡、防风、羌活、葛根、川芎等。他认为,"凡用血药,不可单行单止,有风邪下陷,宜升提之"、意即以风药之辛散行气,行血止血。

4. 明清时期

明清时期,活血化瘀法的应用日益完善。祛风活血法在血证中的应用也在此时期的医著中体现。王清任在其著名的五个化瘀方中,均用风药以活血,如血府逐瘀汤中川芎、柴胡;通窍活血汤中川芎、葱根、生姜;身痛逐瘀汤中川芎、羌活、地龙;膈下逐瘀汤和少腹逐瘀汤中川芎,均以风药升散之性,升达解郁,通阳行滞,以促血行。《医学发明》载复元活血汤(柴胡、瓜蒌、当归、红花、甘草、穿山甲、大黄、桃仁)也用柴胡、穿山甲助其行气活血、破瘀通络,治疗跌打损伤瘀留胁下证。此外,《傅青主女科》的生化汤,《医林改错》的补阳还五汤,《太平惠民和剂局方》的小活络丹等活血化瘀方剂中皆伍有风药以助活血。

5. 近现代时期

近年来随着活血化瘀研究的不断完善和深入,风药在血瘀证中的应用以及祛风活血法的应用研究也得到日益广泛的重视。有医家认为,在血瘀证的治疗中,适当运用风药,常能使活血化瘀效果明显增强,其中的某些作用非活血化瘀药所能代替,并提出:"治血先治风,风去血自通"的观点。之后,对于风药的治血机制、风药的活血作用特点等研究不断深入。风药以及祛风活血法被广泛应用于心血管、脑血管、肾脏病、风湿免疫等疾病的治疗中。

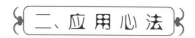

二、应用心法

(一)翁老对风药的认知

翁老认为风药不仅可以疏散外风、平熄肝风、开郁畅气,还具有辛温通阳、燥湿化痰、通络止痛、升阳开窍、活血化瘀、通脉消瘀等作用。在血瘀证的临床治疗中,可直接发挥疏通血脉,消散瘀滞的作用;或与活血化瘀药配合,协助消除致瘀的多种因素,间接促进血流畅达,发挥活血化瘀作用。风药的主要功效可归纳为以下几点:

1. 祛除风邪

风药多质轻味辛,药性升浮,具有开泄腠理、祛除风邪的作用。而风邪可致血瘀。如《素问·五脏生成》谓:"卧出而风吹之,血凝于肤者为痹,凝于脉者为泣,凝于足者为厥。此三者,血行而不得反其空,故为痹厥也"。所以,对于临床兼夹风邪之证,以风药祛风活血。临床可根据辨证寒热之不同,分别选用辛温之麻黄、桂枝、细辛等,或选用辛凉之柴胡、薄荷、菊花等。

2. 疏肝行气

肝为风木之脏,其气以升发条达为和顺。若失其升发畅达之性,肝气郁结,气滞血瘀,而致血瘀证。临床常用之疏肝行气之青皮、香附、川楝子等,辛香走窜,久用易破气耗气。而风药多味辛,兼具轻扬之性,既可宣通气机、散解郁结,又不至于耗气伤阴。

3. 辛温通阳

风药性味每多辛温,辛则行散,温能宣通,长于畅达阳气,振奋人体气化,使阳气通达而血流畅行,血瘀得除。对阳虚不振,阴寒内凝或阳气内郁,郁火内结致瘀者,皆可用之。常分别选用桂枝、细辛、羌活或葛根、防风、蝉蜕、柴胡、薄荷等。

4. 活血行血

风药多辛、温、升、散,不仅善于宣畅气机,还可以其辛散温通之性,疏通脏腑经络气血,从而起到活血行血、化瘀通滞之功效。从历代本草学著作中可见,多数风药具有活血之功效。如《本草》载荆芥"下瘀血";《药品化义》认为天麻可以"条达血脉";《本草再新》提及桂枝"温中行血";《本草纲目》谓"升麻行瘀血"、"川芎、白芷破宿血养新血";"桑枝、天南星消散瘀血"等。

5. 利湿化痰

风药能胜湿。湿为阴邪,其性黏腻,易阻碍气机。而风药辛散温通,能行能散,可疏导气机,醒脾化湿。如治脾虚湿盛证的升阳除湿汤(《兰室秘藏》)中伍羌活、防风、独活、藁本以化湿;如治湿浊带下的完带汤(《傅青主女科》)中伍荆芥、柴胡;痛泻要方(《医学正传》)中伍防风。

翁老在治疗血瘀证时应用祛风活血法,正是从风药之药性出发,利用其升、散、行、动等多种特性,发挥其发散祛邪、开郁畅气、辛温通阳、通行血脉之功,从而达到活血化瘀之功效的。

（二）翁老祛风活血法临床应用

1. 祛风活血法治疗冠心病心绞痛

冠心病心绞痛属中医学"胸痹"、"心痛"的范畴,本病的发生根本原因在于心脉瘀阻。风邪与其发生相关。如《诸病源候论》云:"心痛者,风冷邪气乘于心也"。《杂病源流犀浊》亦云:"心痛引背多属风冷"。指出了感受风寒之邪与心痛发病相关。而临床上胸痹心痛发病部位、疼痛特点多变,这也和风邪"善行数变"的特点吻合。此外,本病常因气候季节变化或感受风寒之邪诱发。可见心痛与风邪有内在的联系。临床治疗时,祛风常选天麻、葛根、防风、薄荷、桂枝等。天麻,味甘性平,《日华子本草》谓其"助阳气补五劳七伤,通血脉,开窍"。《药品化义》言其"味薄通利,能利腰膝,条达血脉……凡血虚病中之神药也"。葛根,辛甘性凉,入脾胃经,能开发清阳,鼓舞脾胃之气上行,以祛痰湿,开胸阳。现代药理研究也表明,两药均具有扩张冠脉血管和改善心肌缺血缺氧状态等作用。薄荷味辛性凉,《本草纲目》言其"辛能发散,凉能清利,专于消风散热"。《本草新编》则认为薄荷"尤善解忧郁,用香附以解郁,不若用薄荷解郁之更神"。冠心病心绞痛之患者多病程久,病势重,难免多紧张忧虑之心,故治疗时选用薄荷以疏风解郁,以防气机郁滞,加重血瘀。桂枝具有温阳行气之功效,在临床中具有一定的扩张血管、改善心肌供血供氧及临床症状的作用,是冠心病治疗中的要药。如《金匮要略》载有"胸痹心中痞,留气结在胸,胸满,胁下逆抢心"之枳实薤白桂枝汤;"心中痞,诸逆心悬痛"之桂枝生姜枳实汤。方中桂枝均用以通阳宣痹,活血止痛。而防风乃风药中之润剂,可通过不同的配伍,去除一切风证。翁老认为有许多冠心病心绞痛多由于情绪而引发,故提倡"身心同治",在应用疏肝药同时配伍风药,取风药升阳、助肝胆升发之效,以利于气机通达,气血调和。翁老认为,风药均具有缓解冠脉痉挛之功效。

活血化瘀常选用丹参、红花、莪术、三棱、川牛膝、地龙等。处方用药每用川芎,以其味辛升散,为血中之气药,擅祛风邪,祛风燥湿,又兼具活血行气止痛之功效。诚如《本草汇言》所言,川芎"虽入血分,又能祛一切风,调一切气"。

2. 祛风活血法治疗高血压

高血压属中医"眩晕"、"头痛"、"中风"等范畴,对于其发病原因大多医家认为乃肝风内动、肝阳上亢,治疗用药多从平肝息风、镇肝潜阳入手。但翁老认为,高血压为血脉之病,心主血脉,故高血压与心有密切的关系。血脉之气血调和才能使血压平稳,心血瘀滞是血脉不调的后果。治疗上既要注重疏风平肝,又要注重活血化瘀。翁老推崇张锡纯"盖肝为将军之官,其性刚果。若但用药强制,或转激发其反动之力"的观点,强调在治疗高血压的过程中要充分认识到平肝、清肝但不能伐肝,治疗上既要平肝之逆,又要使肝气条达,不使之过抑。

临证用药常选天麻与钩藤配伍,钩藤甘凉,入心肝经,擅治肝热风动之证;天麻甘平柔润,养液平肝,为治风之圣药。二药合用平肝息风,是治疗高血压的核心药对。现代医学认为,钩藤的降压机制是直接或间接抑制血管运动中枢,引起周围血管扩张、外周阻力降低,从而产生降压作用。天麻可使心率减慢、心输出量增加、总外周阻力降低。其有效成分天麻素能增加中央及外周血管顺应性,降低外周阻力。两者作用机制不尽相关,联合作用的降压效果更明显。

翁老治疗高血压葛根几乎是必用之药。葛根甘辛,性凉,入脾胃经,解肌发表,开腠理。《本草正义》言其"气味皆薄,最能升发脾胃清阳之气"。其提取物葛根素可通过促进一氧化氮合酶和抑制内皮素-1在肝脏、肾脏的表达而起到降压作用。同时还可通过激活肾素-血管紧张素-醛固酮系统和花生四烯酸羟化代谢途径拮抗其引发的降压作用。与天麻、钩藤相配伍,天麻、钩藤平肝潜阳,药性偏降,葛根药性偏升,升中有降,降中有升,以降为主,既使肝阳得潜,又不抑制肝的舒达条畅之气,使肝气舒展,而且天麻偏燥,葛根性凉,可生津,可制约天麻之燥性,故三者相配相得益彰。

3. 祛风活血法治疗动脉粥样硬化

动脉粥样硬化是粥样斑块使动脉内膜的局部非对称性增厚,包括主动脉、颈动脉、冠状动脉和周围动脉等,动脉粥样硬化的主要并发症是血栓形成,导致如心肌梗死、卒中、下肢缺血性疾病等疾病。

祖国医学中并没有动脉粥样硬化这一病名,根据其临床表现,翁老认为其属"脉痹"范畴。脉为血之府,经脉是气血运行之通路,通过气血的不断运行输布,供给周身营养,维持人体正常生理活动。《内经》云"脉涩曰痹"、"痹在于脉则血凝而不流",可见脉痹即血脉闭涩不通之意。活血化瘀是其治疗的基本原则。而近年来活血化瘀中药抗动脉粥样硬化的作用机制也得到深入研究,活血化瘀中药具有调节脂质代谢、调节炎症因子、保护血管内皮细胞、稳定动脉硬化斑块、影响血管重构等作用。

叶天士曾提出"络以辛为泄","攻坚垒,佐以辛香是络病大旨","辛香可入络通血"的观点。脉为血府,肝藏血,主疏泄,其疏泄功能正常,才能气血和调,血流通利。诚如《血证论》云:"以肝属木,木气冲和调达,不致遏郁,则血脉得畅"。风药多辛散,善于开发郁结,宣通气机,从而通瘀消滞,此乃"轻可去实"之意。

高脂血症乃多因嗜食肥甘厚味,酿生湿热痰浊,阻滞血脉而成。风药多性燥具辛散之性,可升脾阳,助脾运湿以杜生痰之源;畅气机,疏肝理气而解郁闭之气。

翁老以祛风活血之法治疗动脉粥样硬化,常选用天麻、葛根、柴胡、菊花、荷叶、防风等祛风解痉通络;选用丹参、川芎、红花、赤芍、香附等活血化瘀。诸药合用以化瘀滞,畅血脉。

三、方药解析

(一)翁老常用祛风活血古方今用

1. 玉屏风散

【来源】《世医得效方》

【组成】炙黄芪12~15g,防风10g,白术12g。

【功用】益气固表止汗。

【主治】表虚自汗。汗出恶风,面色㿠白,舌淡苔薄白,脉浮虚。亦治虚人腠理不固,易感风邪。

【方解】方中以炙黄芪益气固表止汗为君;白术补气健脾为臣;佐以防风走表而散风邪,合黄芪、白术以益气祛邪。且黄芪得防风,固表而不致留邪;防风得黄芪,祛邪而不伤正,有补中寓疏,散中寓补之意。

刘河间《素问病机气宜保命集》中就有"以白术一两,防风二两,黄芪一两,治若服前表药过,有自汗者",或治破伤风证"脏腑和而有自汗"者,然方名为白术防风汤。《丹溪心法》中也提及"玉屏风散治自汗,防风、黄芪各一两,白术二两,每服三钱,水一盏半,姜三片煎服"。其用药虽只有三味,但历代医籍中所载之剂量也有异。如《丹溪心法》所载玉屏风散:黄芪一两,白术二两,防风一两,重用白术;清·张璐重用黄芪,《张氏医通》记载"黄芪六两,防风二两,白术四两,为散,每服四、五钱,加枣、姜煎服";而明·王肯堂《证治准绳》、方贤《奇效良方》、朱橚《普济方》等古医籍中,都重用防风,而名曰白术防风汤,方中"白术一两,防风二两,黄芪一两",主治破伤风证因"服前表药过,有自汗者",或"脏腑和而有自汗者";清代《医宗金鉴》及徐胎《兰台轨范》中所载玉屏风散以防风、黄芪、白术三药等分而用,治"风邪久留而不散"或"自汗不止者";而元·王好古所著《此事难知》中以此三药等分而用,取名为黄芪汤,谓其"有汗则能止之"。

可见,玉屏风散药虽三味,但古今用药剂量不一。翁老认为,对于本方的使用,可视病情不同而灵活应用,如表虚多汗易感者,可以黄芪为重;脾虚湿盛者,可以白术之力以健脾利湿;若风邪偏盛,则适当增大防风剂量。

2. 天麻钩藤饮

【来源】《中医内科杂病证治新义》

【组成】天麻10~12g,钩藤10~12g,生决明10~15g,山栀10g,黄芩12~15g,川牛膝12~15g,杜仲10~12g,益母草10~12g,桑寄生10~15g,夜交藤12~15g,朱

茯神12~15g。

【功用】平肝息风,清热活血,补益肝肾。

【主治】肝阳偏亢,肝风上扰证。头痛,眩晕,失眠多梦,或口苦面红,舌红苔黄,脉弦或数。

【方解】方中天麻、钩藤平肝息风,为君药。石决明功能平肝潜阳清热,与君药合用,加强平肝息风之力;川牛膝引血下行,并能活血利水,共为臣药。杜仲、寄生补益肝肾;栀子、黄芩清肝降火,折其阳亢;益母草合川牛膝活血利水,以利于平抑肝阳;夜交藤、朱茯神宁心安神,均为佐药。诸药合用,已成平肝息风,清热活血,补益肝肾之效。

翁老认为,本方可用于高血压、冠心病、脑血管病等属肝阳上亢、肝风内扰之证的治疗。头痛、眩晕、寐差、失眠为本方辨证要点。选用黄连、黄芩、黄柏通泻三焦;以夜交藤、合欢皮、炒枣仁等安神宁心。若肝火偏盛,则加夏枯草以加强清肝泻火之力。方中少用石决明、龙骨、牡蛎等镇肝之品。

(二)翁老常用祛风活血组方

1. 疏风活血汤

【组成】防风10g,白术10~15g,生黄芪10~15g,丹参10~15g,赤芍10g,郁金10~12g。

【功用】疏风活血。

【主治】风邪侵袭,瘀血痹阻诸症。症见胸闷胸痛,头痛,恶风多汗,易外感。舌质淡红或淡黯,苔薄白,脉浮涩。

【方解】方中丹参为君,活血祛瘀止痛。赤芍、郁金清心凉血活血;生黄芪益气固表,共为臣药。白术、防风两药共为佐药。白术健脾益气,助黄芪益气固表;防风辛散走表,散风祛邪,与黄芪、白术配伍,固表而不留邪,祛邪而不伤正;与丹参、赤芍、郁金配伍,疏肝理气,以助活血。翁老以此方为基础,治疗血瘀诸证,兼有外风侵袭,而见自汗、多汗、头痛、头晕等症者。

2. 祛风活血汤

【组成】丹参10~15g,川芎10~12g,红花10~12g,赤芍10~12g,天麻10~12g,钩藤10~15g,葛根10~15g,薄荷3g(后下)。

【功用】升阳开郁,活血通络。

【主治】肝气郁结,瘀血痹阻脉络诸症。症见胸闷,胸痛,心慌,头晕,头痛。或见胸胁胀满,或见心烦易怒,或见颈项不适,或见寐差易醒,舌质黯,苔薄白或薄黄,脉弦或弦数。

【方解】方中以丹参为君药,功能活血祛瘀止痛,凉血安神除烦。川芎、赤芍、红花为臣,三药合用可加强丹参活血祛瘀之力,且丹参、赤芍药性偏凉,红花、川芎药性偏温,四药配伍,药性平和,无寒热之弊,通治一切血瘀之证。方中天麻柔润,滋肝阴;钩藤甘寒,清肝热,两药配合,祛风平肝,通畅血脉,以助化瘀。葛根一药,清扬发散,行郁通脉,《本草汇言》"非若麻、桂、苏、防,辛香温燥,发散而又有损中气之误也;非若藁本、羌活,发散而又有耗营血之虞也"。方中佐以少量薄荷,既可升发清阳,又可疏肝理气,其意在于调发气机,以助血行。此方为翁老祛风活血法之基本方,广泛应用于血瘀诸证,尤其具有肝气郁结之证者,但具体应用时应依辨证加减化裁。

（三）翁老使用祛风药物作用

1. 天麻

【性味归经】味甘,性平。归肝经。

【作用功效】平肝息风止痉。

【主治病证】用于头痛眩晕,肢体麻木,热病动风,小儿惊风,癫痫抽搐,破伤风。

【翁老经验】翁老认为,天麻药效平和,可以应用于治疗各种原因引起的眩晕、头痛等症。在高血压的辨证选药同时,常常加用天麻取其祛风平肝之功效,并认为此药益气力,助阳气,通血脉。对于老年患者伴有腰膝酸软、四肢挛急者,也常配伍使用以利腰膝、强筋骨。翁老认为,此药药性偏弱,临床上需与其他药物相伍使用,以促进疗效。另外,天麻虽药性不燥,但毕竟为风剂,对于肝阳上亢者,使用时也应详审病机,随证加减使用,以免升扬太过。翁老一般用量10~12g。

2. 钩藤

【性味归经】味甘,性凉。归肝、心包经。

【作用功效】清热平肝,息风定惊。

【主治病证】用于头痛眩晕,感冒夹惊,惊悸抽搐,妊娠子痫,高血偏高之症。

【翁老经验】翁老认为钩藤甘而不辛,气味轻薄,能起到轻扬宣散风邪之效,而无辛燥伤津之弊。故临床常用其与天麻配伍,祛风平肝,解郁行气,以加强活血化瘀之力。《本草纲目》谓其"平肝风,除心热"。对于失眠患者,每用此药与炒枣仁、合欢皮等配伍,以清心安神。翁老认为情志过极、肝火偏盛是导致高血压的重要原因之一,其在治疗高血压时,钩藤与天麻是其常用之药对,他认为此两药不仅平肝息风,而且可以引诸药入肝,直达病所,条畅气机,从而达到降压效果。翁老一般用量10~15g。

3. 葛根

见第三章。

4. 牛膝

见第三章。

5. 羌活

【性味归经】味辛、苦,性温。归膀胱、肾经。

【作用功效】散寒祛风,胜湿止痛。

【主治病证】风寒感冒,头痛身痛,风寒湿痹,肩臂疼痛之症。

【翁老经验】翁老认为羌活散风作用强于防风、桂枝等风药,其性开泄,可有效改善各器官微循环。功能条达肢体,通畅血脉。对于高血压、脑动脉硬化等引起头痛、偏头痛者多用之,取其散风活血止痛之力。另对于伴有颈肩疼痛患者也多用之,取其偏走肩背肢节,除痹止痛之功效。但药性燥烈,发散力强,故阴虚血亏,气虚多汗者慎服。翁老在组方选药时常配合当归、鸡血藤等养血和血,以防温燥太过。翁老一般用量10~15g。

6. 桂枝

【性味归经】味辛、甘,性温。归心、肺、膀胱经。

【作用功效】发汗解肌,温通经脉,助阳化气。

【主治病证】风寒表证,寒湿痹痛,四肢厥冷,经闭痛经,癥瘕结块,胸痹,心悸,痰饮,小便不利之症。

【翁老经验】翁老认为,桂枝可行里达表,温通一身之阳气,流畅一身之血脉。对于寒凝血瘀证者,每与元胡、高良姜、细辛、香附等同用,以通阳活血通络。翁老认为缓慢性心律失常常有阳气不足,故所拟处方中常加用桂枝,与细辛、高良姜、附子等配伍温阳复脉。翁老一般用量10~12g。

7. 防风

【性味归经】味辛、甘,性微温。归膀胱、肝、脾经。

【作用功效】发表散风,胜湿止痛,止痉,止泻。

【主治病证】感冒头痛,风湿痹痛,风疹瘙痒,肝郁乘脾之腹痛泄泻及破伤风。

【翁老经验】防风乃"风药中之润剂"。翁老认为,防风其性甘缓不峻,微温不燥,临床上需与其他药物灵活配伍,发挥祛风作用。如与荆芥配伍,透达腠理、发汗散邪;与黄芪、白术配伍,益气固表;与羌活、独活、威灵仙等配伍,祛风除痹、通络止痛;与川芎、柴胡等配伍,祛风通窍止痛;与地肤子、白鲜皮等配伍,祛风止痒;与丹皮、赤芍、丹参、红花等活血化瘀之剂配伍,以其辛散之力,增强活血化瘀之效。翁老一般用量10~15g。

8. 地肤子

【性味归经】味苦,性寒。归膀胱经。

【作用功效】清热利湿,止痒。

【主治病证】湿热淋证，皮肤风疹瘙痒等。

【翁老经验】《本草原始》谓地肤子可"去皮肤中积热，除皮肤外湿痒"。在辨证论治基础上，翁老每于方中加用地肤子10g~15g，取其清热利湿之作用，同时配伍白蒺藜、防风、当归等养血祛风润燥，治疗皮疹瘙痒。

9. 细辛

【性味归经】味辛，性温。有小毒。归肺、肾、心经。

【作用功效】祛风散寒，通窍，止痛，温肺化饮。

【主治病证】风寒外感，阳虚感冒，风寒痹痛，鼻渊，头痛，牙痛，寒痰停饮，气逆喘咳之症。

【翁老经验】翁老认为缓慢性心律失常的根本病机在于阳气不足，瘀血痹阻。故治疗时常以温阳活血为主，以川芎、丹参、红花、赤芍活血通络；淫羊藿、补骨脂、高良姜、桂枝、细辛温通阳气。细辛一味，功能通阳气，散寒结，开心窍。而现代药理研究表明，细辛具有强心、抗心肌缺血及抗心律失常作用，可用于治疗缓慢心律失常。但是，本药辛烈窜透，具有一定的肾毒性，所以处方仍需遵从古人"细辛服不过钱"之说。处方时需配合养阴之品，如玉竹、麦冬等，以取阴阳互根，以精化气之意。翁老一般用量3g。

10. 路路通

【性味归经】味辛、苦，性平。归肝、胃、膀胱经。

【作用功效】祛风通络，利水，通乳。

【主治病证】风湿痹痛，肢体麻木，四肢拘挛，水肿，小便不利，乳汁不通，乳房胀痛，风疹瘙痒等症。

【翁老经验】翁老认为，路路通祛风通络，通行十二经脉，走而不守。且药性平和，属风药中之轻剂，常可作为佐使药配伍应用。翁老一般用量10~15g。

四、医 案 分 析

1. 祛风活血法治疗冠心病

李某，男，53岁。2013年3月7日初诊。

主诉：劳累后心前区痛10余年，加重1个月。

现病史：患者2003年前后每于劳累及情绪激动后出现心前区疼痛，呈压榨性，发作时疼痛向肩背部放射，持续时间1分钟至数分钟不等，休息后可缓解。未系统治疗。2012年后半年起心前区不适症状发作频繁，未予重视。2013年2月5日心前区疼痛，持续不缓解，伴咽部烧灼感及背部放射痛，伴大汗出、恶心、呕吐4次。至当地医院就诊，诊断为：急性心梗。行冠脉造影提示：LM未见明显狭窄；LAD中段局限性狭窄达50%，病变近端可见涡流；LCX中远段弥漫性狭窄,最重达90%;RCA近段节段性狭窄,次全闭塞,中段节段性狭窄达90%。建议安放支架,但患者及家属要求保守治疗,遂至我院门诊求治。时下症见:胸闷,时有心前区疼痛,痛时可放射至左肩。下肢散在皮疹,无瘙痒,局部可见脱屑。患者口干口苦,纳差,寐差,易醒。夜尿频,大便干燥,日行1次。舌质暗红,舌边可见齿痕,苔黄,脉弦。

既往史:高脂血症、糖尿病病史10年余,未服药治疗。银屑病病史。今年发现血压升高,具体数值不详,未用药治疗。否认药物、食物过敏史。

西医诊断:冠心病,高脂血症,2型糖尿病。

中医诊断:胸痹——湿热瘀阻证。

治法:清热利湿,活血通络。

处方:太子参10g,黄芪15g,黄精15g,麦冬10g,五味子10g,玉竹12g,茯苓15g,丹参15g,川芎12g,红花12g,土茯苓15g,黄连10g,黄芩12g,黄柏10g,知母12g,生山楂15g,广地龙15g,炒枣仁15g,合欢皮15g。60剂,水煎服,日一剂。

二诊(2013年5月9日)仍时有胸闷、心前区疼痛,3月底曾因心前区疼痛,于当地住院治疗。药后银屑病皮损面积缩小。纳可,夜寐差,但较初诊时有所改善,夜尿频,大便干燥,日行1次。舌暗红,边见齿痕,苔黄,脉弦。

处方用药:上方去枣仁、合欢皮、地龙、茯苓,易太子参为北沙参12g,加郁金12g,地肤子12g,川牛膝12g。90剂,水煎服,日一剂。

三诊(2013年8月1日)胸闷、心前区疼痛仍时有发作,疼痛时可放射至后背。口苦减轻。皮疹减轻。纳可,入睡困难,易醒。夜尿频症状缓解,大便仍干,1~2日1行。舌质暗红,边见齿痕,苔白,脉弦。

处方:天麻12g,葛根15g,藿香12g,佩兰12g,薄荷3g(后下),荷叶12g,黄连10g,黄芩12g,黄柏10g,丹参15g,川芎12g,红花12g,郁金12g,川牛膝12g,鸡血藤15g,五味子10g,炒枣仁15g。14剂,水煎服,日一剂。

上方服用14剂后,胸痛未作。遂以上方加减坚持服用10个月,至2014年6月复诊时,患者诉一直以来无胸闷胸痛症状发生,已正常工作。

按语:冠心病心绞痛属中医"胸痹、心痛"之范畴。本案患者乃平素饮食不节,嗜食肥甘,生湿成痰,日久酿生湿热,湿热痰浊痹阻心脉,瘀血阻络而发病。痰浊湿热之邪壅盛,心脉痹阻则见胸闷胸痛;湿热困脾,则见口苦、纳差、舌体边见齿痕;邪痹日久,耗气伤阴,则见口干、大便干结。可见本病之病机在于本虚标实。治疗时以清热利湿,活血通络治其标;兼以益气养阴扶其正。前两诊以丹参、川芎、红花、生山楂、地龙、川牛膝活血通络;土茯苓、地肤子清热利湿;黄芩、黄连、黄柏、郁金通泻三焦湿热;茯苓健脾利湿;太子参、五味子、玉竹、知母、黄精、沙参等益气养阴。药后取效,但仍有邪气稽留,阻滞气血。且胸痛发作无定时,时作时止,似风邪之善行。遂三诊时以祛风活血法治之,方中选天麻、葛根轻扬发散,祛风胜湿解痉。此两药祛邪治标,且非若防风,辛香温燥,发散而又有损中气之误;非若羌活,发散而又有耗营血之虞。配以薄荷祛风清热,疏肝行气,以助血行。以鸡血藤通达络脉,助丹参、川芎、红花等活血化瘀;因就诊时值暑热盛夏,遂以藿香、佩兰、荷叶清解暑热,与黄芩、黄连、黄柏清热利湿化浊。以祛风活血之法,胜湿化浊,行气通瘀,而获效。

2. 祛风活血法治疗高血压

罗某,男,43岁。2013年1月24日初诊。

主诉:发现高血压十余年。

现病史:患者十余年前体检时发现血压升高,后血压持续偏高,最高可达190/140mmHg,服用降压药后可到120/70mmHg。但未坚持服药,血压波动明显,后出现肾功异常。时下症:血压不稳,最高可达180/100mmHg,时有胸部刺痛,活动后胸闷,头晕,头昏,纳可,寐差,二便调。舌质淡黯,舌边可见齿痕,苔薄白,脉弦。

既往史:2型糖尿病、高脂血症病史。

西医诊断:高血压,2型糖尿病,高脂血症。

中医诊断:胸痹——肝阳上亢,瘀血痹阻。

治法:祛风活血。

处方:天麻12g,钩藤12g,黄芩15g,葛根15g,丹参15g,川芎12g,红花12g,赤芍12g,郁金12g,香附10g,杜仲12g,桑寄生15g,五味子6g,炒枣仁15g,姜黄10g,薤白12g。90剂,水煎服,一日一剂。

二诊(2013年4月19日):服药后头晕未作。偶有心前区疼痛,很快缓解,活动后时有胸闷。血压仍偏高,波动在180~160/80~90mmHg间。纳寐可。二便调。舌暗红,苔白,脉弦。

处方:北沙参12g,黄连10g,黄柏12g,知母12g,天麻12g,葛根15g,丹参15g,杜仲12g,赤芍12g,五味子6g,炒枣仁15g,土茯苓15g,红花12g,郁金12g,百合15g。60剂,水煎服,一日一剂。

三诊(2013年9月7日):服药后无胸痛发作。遂以本方在当地门诊抄方服用近4个月。时下症见:活动后气短、胸闷,无头晕,血压维持在140/85~90mmHg,血糖控制满意。纳寐可,二便调。舌暗红,苔薄黄,脉弦滑。

处方:生黄芪12g,北沙参12g,三七粉3g(冲服),丹参15g,川芎12g,红花12g,郁金12g,赤芍12g,三棱10g,莪术10g,黄连10g,黄芩12g,天麻10g,葛根15g,钩藤12g,生山楂15g。60剂,水煎服,一日一剂。

四诊(2013年11月21日):胸闷胸痛明显减轻,晨起血压130/80~90mmHg左右,血糖控制满意。纳寐可,小便调,大便次数增多,每日3次,质软。舌暗红,苔黄腻,脉弦。

处方:生黄芪15g,桂枝12g,丹参15g,三七粉3g(冲服),川芎12g,红花12g,郁金12g,赤芍12g,黄连10g,黄柏12g,黄芩12g,川牛膝12g,鸡血藤15g。30剂,水煎服,日一剂。

服药1个月后因无不适症状,血压控制满意而停药,但停药3个月后血压升高至140~150/80~90mmHg,活动后胸闷、心慌、气短。遂间断服用中医治疗。

按语:本案患者体胖,饮食无度,痰浊内生,阻遏脾阳,清阳不升,则见头昏头晕;痰浊停滞,瘀阻血脉,痰瘀互结,心脉痹阻,则见胸闷胸痛。肝为风木之脏,主升主动,痰瘀痹阻,气机不畅,肝失疏泄,则易肝阳亢逆,气血逆乱。故血压持续偏高难降。治疗时以天麻、钩藤平肝祛风,兼取"风能胜湿"之意,以其流通之性消痰湿;葛根鼓舞脾胃之清气上行,兼以利湿解痉;丹参、红花、赤芍、生山楂、鸡血藤等活血通络;三七粉、三棱、莪术、川牛膝等破血通瘀;桂枝、薤白、姜黄等通阳化浊;杜仲、桑寄生平补肝肾;邪气痹阻日久,化生湿热,遂以黄芩、黄连、黄柏、郁金、土茯苓之属清热利湿,清解肝之郁热;五味子、炒枣仁养心安神。待肝气条达,血压控制后,以清热活血之剂以除余邪。

3. 祛风活血法治疗颈动脉粥样硬化

郭某某,男,53岁。2014年4月3日初诊。

主诉:体检发现血脂升高、颈动脉硬化伴斑块形成2个月。

现病史:2个月前单位体检发现总胆固醇5.98mmol/L,甘油三酯2.0mmol/L,低密度脂蛋白4.05mmol/L。颈动脉超声:双侧颈动脉硬化伴斑块形成。失眠,纳可,无其他特殊不适。舌暗红苔黄,脉弦。

西医诊断:颈动脉粥样硬化,高脂血症。

中医诊断:脉痹——瘀阻血脉证。

治法:活血化瘀。

处方:柴胡10g,郁金12g,香附10g,苏梗12g,茯苓15g,丹参15g,川芎12g,红花12g,赤芍12g,决明子12g,菊花12g,葛根15g,荷叶15g。30剂,水煎服,日一剂。

患者以上方加减服用3个月余。至2014年7月20日复查时,诉已复查指标:总胆固醇3.96mmol/L,甘油三酯0.77mmol/L,低密度脂蛋白2.48mmol/L,高密度脂蛋白1.13mmol/L(均在正常值范围)。颈部血管超声:双侧颈动脉硬化改变,双椎动脉血流未见异常。患者无不适主诉。纳寐可,二便调。舌质淡黯,苔薄黄微腻,脉弦。仍以中药汤剂口服调理。

处方:生黄芪12g,北沙参12g,藿香12g,佩兰12g,荷叶15g,决明子12g,地肤子12g,地丁15g,土茯苓15g,丹参15g,川芎15g,红花15g,赤芍15g,郁金12g。

水煎服,日一剂。

按语:本案患者虽无不适症状,但经体检发现血脂异常及颈动脉粥样硬化伴斑块形成。属祖国医学"脉痹"范畴,据《素问·痹论》中相关论述,"痹在于脉则血凝而不流"、"痹或痛,或不痛,或不仁……其不痛不仁者,病久入深,营卫之行涩,经络时疏,故不通"。故活血化瘀为主要治则。方中以丹参、川芎、红花、赤芍之属活血化瘀;配合柴胡、葛根、菊花、荷叶等祛风疏肝、宣畅气机,以助通脉;柴胡与葛根配伍,增强柴胡之升阳祛邪之功效,兼能与郁金、香附、苏梗协同调理气机、行气解郁。药后血脂正常,因其就诊时间正值暑湿之际,遂以此方祛风药之温燥,加入藿香、佩兰清解暑热;以地肤子、土茯苓、紫花地丁等清热利湿凉血;黄芪、沙参益气养阴。目的在于以通之法攻其瘀滞后,以清热、凉血、益气、养阴之法祛邪之羽翼,强化疗效。

主要参考文献

1. 郑国庆,罗克勤,王艳. 风药治疗血证源流. 时珍国医国药,2000,11(7):634-635.

2. 张晓阳. 浅论风药. 中医杂志,2003,44(3):227-229.

3. 罗再琼,郑宇. 祛风活血法在《金匮要略》中的应用. 河南中医. 2005,25(2):10-12.

4. 黄淑芬. 试论治血先治风. 中医杂志,1997,38(1):9-11.

5. 林平青. 风病与风药[J]. 中医杂志,1959,(1):14.

6. 罗再琼,黄淑芬,王明杰. 论风药的活血作用及其特点[J]. 中医杂志,2000,41(8):453.

7. 张东,陆芳. 翁维良治疗高血压病学术思想与临床经验. 世界中医药,2013,8(2):181-182.

8. 杨忠奇,冼绍祥,李南夷,等. 活血化瘀对PTCA术后血管内皮细胞功能的影响[J]. 中国中医基础医学杂志. 2007,13(4):272-274.

(刘桑伉)

第八节 凉血活血法

活血化瘀法是两千多年来人们在与疾病斗争中逐渐形成和发展起来的,是针对各种血瘀证而设的一种治法。就瘀血形成的原因来说,其成因颇多,除寒凝致瘀、气滞成瘀、久病致瘀及外伤致瘀外,还有热甚致瘀、出血致瘀等诸多因素。针对不同病因,治法大有不同。

凉血法系清热法之一。凉血就是用药性寒凉的药物,来使血分有热而运行过速的血或因热所致的瘀血恢复正常运行,以避免血行过速而造成出血或血热津伤煎灼而致瘀血等,是清血分热邪的治疗方法。适用于热性病热入血分,迫血妄行,或热扰心神。症见吐血、衄血、便血、尿血、皮肤紫斑,或神昏谵语,舌绛脉数等。常用药物有玄参、生地黄、丹皮、赤芍、犀角等,方如犀角地黄汤。

凉血活血法属于中医学活血化瘀治法之一,是将具有清热凉血和活血化瘀两类功效或双重作用的药物组合成方以清营凉血,治疗血热和血瘀互为因果所致的"瘀热相搏证"的一种治疗方法。主治邪热深入营血,瘀热交结,热毒炽盛,迫血妄行,脉络不畅。临床见病位深入血络,瘀热内扰,脉络失和之证,均可使用本法治疗。叶天士在《温热论》中指出:"入血就恐耗血动血,直须凉血散血",确立了凉血化瘀为血分证瘀热搏结的主要治疗大法。

作为活血化瘀十二法之一,虽不如益气活血、理气活血等应用广泛,但数十年来,翁老除将凉血活血法应用于心血管疾病中,还用于脑血管病、内分泌系统、皮肤病等临床各种内科杂病中,形成了自己的独特风格,为后学积累了许多宝贵的经验。现从治法源流、应用心法、方药解析、医案分析、自身应用心得几方面进行探讨。

一、治法源流

1. 先秦时期

《内经》《难经》中无"瘀热"的直接论述。但《内经》某些条文与瘀热证临床表现有相似之处,如《素问·生气通天论》曰:"阳气者,大怒则形气绝,而血菀于上,使人薄厥",指出情志不遂会使血热蒸腾,上犯脑窍,致人昏厥,虽未明确提及瘀热,但与瘀热阻窍证之病机及表现相似;《素问·阴阳应象大论》:"血实宜决之",《素问·缪刺论》:"人有所堕坠,恶血留内,腹中胀满,不得前后,先饮利药"。均指出清除瘀血、瘀热为治疗血瘀证的根本大法。

2. 两汉时期

凉血活血法,始见于张仲景的《伤寒论》,其中最早提出了瘀血与热互结的概念。《伤寒论》中的太阳蓄血证,即是热邪深入下焦血分所致。《伤寒论》第106条具体论述了蓄血轻证:表邪不解,循经入腑,瘀热互结下焦,而见少腹急结硬痛、躁扰如狂等症,治宜活血化瘀,通下瘀热,方选桃核承气汤;若兼表邪未尽者,宜先解表而后攻里。蓄血重证,见于《伤寒论》中第124条:"太阳病六、七日,表证仍在,脉微而沉,反不结胸,其人发狂者,以热在下焦,少腹当硬满,小便自利者,下血乃愈,所以然者,以太阳随经,瘀热在里故也,抵当汤主之";第125条:"太阳病,身黄、脉沉结、少腹硬、小便不利者,为无血也,其人如狂者,血证谛也,抵当汤主之";第126条:"伤寒,有热,少腹满,应小便不利,今反利者,为有血也,当下之,不可余药,宜抵当丸"。蓄血重证与前述之蓄血轻证,在病因病机方面,理致无二,仍是太阳表邪不解,随经入腑,邪热深入下焦血分,血热互结而成,以里实热瘀为其病理特征,治当及时破瘀泄热,首选抵当汤。此外阳明病篇也有蓄血证,《伤寒论·阳明病篇》:"阳明病,发热汗出者,此为热越,不能发黄也。但头汗出,身无汗,齐颈而还,小便不利,渴引水浆者,此为瘀热在里,身必发黄,茵陈蒿汤主之"。"伤寒瘀热在里,身必黄,麻黄连轺赤小豆汤主之"。说明瘀热相搏可致蓄血,治当下其瘀热,血出则瘀热去,病情缓解。《伤寒论》中对蓄血证的论述即为热邪深入血分之证,而后世温病学的卫气营血的血分证,即源于此处。

3. 魏晋隋唐时期

唐代的部分方书中记载了一些应用凉血活血治法的方剂,如《备急千金要方》所载主治热入血分的犀角地黄汤,组成及其功效被公认为是凉血散瘀的代表方,至今仍被广泛沿用于热入血分、瘀热互结证。《外台秘要》(卷二录)《小品方》:"伤寒及温病应发汗而不汗之,内蓄血者,及鼻衄,吐血不尽,内余瘀血,面黄,大便黑,消瘀血方",为凉血活血的典型方剂;以桃枝、当归、水蛭、虻虫、桃仁配伍大黄、芒硝,主治堕落瘀血的桃枝汤;以蒲黄、当归、桂枝等配伍大黄、虻虫,主治从高坠下,内损瘀血的消血散方等,均是凉血活血之意。

4. 宋金元时期

宋金元时期,凉血活血法被广泛用于治疗妇科疾病、内伤疾病中。如《圣济总录》的冬瓜子汤,以大黄、芒硝配伍冬瓜子、桃仁、牡丹皮,治疗产后血上冲心,腹胁绞痛,恶血不下;《鸡峰普济方》的大黄没药煎,由大黄、没药、当归组成,治疗妇人产后、瘀血不尽、烦躁狂语;《宣明论方》的大红花丸由川大黄、红花、虻虫组成,治疗妇人血积聚癥瘕,经络涩滞;《太平圣惠方》的当归承气汤以大承气汤加当归,治疗尿血;《丹溪心法》中提到:"呕吐血出于胃也,实者犀角地黄汤主之……衄血,凉血行血为主",即是将凉血活血做为治疗瘀热出血的主要治法。

5. 明清时期

在明代的医著中,从病因病机角度针对具体病证对凉血活血法进行了进一步的论述。《审视瑶函》认为多种眼病的病因病机,在于瘀热互结于目睛,"黄膜上冲,云生膜内,盖因火瘀邪实,赤膜下垂,火郁络中,故此血滞睛疼",用归芍红花散,以当归、红花、赤芍等配伍大黄治疗眼胞肿硬,内生疙瘩之症。《温疫论》中提出蓄血的病因在于瘀热互结:"大小便蓄血,便血,不论伤寒时疫,尽因失下,邪热久羁,无由以泄,血为热搏,留于经络,败为紫血",用桃仁承气汤治之。明清时期温病学家对温病蓄血进行了阐述,如吴又可在《温疫论·蓄血》中指出:"邪热久羁,无由以泄,血为热搏,留于经络,败为紫血,溢于肠胃,腐为黑血"，其临床表现是：小腹硬满，小便自利，至夜发热，昼日热减，治疗宜桃仁承气汤。

至清代，凉血活血法被更多医家所重视。《类证治裁》中认为，春温多与瘀热互结有关，并指出："舌色紫而黯，扪之湿，乃热传营血，或素有瘀伤宿血在胸膈，为热所搏，宜加散血之品。不尔，瘀血与热结，阻遏正气，遂变如狂发狂症"。《血证论》中提出："胸、背、腰、胁、肝、隔、大小肠，凡有瘀热壅血，均能成痈"，并提出了"凡内痈脓未成者，以夺去瘀热"的治法。《辨证录》用败瘀止痛汤以当归、桃仁等配伍大黄，治疗脾火内伏，瘀血存注不散之证。清代吴鞠通《温病条辨》："少腹坚满，小便自利，夜热昼凉，大便闭，脉沉实者，蓄血也。桃仁承气汤主之"。清营汤，主治热入营分证，尽管热伤血络，血不循经，溢出脉外之征，仅仅表现为斑疹隐隐，但方中在运用了大量犀角、生地、玄参等清热凉血药的同时，也使用了一味丹参，既能清热凉血，主治热与血结，又能活血散瘀，而凉遏冰伏，正如叶天士所说"热病用凉药，须佐以活血之品，始不致有冰伏之虞……"叶天士按卫气营血划分温病病变阶段，针对热入血分者提出"入血就恐耗血动血，直须凉血散血"之观点，即对血分热盛耗血动血的证候，治疗应该用凉血散血法。

6. 近现代以来

20世纪80年代以来，人们开始重视凉血化瘀中药的临床辨证应用，凉血化瘀方具有清热解毒、凉血止血、活血化瘀、益阴护津等作用，将其辨证应用于瘀热证，疗效显著。临床用于肝胆疾病发展为瘀热相搏之证、肾脏疾病迁延不愈导致瘀血热毒壅滞证、脑血管疾病血热壅盛、湿热挟瘀蕴结肌肤而致的皮肤病、血液病属于络热血瘀证等。现代药理研究认为凉血活血药有抗炎、抑制肝细胞凋亡、促进肝细胞再生、改善肝功能、改善微循环、调节免疫功能、改善肾小球滤过膜的通透性、改善血液的高凝状态、改善肾功能、抑制系膜增生、促进肾脏修复、降低血清胆固醇含量等作用。全国老中医药专家周仲瑛作为现代瘀热论的典型代表人物，将凉血活血治疗应用于各类临床疾病中，取得良好效果。

二、应用心法

1. 凉血活血法的内涵

中医对凉血化瘀法的理解，遵叶天士"入血就恐耗血动血，直须凉血散血"之旨，以凉血化瘀为治则，以辛苦微寒、凉血化瘀和甘寒微苦、清解凉泄之品同用，以凉解血分热毒，清热消瘀散血。凉血与散瘀同用，有相得益彰之功。

（1）"耗血动血"是指温病热入血分的病机，"凉血散血"是指血分证的治疗方法。血分证是温热病发展到后期,热邪亢盛,耗血动血,阴津劫竭,瘀血内阻,出现身热躁扰不宁,或神昏谵语,斑色紫黑密布,吐血、衄血、便血、尿血,舌质深绛无苔,甚则痉厥、虚脱等危重证候的病理阶段。

(2)耗血与动血同时发生,瘀血与出血同时存在。热入营血,一是血分证热伤血络,迫血妄行,有"动血"表现,出现一些诸如吐血、衄血、便血、尿血、阴道出血、发斑等出血现象;二是热为阳邪,耗伤血液,阴虚血涩,血液凝滞、黏稠,热与血结,故有瘀血表现,如斑色紫黑密布,舌色深绛。

(3)把握血分证"耗血动血"的病机,掌握"凉血散血"的治疗大法至关重要。治疗要清血分之热,血凉则热自清,不致煎熬血液成瘀;化瘀可以孤其热势,不致与热搏结,从而阻断病情的发展;消散血中之瘀,可使脉络通畅;凉血可防止瘀郁生热、化火酿毒;热由毒生,瘀从毒结,凉血化瘀,有利于解除血分之毒,消除滋生瘀热之源;血得热则行,血凉自可循经,瘀得消而散,脉通血自畅行,从而达到止血的目的。

2. 现代医学对凉血化瘀法的研究

(1)清热解毒药可控制免疫复合物的产生,防治感染,减少诱因。

(2)凉血化瘀药能降低血液黏度,改善毛细血管微循环,促进结缔组织代谢及免疫复合物的清除。

(3)凉血化瘀药与清热解毒药同用,可加强对免疫反应的抑制作用、改善微循环、改善血液流变性、抑制凝血、抑制血小板功能、抗血栓形成及防止肾脏损伤。

3. 凉血活血法临床治疗特色

(1)清热凉血,防止瘀血内结。凉血活血法治疗的瘀热证,本身是在疾病发展过程中火热毒邪搏血为瘀,使得血热、血瘀相合为患而形成的一种证型。若火热之邪不去,煎熬血液,不但会导致瘀血之势更加严重,而且亦有可能产生新的瘀血。热者寒之,所以在运用凉血活血法中需使用寒凉之品,直泻其火热之势。血凉则热自清,不致煎熬血液成瘀,防止瘀郁生热。热由毒化,瘀从毒起,故清热泻火、清热解毒药物有利于解除血分之毒,消除滋生瘀热之源。但门诊治疗的患者一般为热入营血轻症,治疗时要清热凉血,但不能过用苦寒。一是因为苦寒燥烈,耗气伤阴,更伤脾胃,而脾胃为气血生化之源,脾胃一败,则气血生化无源,更加重了血分证的阴血不足;二是使用大量凉血药的同时,易寒凉冰伏而致瘀。所以用丹皮、丹参等清热凉血,少用黄芩、黄连、黄柏一类苦寒直折之品,且用量宜轻。

(2)凉血活血时要注意滋阴。瘀热证不论是感受外邪或是素体阴虚火热,都可导致人体阴液耗伤,而且凉血类方剂中大量运用了苦寒的清热药,也易伤津液,所以在凉血散瘀方剂中运用补益阴液的药物就显得尤为重要。甘能补益,甘寒养阴之法是温病学派的用药特点。吴鞠通在《温病条辨》中谈到"温病伤人身之阴,故喜甘寒、甘咸以救其阴"。正所谓"津血同源、阴血同源",阴液是精血的生化之源,所以补阴亦能补血。故在热病伤阴时,应用滋阴养血,如鲜生地、玄参、麦冬、阿胶等,此类药物有标本兼顾之效。但不能用熟地、当归、龙眼肉等温性补血药,以防助长热势。

（3）要注意凉血与活血并重。瘀热互结证中的瘀、热相互为患,阻滞搏结,既是致病因素,也是病理产物,若单纯的清热凉血,会导致瘀血更重;若单纯的活血祛瘀,则热邪无法清除,仍然会煎熬血液致瘀。如王清任在《医林改错》中所述"瘟毒在内烧其血,血受烧炼其血必凝,血受热则煎熬成块"。如此两者因果促进,便会形成恶性循环,加重病情,迁延难愈。凉血和活血的配伍组合,恰中瘀热互结的主要机理,如此瘀血去,热邪无所附而易于解除;热邪势轻不再煎熬瘀血,则瘀血易去。而瘀血郁久,也易于化热,因此在使用凉血活血方剂时,必须清热凉血与活血祛瘀并重。正如唐宗海在《血证论》中提出"经遂之中既有瘀血踞住,则新血不能安行无恙,终必妄走而吐衄矣,故以祛瘀为治血要法"。因此,单纯止血,则不利于消瘀;但予活血,尤恐出血加重,应结合使用。

（4）凉血活血的思想在翁老的经验方中很常见。如在冠心3号方中,由郁金、川芎、丹参、赤芍、红花组成,方中郁金,辛苦而寒,能入气分而疏肝木之郁、开肺金之郁,入血分而活血化瘀,且能化痰湿而开心窍,通胸阳,安心神,为方中君药;川芎,乃血中气药,功善通达气血,活血行气止痛,为方中臣药;丹参活血养血安神,赤芍凉血散瘀止痛,红花活血化瘀止痛,共为佐药。诸药相合,集活血、凉血、养血、理气于一体,共奏止痛宁神之效。随证加减时,对于内热明显者,还可选加黄连、黄芩、土茯苓、菊花、莲子心等,加强清热凉血功效。

安神解郁活血方是翁老治疗老年冠心病的基本方。翁老认为,理气活血,解郁安神是老年冠心病的主要治法。以理气活血止痛为中心,同时兼顾疏肝理气,解郁安神,做到心肝同调,及时治疗病因,缓解疼痛,并使肝气调达,魂神安定,气血和顺。该方由郁金12g,柴胡10g,香附10g,川芎12g,丹参15g,赤芍12g,红花12g,合欢皮20g组成。方中郁金,辛苦而寒,能入气分而疏肝木之郁,入血分而活血化瘀,并能开心窍,通胸阳,安心神;赤芍凉血散瘀止痛、清热凉血,加强活血化瘀止痛之力。配合其他诸药,共奏理气活血、凉血清肝、解郁安神之效。

4. 凉血活血治疗杂病

翁老在临床应用凉血活血法时,采取辨病与辨证相结合,针对不同的病种选用不同的清热凉血、活血化瘀药,针对不同的兼证配伍治疗,既体现了疾病的特殊性,也不失中医辨证论治之精髓。临床上更能全面应对,非单病单药,一证一方可比。不同的配伍方法与不同凉血活血药物的应用,是取得临床疗效的一个很重要的方面。

（1）病毒性心肌炎:病毒性心肌炎是病毒侵犯心脏,以心肌局限性或弥漫性病变为主的疾病,有的可伴有心包或心内膜炎症改变。以神疲乏力,面色苍白,心悸,气短,肢冷,多汗为临床特征。本病发病年龄以3~10岁小儿多见,其临床表现轻重不一,轻者可无明显的自觉症状,只出现心电图改变,重者心律失常,心脏扩大,少数发生心源性休克或急性心力衰竭,甚至猝死。本病如能及时诊断和治疗,预后大多良好,部分患儿因治疗不及时或病后调养失宜,可迁延不愈,形成顽固性心律失常。

翁老门诊治疗的患儿多为学生,年龄偏大,且大部分不是急性发病期,多是经西医治疗效果不理想,有遗留症状的患者。病毒性心肌炎在古代医籍中无专门记载,根据本病的主要临床证候,属中医学风温、心悸、怔忡、胸痹等范畴。翁老认为,小儿脏腑娇嫩,卫外功能不固,温热、湿热邪毒外感,从口鼻而入,蕴郁于脾胃。继则邪毒由表入里,留而不去,内舍于心,导致心脉痹阻,心血运行不畅,或热毒之邪灼伤营阴,可致心之气阴亏虚。心气不足,血行无力,血流不畅,可致血瘀更重;阴虚热盛,煎熬津液致血液黏稠造成瘀血更重。所以病毒性心肌炎后遗症期,气阴两虚为本,瘀阻心脉为标,易复感外邪,出现瘀毒互结之证,故凉血活血治疗为先。

（2）过敏性紫癜性肾炎:过敏性紫癜性肾炎是以全身性小血管损害为主要病理基础的疾病,临床表现以皮肤、关节、胃肠道及肾脏受累为主。其中30%~40%出现肾脏损害,甚至有报道过敏性紫癜患者都存在不同程度的肾损害,其预后主要取决于肾脏病变的严重程度,大量蛋白尿持续存在或蛋白尿程度不断加重,是预示肾功能进行性丧失或预后不良的指征,很多患者需依赖肾透析维持,造成生活质量下降,预后差。但西医对本病无有效治疗手段,待发展到一定程度才能进行干预。而中草药治疗常显示较好疗效,所以应积极及早进行中医治疗。

过敏性紫癜病因以感受外邪、饮食失节、七情内伤多见,临床以阳证、热证、实证为主。紫癜性肾炎不易治愈,反复发作则表现为虚证及虚实夹杂之证。翁老认为过敏性紫癜的发生与风热毒邪入侵机体的关系密切,热毒郁蒸于肌肤,致使邪热伤血,络脉受损,血液外溢;慢性期病机则以气虚或阴虚为主,病程日久,气阴两虚,阴血暗耗,且气虚行血无力,导致血瘀。所以过敏性紫癜性肾炎病机主要为血热和瘀血,同时兼气虚阴虚等。

所以对于紫癜性肾炎,翁老主张以益气养阴、凉血活血为基本治法。主方黄芪、党参、白术用以益气健脾;生地黄、赤芍、牡丹皮、丹参清热凉血、补肾水真阴;白茅根凉血止血而清热;玄参、麦冬滋阴解毒;甘草调和诸药。诸药合用,共奏益气养阴、凉血活血之功效。血尿发作时,加蒲黄收涩止血、行血祛瘀;瘀血重,加桃仁加强祛瘀之力、润燥滑肠;兼见发热、五心烦热、舌红少津或有裂纹或光剥,脉细数等阴虚症状和体征者,加滋阴清热凉血药物,如旱莲草、鳖甲等。

（3）糖尿病眼底病变:从中医角度来看,本病属于瞳神疾病中的"暴盲"、"视瞻昏渺"等范畴。糖尿病可以出现全身血管的并发症,眼底动脉硬化、出血,周围血管病变,冠状动脉粥样硬化以及脑血管病等。多种并发症多形成于疾病的后期,"初病在经,久病入络"。络病理论认为,络脉主血,其体细小,分支众多,分布广泛,承载着输送营卫气血津液及联系全身脏腑的作用,一旦受邪损伤,易滞成瘀伤血,影响气血运行。糖尿病本身阴虚为本,致内生虚火,灼伤络脉,血溢脉外,导致眼底出血。故翁老以"热、瘀"立论,用"凉血活血,通络养阴"法来治疗此类眼病。主方用牡丹皮、赤芍清热活血,凉血化瘀;鸡血藤养血活血通络;白茅根、生地清热凉血;枸杞子、菊花清肝明目,再根据患者的全身情况等加减调整。

（4）各种皮肤病:翁老认为,一直民间流传"内不治喘、外不治癣"之说,说明皮肤病不易治愈的特点。《内经》云:"诸痛痒疮,皆属于心"。由于各种原因致内火生,心绪烦扰,产生心火,心火亢盛则致血热,外发疮疡,故皮肤病属于血热的居多。但多种皮肤病如银屑病、神经性皮炎、玫瑰糠疹、白癜风的病情反复发作,病程较久,气血运行失畅,以致经脉阻滞,气血瘀结,肌肤失养,临床上多表现为皮损肥厚,红肿热痛,斑块状,颜色暗红或红热,鳞屑厚积,基底浸润,甚则溃烂等,其基本病机是血瘀毒蕴结肌肤,治宜凉血解毒活血。一般用生地、丹皮、丹参、赤芍凉血解毒;土茯苓、连翘清热解毒;地肤子、白鲜皮祛风止痒;处方时常加栀子、莲子心清心火;煅牡蛎、五味子养心安神;可加玄参养阴凉血,麦冬养阴生津;影响睡眠可加生龙骨、煅牡蛎镇静安神。诸药共奏凉血解毒,活血散瘀之功。

三、方药解析

（一）凉血活血药物治疗特点

1. 清热凉血类药物中常配伍息风疏风药,因风火相招、虚火生风,风盛则皮肤瘙痒,治风药与清热类药物并举,势在必然。

2. 清热药常选用苦寒泄热之品,直折火势,泄热于下,引上炎之火下行,如大黄、黄芩、黄连、黄柏、龙胆草等,意在泄热于下,引上炎之火下行,直折火势。但因药性过于苦寒,易伤胃气,故用量宜轻,中病即止,用时宜短。

3.苦寒清热类药物常配伍凉血滋阴养血之品,如生地、玄参等,既可防火热之邪与苦寒之品伤及阴血,又有利清透。

4.通过实践,掌握药物的个性,更好地发挥药物的专长,取得更好的临床疗效。翁老主张求药物同中之异,于细微处悉心体察。如根据瘀阻的部位选择适当的药物相配伍:瘀阻于心、脑选丹参、赤芍、当归、川芎;瘀阻于肝选郁金、当归、赤芍;瘀阻于经脉选桃仁、鸡血藤、乳香、没药;瘀阻于肾选牛膝、大黄。

5.药物之所以能够治病,主要借它所具有的偏性,利用它的偏性来调整人体失衡的阴阳与失调的脏腑,使之恢复正常。由于具有偏性,因此必然存在利弊,故翁老要求学生要用心研究药性的利弊,趋利远害。

6.掌握中药传统作用的同时,综合考虑药物的现代药理作用,尤其是避免毒副作用对人体的伤害。如不使用有毒性的药物;避免长时间使用寒凉、破血伤气的药物;对于现代研究副作用较大的中药非必要则不用,包括木通、车前子、首乌等;严格掌握用量,如现代研究显示,生地黄对心肌收缩力有显著增强作用,对衰弱的心脏更显著,但不可用量太大,因大剂量对心脏有明显的抑制作用,使心跳变慢甚至停止。因此,翁老主张用药必须了解其功效、药理和安全剂量。

(二)翁老使用凉血活血药物作用

"凉血",是指用入血分的寒凉药物清除血分热邪,可以收到清热保津的功效。翁老在治疗血瘀病患者时,根据各种药物的特点,广泛使用活血药物取得良好疗效。现将翁老临床常用的凉血药物整理如下。

1.郁金

见第三章。

2.赤芍

见第三章。

3.丹皮

见第三章。

4.生地

【性味归经】味甘、苦,性凉。归心、肝、肾经。

【作用功效】补血活血,滋阴凉血。

【主治病证】阴虚发热,热病伤阴,烦渴、骨蒸、斑疹,吐衄下血,妇女月经不调,胎动不安等症。

【翁老经验】翁老认为,生地黄为补血活血药,虽本身活血作用较弱,但有滋阴作用,补五脏不足,又具凉血作用,清热降火,为常用药。翁老一般用量15g。

（1）清热凉血:《本草求真》谓生地黄"力专清热泻火,凉血消瘀";《名医别录》记载为:"生地黄,大寒,主治妇人崩中血不止,及产后血上薄心闷绝,伤身,胎动下血,胎不落,堕坠,腕折,瘀血,留血,衄鼻,吐血,皆捣饮之"。说明该品味甘苦、性寒而入血分,能清营血分之热而凉血。常与牡丹皮、赤芍、丹参等配伍;治尿血配白茅根、金钱草;治痔疮出血,可配槐角、地榆炭等。

（2）养阴生津:该品质润多液能养阴,味甘性寒能生津,有养阴润燥生津作用,凡血分有热及诸脏津伤阴不足者,均为常用之品。如消渴病属热盛伤津者可用生地治疗配天冬、枸杞子;口渴甚,配玄参、麦冬等。

（3）清心除烦:《雷公炮制药性解》指出,生地黄"凉心火之血热,泻脾土之湿热,止鼻中之衄热,除五心之烦热"。翁老常用于老年人血瘀伴失眠、盗汗、潮热、消渴、便秘等阴虚内热患者。常与青蒿、鳖甲、知母等配伍清虚热;与黄连、栀子配伍除心火。

（4）使用注意:生地性凉,用于清热凉血;熟地性温,用于补血滋阴。当清热而又要照顾体虚时,可生、熟地并用。另外,生地多服会影响消化功能,为防其腻滞,可酌加陈皮或砂仁。

5. 玄参

【性味归经】味苦、甘、咸,性寒。归肺、胃、肾经。

【作用功效】滋阴降火,解毒,利咽。

【主治病证】温邪入营,内陷心包,温毒发斑,热病伤阴,舌绛烦渴,津伤便秘,骨蒸劳嗽,目赤,咽痛,瘰疬,白喉,痈肿疮毒。

【翁老经验】翁老认为该品苦寒清降,咸寒而润,主入肾经以滋阴降火,又入血分以凉血解毒,作为凉血活血之选,该品颇为适宜。翁老一般用量12g。

（1）清热凉血:该品性寒,能清营血分之热,用于治疗温热病热入营血,配鲜生地、丹皮、赤芍等,则清热凉血。

（2）养阴生津:该品质润多液,能清热邪而滋阴液,用于热病伤津的口燥咽干、大便燥结、消渴等病症。配生地、麦冬等,则滋阴增液。

（3）泻火解毒:用于热毒炽盛的各种热证,取其清热泻火解毒的功效,治疗发热、咽肿、目赤、疮疖、脱疽等。配牛蒡子、板蓝根、贝母、夏枯草、金银花以解毒消肿。

6. 栀子

【性味归经】味苦,性寒。归心、肝、肺、胃经。

【作用功效】泻火除烦,清热利尿,凉血解毒。

【主治病证】热病心烦,黄疸,尿赤,血淋,小便不利,血热吐衄,目赤肿痛,火毒疮疡;外治扭挫伤痛。

【翁老经验】栀子属药食同源之品,具有护肝、利胆、降压、镇静、止血、消肿等作用,应用安全而广泛。翁老心血管病患者最多,常有心悸、盗汗、失眠、五心烦热等心火炽盛表现,栀子苦寒清降,能清泻三焦火邪,尤能泻心火而除烦,为治热病心烦、躁扰不宁所常用,多与黄连、五味子、淡竹叶等配伍;对于肝胆湿热患者常配茵陈、大黄、龙胆草、黄柏等;下焦湿热常配车前草、白茅根、滑石等药;对于火毒疖肿患者,该品功能清热泻火、凉血解毒,常配金银花、连翘、蒲公英、白芷。翁老强调处方中一定使用炒栀子,虽焦栀子专攻凉血活血,但药房少有。翁老一般用量12g。

7. 旱莲草

【性味归经】味甘、酸,性凉。归肾经、肝经。

【作用功效】滋补肝肾,乌须固齿,凉血止血。

【主治病证】主治肝肾不足,眩晕耳鸣,视物昏花,腰膝酸软,发白齿摇,劳淋带浊,咯血、吐血、衄血、尿血、血痢,崩漏,外伤出血。

【翁老经验】翁老常将旱莲草用于更年期女性患者,因更年期妇女多表现为肝肾阴虚、虚火上炎,故取其补益肝肾,凉血止血之效。活血药配生地、牡丹皮、川芎等;两目干涩,视物昏花,可配伍枸杞子、当归、决明子等养肝明目之品;头晕目眩较甚,可加天麻、葛根、菟丝子等滋阴养肝之品;治尿血、血淋配车前草、白茅根等。旱莲草还常与女贞子相须为用,以加强补肝益肾之功。翁老一般用量12g。

8. 白薇

【性味归经】味苦、咸,性寒。归肺、肝、胃经。

【作用功效】清热凉血,利尿通淋,解毒疗疮。

【主治病证】用于温邪伤营发热,阴虚发热,骨蒸劳热,产后血虚发热,热淋,血淋,痈疽肿毒;刀伤。

【翁老经验】翁老用治各种原因造成的阴津不足所致的虚热患者,症见口渴、夜热早凉、午后低热、食欲不振等,常配地骨皮、知母、青蒿、丹皮、沙参、天花粉等。翁老认为白薇清热凉血作用与活血化瘀药结合,可以起到很好的凉血活血作用,常配伍牡丹皮、生地、丹参等。如冠心病患者配伍冠心3号方、高血压患者配伍葛根天麻汤、心衰患者配伍活血利水方等。翁老一般用量12g。

9. 银柴胡

【性味归经】味甘,性微寒。归肾、胃经。

【作用功效】清热凉血。

【主治病证】虚劳骨蒸,阴虚久疟,小儿疳热羸瘦。症见午后潮热,手足心热,心烦口渴,面黄白而颧红,盗汗,小儿因消化不良、虫积而腹大腹胀、面黄肌瘦、毛发憔悴、低热，或下午及夜间发热以胁腹部发热为明显。

【翁老经验】银柴胡为经典方剂"清骨散"的主要组成成分,古人有云银柴胡"退热而不苦泄,理阴而不升腾,固虚热之良药"。该品甘寒益阴,清热凉血,所以翁老用于抑郁焦虑状态,常与柴胡同用,也与黄连、青蒿、鳖甲及活血化瘀药物同用。翁老一般用量10g。

10. 青蒿

【性味归经】味苦、辛,性寒。归肝、胆、肾经。

【作用功效】清透虚热,凉血除蒸,截疟。

【主治病证】用于暑邪发热,阴虚发热,夜热早凉,骨蒸劳热,疟疾寒热,湿热黄疸。

【翁老经验】该品苦寒清热,辛香透散,善使阴分伏热透达外散,翁老临床常取其凉血退蒸的作用,治疗阴虚内热所致的口渴、盗汗、五心烦热等,常与活血凉血药牡丹皮、生地,滋阴清热药鳖甲、知母等合用。翁老用于抑郁焦虑状态,常与柴胡同用,也与银柴胡、黄连、胡黄连、鳖甲及活血化瘀药物同用。翁老一般用量10g。

11. 白茅根

【性味归经】味甘,性寒。归心、脾、胃三经。

【作用功效】凉血止血,清热解毒,利尿。

【主治病证】用于吐血,尿血,热淋,水肿,黄疸,小便不利,热病烦渴,胃热呕哕,咳嗽。

【翁老经验】翁老用白茅根治疗小便不利、尿血,属下焦血分虚热所致者。首先,血热则妄行,下焦虚热则尿血,白茅根凉血和血,则出血自止、小便通利;其次,白茅根虽寒凉而味甚甘,能清血分之热,止渴生津,而不伤干燥,又不黏腻,故凉血而不虑其积瘀。另外白茅根甘能补脾,甘则虽寒而不犯胃,益脾可以补中生血。但白茅根单用凉血止血效力不大,需配伍生地、炒栀子、仙鹤草等。翁老一般用量15g。

12. 胡黄连

【性味归经】味苦,性寒。归肝、胃、大肠经。

【作用功效】退虚热,消疳热,清热凉血,燥湿,泻火解毒。

【主治病证】主治阴虚骨蒸,潮热盗汗,小儿疳积,湿热泻痢,黄疸,吐血,衄血,目赤肿痛,痈肿疮疡,痔疮肿毒。

【翁老经验】翁老常用胡黄连与知母、青蒿、地骨皮、银柴胡、秦艽、鳖甲等配伍,治阴虚发热,午后潮热;其苦寒沉降、清热燥湿功效与黄连类似,所以翁老也用其治疗胃肠湿热所致便秘,常与黄芩、黄柏、佩兰等同用。翁老一般用量10g。

13. 络石藤

【性味归经】味苦,性微寒。入心、肝、肾三经。

【作用功效】祛风除湿,通络止痛,清热凉血,解毒消肿。

【主治病证】用于风湿热痹,筋脉拘挛,腰膝酸痛,喉痹,痈肿,跌扑损伤。

【翁老经验】翁老善用络石藤治疗冠心病,取"病在血,调之络"之意。他认为:藤类入络,如《本草便读》所说:"凡藤类之属,皆可通经入络"。盖藤类缠绕蔓延,犹如网络,纵横交错,无所不至,其形如络脉。根据取类比象原则,对于久病不愈,邪气入络,络脉瘀阻者,加以藤类药物以理气活血,散结通络。翁老对于久病痼疾,慎用破血逐瘀之品,而取藤类药物善走而不守;认为心脑血管病本虚标实,宜选补血活血之品,以避免攻逐太过,徒伤正气,故多用络石藤。此外,络石藤还可治疗中风、关节不利、脉管炎等证。翁老一般用量15g。

14. 马鞭草

【性味归经】味苦,性凉。归肝、脾经。

【作用功效】清热解毒,活血通经,利水消肿,截疟。

【主治病证】用于癥瘕积聚,经闭痛经,疟疾,喉痹,痈肿,水肿,热淋。

【翁老经验】马鞭草既能清热凉血,又能活血通经。但因其有小毒,翁老临床不久用。翁老一般用量10g。

四、医案分析

1. 凉血活血法治疗真性红细胞增多症

陈某,男,55岁。

现病史:患者2007年确诊为真性红细胞增多症,有头晕,面赤,易急躁等表现,血红蛋白最高230g/L,服羟基脲1粒/日,血红蛋白在135~180g/L波动。刻下症:头晕不显,眼干涩,面部尤以额部红赤明显,偶感乏力,纳佳,大便偏干,小便调,舌质黯,苔薄黄少津,脉弦。

既往史:高血压病史3年,间断服用降压药,血压控制在170~180/110~130mmHg;糖尿病病史3年,空腹血糖7.02mmol/L,餐后不详,饮食控制不佳。

西医诊断:真性红细胞增多症。

中医诊断:眩晕——肝火上炎,瘀热内阻。

治法:清肝泻火,凉血活血。

处方:牡丹皮15g,柴胡12g,龙胆草10g,丹参15g,栀子12g,黄连10g,黄芩15g,生地12g,郁金12g,红花12g,赤芍12g,土茯苓12g,野菊花12g,玄参12g,女贞子12g。

患者服药1月后体力较前好,仍面赤,头晕次数减少。服中药后腹胀、腹泻。

舌脉同前。翁老原方加薏米、佛手、焦三仙等健脾消食之品。再服药1个月后患者基本无不适感,稍感疲劳,舌苔白。翁老加大活血化瘀之品力量,加用穿山龙、川牛膝等品。共服用3个月左右,血红蛋白由初诊182g/L降至143g/L,诸症基本消失。

按语: 病证结合为翁老诊疗疾病的一大特点。本例患者为真性红细胞增多症患者,主要表现为面赤、头晕、急躁、乏力等症状,且脉象为弦脉,综合脉证表现为肝阳上亢。肝阳上亢,血受熏灼,凝结淤塞,津液亏耗不能载血运行;肝郁化火,火灼津液致瘀证,肝热与血瘀互结而成。西医客观检查说明真红患者血液有形成分多、黏稠度高等特点,翁老认为血瘀为其基本病机。病证结合分析,真性红细胞增多症为血瘀重症,瘀热搏结为患。治疗以清肝泻火、凉血活血为法,少佐滋阴之品。处方中龙胆草、栀子、黄连、黄芩、土茯苓、野菊花、玄参均为清热解毒之品,寒凉直折,使大便变稀通畅,实热外泄,血热得除;冠心3号方活血化瘀,其中牡丹皮、丹参、生地、郁金、赤芍不仅活血化瘀,且性味寒凉可以清热凉血,活血化瘀使瘀血得行,脉络通畅;生地、玄参、女贞子可以滋阴除热。翁老治疗此类疾病时,多从肝经实热兼瘀血阻滞辨证,收效甚好。对已用西药者,宜在中药起效、红细胞数稳定后渐渐减少西药用量,不可操之过急。

随着现代医学技术的不断发展,有些患者无明显临床表现但通过检查发现的疾病随之增多,如糖尿病早期,一些恶性肿瘤,原发性血小板增多症等。中医手段的早期介入,对延缓病情进一步发展起到积极作用。对于此类患者,翁老多通过病证结合综合判断,选择适合的治疗方法。

郭老在治疗真性红细胞增多症时,认为本病系肝热上冲、瘀血内滞所致,故当治以清肝凉血、活血化瘀,其基本处方为川芎、鸡血藤、桃仁、红花、三棱、莪术、丹皮、胆草、黄芩、栀子、银花、藕节、白茅根、芦荟、青黛、泽泻、银柴胡,取得了满意疗效。

2. 凉血活血,养阴清热法治疗冠心病

王某,男,36岁。

现病史: 胸闷,伴头晕、头疼反复发作3年,口服复方丹参片、心痛定等,症状未减轻。经冠造检查提示左前降支狭窄(<50%),血脂、血压、血糖偏高,予饮食控制及运动。刻下症: 血压控制尚可,时有胸闷,每次发作时间短,无明显心前区疼痛,心悸不宁,烦躁多梦,头面红热,时盗汗,夜间手足心热,夜眠差,腹胀,大便正常,舌质暗红少津,苔薄黄,脉弦细。

既往史: 高血压病史2年。

西医诊断: 冠心病,高血压。

中医诊断: 胸痹——阴虚内热,瘀热互结。

治法: 凉血活血,养阴清热。

处方: 葛根15g,丹参15g,川芎5g,红花12g,赤芍12g,郁金12g,广地龙12g,路路通12g,决明子12g,北沙参12g,川牛膝12g,枣仁12g,五味子10g,生地15g,麦冬12g,制龟板15g,牡丹皮12g,地骨皮20g,生龙骨20g,生牡蛎20g。

二诊: 服上方28剂,胸闷减轻,睡眠好,头痛头晕减轻,大便1~2次/日,血糖未测,苔薄黄,脉弦细。

处方: 葛根15g,丹参15g,川芎12g,红花12g,赤芍12g,神曲15g,郁金12g,土茯苓15g,五味子10g,枣仁15g,荷叶15g,决明子12g。

三诊: 服上方14剂,胸闷不显,面部红热、五心烦热等均好转,活动基本正常,有时头胀,体力尚可,微感乏力,寐中虽有梦但能眠,舌质暗红,苔中黄,脉弦。

处方: 葛根15g,丹参15g,川芎12g,红花12g,赤芍12g,郁金12g,土茯苓15g,黄芩12g,菊花12g,白薇12g,决明子12g,女贞子12g。

四诊: 运动量中等,运动后感觉好,有时胸闷,与情绪有关,头晕头痛不明显,苔薄黄,脉弦。

处方: 钩藤12g,天麻10g,葛根15g,土茯苓15g,黄芩12g,夏枯草12g,白薇12g,丹参15g,赤芍12g,柏子仁12g,枣仁15g,五味子10g,百合15g。

按语: 胸痹者,病位在心。心以血为本,血以阴(液)为根,心阴不足,血难养之,则心胸痛闷如窒; 心之与血,相关密切,心以血为养,血以心为用,血平则心宁,血热则心烦。阴虚内热生,热邪扰于心,故心动加速而心悸,心神不宁则心烦多梦,热蕴血中,故手足心热、面部红热; 心前区闷痛、舌质黯,冠状动脉造影左前降支狭窄均证明患者为有瘀血表现; 热耗津伤,故舌红少津; 脉象细数,为阴虚内热之征。治宜凉血活血、养阴清热为法。方用冠心3号方,不离翁老心病必瘀,活血化瘀贯穿冠心病治疗始终的总原则: 生地、麦冬、龟板均归心经,滋阴清热,养血凉血; 赤芍、丹参,清热凉血活血; 牡丹皮、地骨皮、栀子凉血清热除烦; 生龙骨、生牡蛎育阴潜阳,养心安神,使阳热易于潜降。诸药合用,共使心阴得滋,热邪得清,心脉滋养,血脉通利,血和神宁。

3. 益气养阴,凉血解毒,活血化瘀治疗病毒性心肌炎

李某,女,31岁。

现病史: 患者3年前患病毒性心肌炎,经治疗基本痊愈。今年春节感冒后感心悸气短,伴胸闷,活动后明显,心电图示ST-T改变。动态心电图: 平均心率110次/分。刻下症见: 心悸气短,乏力,活动或阴天时症状明显,偶胸闷痛,易紧张。纳可,多梦,大便干,2日一行。舌尖红,苔中薄,脉细数。

西医诊断: 病毒性心肌炎。

中医诊断: 心悸——气阴两虚,瘀热痹阻心脉。

治法: 益气养阴,安神定志。

处方: 太子参15g, 生黄芪15g, 玉竹12g, 麦冬10g, 生山楂15g, 全瓜蒌15g, 决明子15g, 生地15g, 百合12g, 郁金12g, 丹参12g, 赤芍12g, 莲子心6g, 五味子6g。

二诊: 服药14剂, 每天可走1000~1500步, 心悸症状略好转, 天气热时感胸闷, 心烦, 入睡难, 易醒, 纳食好, 舌尖红, 苔黄, 脉细。

处方: 银柴胡10g, 郁金12g, 香附12g, 苏梗12g, 土茯苓15g, 全瓜蒌20g, 薤白12g, 丹参15g, 莲子心10g, 酸枣仁15g, 五味子12g, 生黄芪15g, 生地15g。

三诊: 服药14剂。患者活动较少, 大便偏干, 时有胸闷憋气, 睡眠多梦, 月经量少, 舌红, 苔薄微黄, 脉细。

处方: 丹参15g, 元参12g, 生黄芪12g, 五味子10g, 柏子仁15g, 合欢皮15g, 百合15g, 生地15g, 全瓜蒌15g, 知母10g, 郁金12g, 银柴胡12g。

四诊: 患者上方服后效好, 守方一月后复诊。胸闷憋气次数减少, 生活活动可自理, 时有睡眠差, 易醒, 乏力不明显, 食纳可, 大便2日一行, 偏干, 舌尖红, 苔白, 脉沉细。

膏方: 太子参80g, 黄精120g, 阿胶80g, 鹿角胶80g, 当归80g, 丹参80g, 赤芍80g, 大枣250g, 龙眼肉100g, 郁金80g, 莲子120g, 薏米150g, 茯苓150g, 决明子100g, 生地150g, 熟地150g, 百合150g, 五味子40g, 酸枣仁120g, 麦冬100g, 天冬100g。

按语: 本患者起因为感受外邪, 内舍于心而发生脉痹。治疗效果不佳致心肌炎后遗症期。此期的中医辨证最为复杂, 由于正气损伤, 导致反复感邪, 心脉反复受损, 临床症状反复出现, 最后遗留心电图持续异常。因此, 慢性期的辨证重要的是辨明正气虚损和邪气的盛衰。由于疾病日久, 患者有心气虚、心阴虚表现; 心气虚, 运血无力可加重瘀血; 阴虚致心脉失养, 内热生, 久而热入营血。因此翁老治疗上以益气养阴、凉血活血为主, 配合养心安神之品。基本方以生脉散合冠心3号方为主, 亦有炙甘草汤、血府逐瘀汤、瓜蒌半夏汤等加减。益气常用太子参、黄芪、党参、白术、黄精; 养阴用麦冬、五味子、玉竹、知母; 凉血活血用生地、郁金、丹参、赤芍、玄参; 养心安神用酸枣仁、莲子心、百合; 若痰浊较盛, 配豁痰理气之瓜蒌薤白半夏汤; 心律失常频繁者配合翁老自拟四参汤加减。

应用膏方治疗复杂、慢性疾病是翁老的又一特点。"膏百药炼味藏精, 滋五脏调阴和阳", 是对膏滋方的绝佳概括, 彰显膏方在防病治病和养生保健中的独特魅力。膏方能平衡阴阳、调和气血、扶正祛邪、培补五脏, 和一般的疾病治疗不同, 更侧重于全面而整体的调理, 治疗复杂疾病是其优势, 适用于亚健康人群、中老年人养生保健、久病大病后的康复、慢性病的调理等。古代人身体条件差、营养不足, 所以膏方以滋补为主, 现代疾病越来越表现出常见性、复杂性、多变性、难治性,绝非一味进补可以解决问题,就要根据"虚"和"实"的具体辨证结果制定膏方,既要考虑"形不足者,补之以气,精不足者,补之以味",更应遵循"虚则补之、实则泻之"的辨证论治大法。本例患者翁老即采用益气养阴、凉血活血膏方,攻中有补,补中有攻,使邪气去而正气不伤。这也是翁老"以通为补"思想在膏方中的具体应用。

4. 凉血活血,滋阴润燥,疏风止痒治疗老年瘙痒症

李某,女,72岁。

现病史:周身皮肤瘙痒干燥近10年,逐渐加重,冬天为甚。皮肤脱屑,瘙痒有抓痕,严重时影响睡眠,伴心烦,大便干结,数日一行,夜尿频,舌质黯,苔薄黄,脉弦细。

既往史:高血压病史15年,服药不详。

西医诊断:老年皮肤瘙痒

中医诊断:痒症——阴虚血热,瘀血阻滞。

治法:活血凉血,滋阴润燥,祛风止痒。

处方:生黄芪15g,牡丹皮15g,川芎15g,赤芍12g,生地15g,肉苁蓉10g,黄连9g,栀子10g,柏子仁12g,女贞子10g,旱莲草10g,防风10g,地肤子12g,白鲜皮10g,鸡血藤15g,地龙10g。

二诊:服药14剂。大便通畅,感觉周身舒服,皮肤仍痒,心烦好转。上方减肉苁蓉、白鲜皮,加石斛、麦冬、知母加强滋阴润燥之力,增加牛膝、丹参、三七加强活血凉血之功。

患者服药后诸症明显改善。周身瘙痒程度渐轻,皮肤干燥无变化,无心烦、便干等。此后根据患者病情变化调整用方,患者间断服药3月后停药。

按语:中医治疗皮肤瘙痒症有丰富的经验,有消风止痒法、解毒止痒法、清热止痒法、和营止痒法、润燥止痒法、消风止痒法等,但对于老年人的皮肤瘙痒症有其特殊的病理,采用活血、养阴、凉血、润燥兼祛风中药治疗,效果显著。

本病病因主要为老年人肾阴渐亏,气血不足,气虚推动无力则血瘀,气虚血瘀致血津不荣肌肤而瘙痒;血虚则肌肤失养,化燥生风,皮肤干燥;阴虚内热、血脉瘀滞或病久缠绵难愈,郁久化热,热入营血发于肌肤则痒。故在治疗本病时重视活血、凉血润燥药的使用,更能切合老年人的特点和本病的病理机制。

方中应用既能清热又有活血功能之牡丹皮、赤芍以清营凉血化瘀,川芎行气活血,体现了络脉"行气血"的基本功能,络中气血畅行无阻是络脉系统维持人体生命活动的基础;黄芪补益气血、滋润肌肤;黄精、生地黄补肾填精,生地又可凉血活血;加黄连、栀子、柏子仁清心凉血除烦;老年女性滋阴可用女贞子、旱莲草滋补肾精,凉血清虚热;防风、地肤子、白鲜皮祛风止痒;加鸡血

藤凉血活血通络,地龙作为虫类药搜风通络等。全方具有补气养血活血,凉血润燥,祛风止痒之功效。风盛者加刺蒺藜;挟湿邪者加薏苡仁、土茯苓;热盛者加龙胆草、大黄、栀子、黄芩;血瘀者加丹参、红花。

五、自身应用经验

1. 凉血解毒,活血化瘀治疗亚急性甲状腺炎

张某,女,49岁。

现病史:患者5天前出现咽部疼痛,无发热,自认为感冒所致,自行服用阿莫西林及西瓜霜,效果不佳。疼痛逐渐加重,范围扩大,颈部活动时亦有痛感,颈前部压痛来诊。刻下患者低热,体温37.3℃,颈部疼痛,吞咽食物时咽痛,稍感乏力,口渴,纳可,眠安,大便调,小便黄,舌质红,苔黄腻,脉弦数。

查体:双侧甲状腺肿大,左侧较重,触痛明显,患者拒按。颌下淋巴结、锁骨上淋巴结肿大压痛。

辅助检查:血常规正常;血沉45mm/h。甲功7项待回报。

西医诊断:亚急性甲状腺炎。

中医诊断:痛证——热毒血瘀证。

治法:凉血解毒,化瘀消肿。

处方:黄连9g,黄芩15g,牛蒡子15g,蒲公英10g,夏枯草10g,板蓝根15g,延胡索12g,赤芍15g,川芎15g,牡丹皮15g,郁金10g,玄参10g,栀子12g,女贞子12g,旱莲草10g,大枣15g。

亚甲炎病情进展迅速,有的可伴有甲状腺功能的异常,需要及时干预,让患者服4剂后复诊。患者无发热,仍颈部肿痛,口干渴,大便稀,每日4~5次。舌质略黯,苔薄,脉弦。甲状腺功能检查回报正常范围。上方减黄连、蒲公英、板蓝根等清热解毒寒凉之品,随着病情进展,伤阴明显,瘀血更重,加麦冬、石斛养阴,加三棱、莪术加强破血散结之力。

再服5剂后患者症状明显好转。无发热,乏力感消失,颈部仍肿,触痛不明显,咽部不痛,口渴,纳佳,二便调。舌质暗红,苔白,脉弦。复查血沉14mm/h。患者病情已趋于稳定,热毒症状不明显,治疗以活血散肿,养阴清热为法。上方去牛蒡子、牡丹皮,加虎杖、银柴胡清热凉血解毒;加胡黄连、白薇养阴清虚热。

患者共服药2周,无明显不适,颈部略肿大。停药。嘱患者如有不适,定期复查甲状腺功能。

按语:亚甲炎发生机制多认为与病毒感染有关,多见于中青年女性,发病率是男性的3~5倍。西医并无有效治疗方法,严重者给予激素等治疗,带来许

多问题。本病中医属于瘿病、痈证范畴,与患者正值更年期,阴阳不和,腠理不固有关,复感外邪热毒,侵袭经络,耗伤津液,瘀血阻滞,结于颈前,故见局部肿痛;瘀热相搏可见发热;口渴为阴伤;小便黄,舌红苔黄,脉数均为热毒血瘀之征。"热"与"瘀"是此期病机的关键,所以治疗宜凉血化瘀。

方中黄连、黄芩、牛蒡子、蒲公英、板蓝根清热解毒,消痈散结;夏枯草清肝散结;在解毒散结的基础上配伍活血化瘀之品,延胡索、川芎行气活血止痛;牡丹皮、赤芍、郁金凉血化瘀散结;女贞子、旱莲草滋补肝肾,适合更年期患者,且旱莲草又凉血止血;玄参滋阴清热,凉血止血。诸药合用,使瘀热自除,血气通利,脉络畅通,凉血而不滞血,活血而不伤血。随着病情的不断变化,初起以清热解毒为主,活血化瘀为辅;中期以活血凉血为主,清热解毒、滋阴为辅;后期以滋阴润燥为主,凉血化瘀为辅,少佐清除余热之品。

2. 活血通络,凉血滋阴法治疗糖尿病视网膜病变

张某,男,63岁。

现病史:糖尿病病史15年,曾服用二甲双胍、糖适平、拜糖平等治疗,因血糖控制不理想,5年前开始注射胰岛素(30R)治疗。3年前开始出现视物模糊,视力有所下降,诊为"糖尿病性视网膜病变"。就诊前1年检查发现蛋白尿。就诊前1个月视力下降明显,诊为"糖尿病视网膜出血",经治疗略好转。刻下症见:口渴,口苦,饮水较多,眼干涩,视物模糊,饮食控制不好,大便可,夜尿3次。每天注射胰岛素40IU左右,口服二甲双胍,血糖控制在空腹6~8mmol/L,餐后2小时7~12mmol/L。舌质黯,苔薄,脉弦滑。

既往史:高血压病史8年;高脂血症;胆囊摘除术后。

西医诊断:糖尿病,糖尿病眼底病变,高血压,高脂血症。

中医诊断:消渴病——阴虚燥热,瘀血阻络。

治法:滋阴清热,凉血活血。

处方:丹参15g,川芎15g,赤芍12g,郁金15g,红花10g,生地15g,牡丹皮15g,玄参15g,石斛10g,麦冬10g,天冬10g,枸杞子12g,菊花10g。

患者服药14剂复诊,自觉视物模糊略减轻,口苦无,仍口干眼干,略感疲倦,夜尿频,舌质暗红,苔白,脉弦。上方加旱莲草、女贞子补肾益阴,凉血止血;生黄芪益气固本。

患者再服14剂,诸症明显改善,乏力减轻,视力有恢复,口干渴程度减轻,舌黯,苔薄黄,脉弦。上方加三七散瘀止血,青葙子清肝明目。

此后患者多次复诊,在活血凉血治疗的基础上,依据病情变化,调整用药。出血多时加白茅根、茜草凉血止血;玻璃体混浊加用牛膝、泽兰活血利水、引血下行;瘀血重时加桃仁、三棱、莪术等破血药。

经近1年治疗,患者自觉视觉较前清亮,全身症状减轻,感觉轻松,血糖控制较前好。复查视网膜出血、渗出均有不同程度的吸收。

按语：糖尿病性视网膜病变是糖尿病常见且严重的眼部微血管并发症，属中医学"消渴目病"、"暴盲"、"视瞻昏渺"、"云雾移睛"、"血灌瞳神"、"内障眼病"等。

（1）病机认识：消渴病由素体阴虚，饮食不节，情志失调，劳欲过度所致。糖尿病为久病顽疾，病证逐渐由阴虚燥热→气阴两虚→脾肾两虚→瘀血内阻→痰瘀阻滞演变。阴虚燥热日久，而致"瘀热"阻于目络，自然导致血行不畅或血不循经，目精失养，渐趋发生视觉功能障碍。

（2）现代医学研究发现，视网膜微循环异常是糖尿病性视网膜病变的病理基础。由于糖代谢紊乱，糖尿病患者会出现红细胞变形能力降低、血小板黏附和聚集功能亢进等一系列问题，最终导致血液瘀滞和微血栓形成。以上血液流变学指标的改变都可能成为糖尿病患者视网膜微循环障碍的诱因，引起糖尿病视网膜病变。

（3）治疗法则：本虚标实，虚实夹杂是本病的证候特点。故在治疗上以养阴清热，凉血化瘀，通络生新为治法。养阴生津为治疗阴虚燥热之本；凉血旨在防止热与血结，灼血成瘀；活血在于化瘀通络，使血脉通利。

（4）处方解析：基本方为翁老常用的冠心3号方：丹参、川芎、赤芍、郁金、红花，化瘀通络，理气活血；加生地、丹皮与基本方协同以达清热凉血、活血之功效；糖尿病阴虚燥热为基本病机，故加入石斛、玄参、天冬、麦冬以增滋阴润燥之力；枸杞子、菊花引药上达双目，清肝明目以缓解视物模糊等症状。

（5）注意事项：①《血证论》中强调"离经之血虽清，鲜血亦是瘀血"，故无论清鲜或陈旧性视网膜出血，均应采用活血化瘀之法，使瘀去新生，络道畅通，切不可一见出血，不针对瘀血阻络之病因，滥用止血剂，不仅导致瘀血不去，而且易造成再出血，故本病治疗当以活血化瘀为主，凉血止血为辅；②在新生血管破裂造成的突然性大量出血时，应急则治其标，宜凉血止血为主，佐以活血；③应用活血化瘀治疗眼底出血，慎用破血药，以防过于峻烈，造成新的出血。

3. 清热凉血，散瘀消肿治疗痤疮

石某，女，29岁。

现病史：面部痤疮反复发作3年，经各种治疗效果不佳，部分已融合成片状，有色素沉着，自诉发作加重与进食辛辣、海鲜或休息不佳有关。严重时面部满布，甚至发于背部。现患者面部痤疮较多，以前额、双颊、下颌部明显，大小不一，色红或暗红相间，有白脓头，部分已形成结节，纳眠可，便秘，2~3日一行。月经规律，有血块，舌质红苔黄腻，脉滑数。

西医诊断：痤疮。

中医诊断：痤疮——瘀热互结。

治法：凉血散瘀，清热消肿。

处方：黄芩15g，黄连9g，栀子10g，丹参15g，金银花15g，赤芍15g，玄参15g，生地15g，牡丹皮10g，白芷10g，生大黄6g。

服药14剂，两颊丘疹渐退，二便调，未见新皮疹出现。上方去大黄、金银花，加三棱6g、莪术6g、玫瑰花10g以加强活血散结消肿之力，玫瑰花和血散瘀，又解郁美容。守方加减3月余，无新皮疹出现，色素沉着减轻。

按语：痤疮是一种多因素疾病，西医认为内分泌因素及皮脂的作用是痤疮发病的重要因素，青春期由于雄性激素分泌增多，一方面刺激皮脂腺分泌皮脂增多，另一方面刺激毛囊引起毛囊口的角化，使皮脂排出受阻，因瘀积而形成栓塞和粉刺。祖国医学认为，痤疮主要病机是机体阳热素盛，营血偏热，血热外壅，气血瘀滞，瘀阻肌肤而发病；或过食辛辣、肥甘厚味之品，肺胃积热，循经上熏，血随热行，上壅于胸面；或肺经风热、脾胃内蕴湿热熏蒸于肌肤。

翁老认为，本例患者为年轻女性，素体阳盛，加之喜食辛辣油腻之品，助湿化热，且平时大便不通畅，积聚日久，肺胃热盛，湿热内生，阻滞经络，气血运行不畅，瘀与痰互结，壅滞肌肤而发病。病久不愈，反复发作入里，瘀热伤及血分，熏蒸肌肤而发，形成囊肿结节，故血分有热而致瘀是痤疮发生的根本病机。临证治疗应抓住本病"湿盛热重，日久则血瘀气滞"的这一主要病机，治以清热解毒、凉血化瘀、软坚散结为法。方中黄连、黄芩、栀子、金银花清热解毒，使血分之郁热随气机畅达以外透，散血中之郁热；生地黄、赤芍、牡丹皮凉血散瘀，促进局部血液循环，有利于炎症的吸收和结节的消退；玄参滋阴降火；白芷有排脓消肿，引药上行之功；大黄釜底抽薪，引热下行。临床再根据患者的体质、临床表现随症加减，方能收到良好的效果。如月经前，面部及胸背部红丘疹增多，加益母草调和冲任，活血利水；结节重者加乳香、没药、夏枯草破积行瘀、软坚散结。

（李秋艳）

第九节　软坚活血法

软坚活血法是由软坚散结法与活血法所组成，用以治疗血瘀所致的各类疾患。应用软坚活血法针对顽固性的瘀血，多是久病之瘀血，临床多用破血活血的药物。软坚活血与单纯活血有别。翁老应用软坚活血法于临床，治疗心血管系统以及其他系统中的顽固性疾病以及疑难病均取得较好的效果，也在学生们自身的临床中得到了很好的验证。现从治法源流、应用心法、方药解析、医案分析、自身应用心得几方面进行探讨。

一、治 法 源 流

《素问·调经论》云:"人身所有者,血与气耳……血气不和,百病乃变化而生……血气者,喜温而恶寒,寒则泣不能流,温则消而去之"。又曰:"寒独留,则血凝泣"。《灵枢·贼风篇》又曰:"若有所堕坠,恶血在内而不去……则血气凝结"。上文可见《内经》指导疾病治疗应以调理气血为治疗原则。《素问·阴阳应象大论》曰:"审其阴阳,以别柔刚,阳病治阴,阴病治阳,定其血气,各守其乡。血实者宜决之,血虚者宜掣引之"。《素问·针解篇》则针对经脉中的血瘀明确提出:"菀陈则除之者,出恶血也"。另外,《内径》中尚有"坚者削之"、"客者除之"、"结者散之"、"留者攻之",以及"大积大聚,其可犯也,衰其大半而止,过者死"等的描述,阐释了软坚活血治疗方法的应用原则,对顽固性瘀证的治疗有着根本性的指导作用。

《伤寒论》中共有112首方剂,其中以活血化瘀为主要功用或具有活血化瘀作用的方剂共30余方。如抵当汤、抵当丸、桃核承气汤、桂枝汤、桂枝加桂汤、桂枝加大黄汤、桂枝加芍药汤、新加汤、桂枝加附子汤等。主要的活血化瘀药物有桂枝、芍药、大黄、桃仁、栀子、水蛭、当归、细辛、木通、赤小豆、麻子仁等。涉及益气活血、理气活血、温经活血、祛瘀导滞等活血化瘀治则,奠定了软坚活血的理论基础。《伤寒论》未明确提出软坚活血的治法,但蓄血证中桃核承气汤及抵挡汤的运用即为软坚活血的体现。

隋唐时期,《备急千金要方·妇人方下》和《千金翼方·妇人一》中共收载治疗癥瘕积聚方剂30余首,包括当归丸、鳖甲丸、禹余粮丸、大虻虫丸、桂心酒、虎杖煎、五京丸、乌头丸、干姜丸等,常用药物包括桂枝、当归、干姜、大黄、水蛭、虻虫、川芎、芍药、人参等。这一时期多以温阳行气、活血化瘀、消痰利水、软坚散结、攻下破积等为法,而且常常是以活血软坚化瘀为主,多种治法综合运用,软坚活血化瘀在癥瘕积聚治疗中有重要作用。

宋代《圣济总录》认为:"气通则血行,气涩则血滞。若月水不通,产后恶露不尽,或因他病使血不行,皆致气血凝滞,血因气聚,蕴而成积。积久不去,则为气痛"。《济生方》里的橘核丸是软坚活血散结的典型代表。《太平惠民和剂局方》对于"产后心腹痛欲死,百药不救"者,以药性平和、善能活血化瘀止痛的五灵脂与蒲黄同用,组成失笑散一方。由于该方有良好的软坚化瘀止痛之功,故后世对其运用有较大的发展。

《丹溪心法·积聚痞块》指出:"气不能作块成聚,块乃有形之物也,痰与食积、死血而成也。用醋煮海石、醋煮三棱、莪术、桃仁、红花、五灵脂、香附之类为丸,石碱白术汤吞下。瓦楞子能消血块,次消痰",明确地指出,积聚痞块的治法包括活血、行气、软坚、消痰等。《慎斋遗书·积聚》指出:"夫燥则脾健而消散,湿则脾困而积聚,血不流而滞,则血内凝而癥。用醋煮海石、三棱、莪术、桃仁、红花、五灵脂、香附之类为丸,白术汤下。或曰瓦楞子,能消血块痰积,可治癥痕……消积之法,三棱汤、延胡丸、保安丸、无忧散、鳖甲汤等,俱可选用"。《医林绳墨·癥痕》指出:"治法主意,癥痕之症,利气行血,调脾向导为要"。《女科经纶·癥痕疝癖证》总结前人经验,引武叔卿之言云:"痞一癥二,曰血曰食,而不及痰饮,何也? 盖痞气之中,未尝无饮,而血癥食癥之内,未尝无痰,则痰食血,未有不因气病而后形病。故消积之中,兼行气消痰消癥之药为是"。《医级·癥痕》亦云:"癥病虽云血病,而亦有痰食之殊,未可全作血病治"。由上可知,诸家治疗癥痕,除重视活血化瘀之外,还强调软坚消痰活血的重要性,也是对丹溪软坚活血化瘀思想的继承和发展。《普济方·诸血门》说:"人之一身不离气血,凡病经多日治疗不痊,须当调血"。《普济方》用通经丸治疗"妇人、室女月候不通,疼痛或成血痕",用桃仁煎治疗"妇人血痕血积,经候不通"。《疡医大全》里治疗瘰疬的消瘰丸都是软坚化瘀的典型代表。清代叶天士提出"久病入络理论",为软坚活血通络提供理论依据。清代王清任根据气郁则血瘀,气郁湿亦聚,则气血痰瘀相搏结,这一理论提出理气化痰,软坚化瘀的治法。

综上所述,自《内经》和《伤寒论》揭开软坚活血治疗的帷幕以来,后世医家孜孜以求,代有创新,使软坚活血的治法和方药逐步丰富和完备,至明清时期其理法方药的体系已经初步完善。

二、应用心法

(一)郭士魁软坚活血法应用经验

郭老认为瘀积既久则生癥块。唯恐药轻不胜邪,故常投破积软坚之品,选用三棱、莪术、血竭、王不留行、水蛭、虻虫、露蜂房及山甲、牡蛎、昆布、海藻、瓦楞子、鳖甲等,以达消癥散瘀之目的。如肝病患者见肝脾肿大时,除重用理气活化之品外,还投炮山甲、鳖甲,不仅有软坚散癥之功,尚有补益正元之力,使瘀癥破消而不伤正,即张洁古所言:"养正积自除"之意也。对"甲亢"患者,并能参合化痰之品。如16岁的女性患者,两年前出现心悸多汗、畏热烦躁、消瘦疲乏、容易激动,被诊为"甲亢"。刻诊: 双眼睑、伸手、吐舌均震颤,甲状腺弥漫性肿大,右侧尤显,心率102次/分,律齐,舌光质红,脉弦数。郭老遂重用夏枯草、昆布、海藻、生牡蛎,配合当归、白芍养血活血,共收软坚消癥散瘀之效;略佐柴胡、薄荷疏肝,连翘、山栀清热。药仅寥寥十味,组方却极其慎密,故连服一个月而诸症大减。郭老在活血化瘀时亦注意疏通经络。如风、寒、湿、热之痹及大动脉炎患者,则常选用三藤(海风藤、络石藤、鸡血藤)及海桐皮、豨莶草等祛除外邪,活血通络。瘀血阻络的头痛,除用诸种藤类药外,还配以虫类药增其疏通经络之力。在祛风活络、养血平肝的基础上,不但用地龙配入煎剂,还以虻虫、水蛭、蜈蚣研末冲服。郭老用单味水蛭制成的水蛭片,广泛用治各种血瘀证,亦取其搜络之功。在中风病的临诊体会中,他指出:"对脑血栓形成的患者应立即用有力的活血药活血通络。对脑出血者,急性期过后,或一周以后,也可使用活血药,促使血肿尽快吸收,常用药如桃仁、红花、水蛭、虻虫等",并进一步强调:"虫类药对大脑功能的恢复有良好作用,不论急性期或恢复期都可使用"。此乃临证数十载的宝贵经验。

(二)翁老软坚活血法应用经验

冠心病心绞痛患者本多瘀血阻滞,日久更可发展为癥瘕积聚之症,常配用软坚散结药。对于血瘀证较明显,心脉痹阻严重的患者,需加强活血化瘀的力量,使用三棱、莪术等配伍鳖甲、夏枯草之类,软坚散结,破血逐瘀。其他配伍的活血药可选用红花,能活血祛瘀消癥,用于心脉瘀阻,胸痹心痛;桃仁入心肝血分,善泄血滞,祛瘀力量较强,为破血药。其中三棱破血之力胜于莪术,而莪术则有较强的理气作用。二药相须为用,能破血行气,消积止痛,且相较于同属破血药的动物药,更为安全,适于长期服用,比较适合冠心病心绞痛这样的慢性病患者。考虑到本病患者又常有正气不足的情况,使用活血力量较强的药物时,翁老一般较为谨慎,用量较小且注意配伍益气之品,确保活血而不伤正。

翁老对于较为严重的瘀血,如心肌梗死、严重的心绞痛、心力衰竭,常常用破血药,最常用的是三棱、莪术。王好古:"三棱,破血中之气,肝经血分药也。三棱、莪术治积块疮硬者,乃坚者削之也"。张锡纯云:"三棱,气味俱淡,微有辛意。莪术,味微苦,气微香,亦微有辛意。性皆微温,为化瘀血之要药。性非猛烈而建功甚速。其行气之力,又能治心腹疼痛,胁下胀疼,一切血凝气滞之证。若与参、术诸药并用,大能开胃进食,调血和血。若细核二药之区别,化血之力三棱优于莪术,理气之力莪术优于三棱。三棱、莪术性近和平,而以治女子瘀血,虽坚如铁石亦能徐徐消除,而猛烈开破之品转不能建此奇功,此三棱、莪术独具之良能也"。虽然如此,三棱、莪术毕竟是破血之品,应配伍补气之品。如《本草经疏》云:"三棱,从血药则治血,从气药则治气……洁古谓其能泻真气,真气虚者勿用,此见谛之言也。故凡用以消导,必资人参、芍药、地黄之力,而后可以无弊,观东垣五积方皆有人参,意可知矣。何者?盖积聚癥瘕,必由元气不足,不能运化流行致之,欲其消也,必借脾胃气旺,能渐渐消磨开散,以收平复之功,如只一味专用克消,则脾胃之气愈弱,后天之气益亏,将见故者不去,新者复至矣"。翁老用三棱、莪术常常配伍补气之黄芪、党参,兼有阴虚的则配伍黄精、玉竹,益气养阴。一般用生黄芪15g,严重者偶尔用之30g,三棱、莪术一般10~15g,一般不会超过15g。正如张锡纯云"参、芪能补气,得三棱、莪术流通之,则补而不滞,而元气愈旺。元气既旺,愈能鼓舞三棱、莪术之力以消癥瘕,尝用三棱、莪术各三钱,治脏腑间一切癥瘕积聚,恐其伤气,而以黄芪六钱佐之,服之数十剂,病去而气分不伤,且有愈服而愈觉强壮者"。

三、方药解析

（一）翁老常用软坚活血组方

冠心6号方加减

【组成】丹参15g,川芎12g,红花12g,赤芍12g,郁金12g,三棱10g,莪术10g,水蛭3g,鳖甲15g。

【功用】软坚活血。

【主治】用于心胸疼痛剧烈,如刺如绞,痛有定处,甚则心痛彻背,背痛彻心,或痛引肩背,伴有胸闷,夜间加重,日久不愈,舌质暗红,或紫黯,有瘀斑,舌下络脉粗大瘀滞明显,苔薄,脉涩或弦紧。

【方解】造成胸痹的最根本原因是各种因素致瘀血阻滞心脉,即"不通则痛",与血瘀证的现代机理研究和冠心病的发病机制相吻合。冠心病心脏造影显示多支血管狭窄,程度较重的患者,需加强活血化瘀的力度。若患者体质尚强,瘀血重,翁老一般用冠心6号方为主组方活血化瘀通脉,三棱、莪术等可加强加强活血之力,或酌情加入水蛭、鳖甲等血肉有情之品软坚散结;同时翁老还擅用藤类药物治疗瘀血致血脉不通的病症,如《本草便读》"凡藤类之属,皆可通经入络"所述,根据取类比象原则,对于久病不愈,邪气入络,络脉瘀阻者,加鸡血藤、络石藤以理气活血,散结通络。通过活血化瘀药物的配伍应用,能够疏通气血、调整阴阳、平衡气血,最终达到消除瘀血的目的。

此外本证型因程度较重,一般病程较长,故又可兼见其他病因所致瘀血阻滞。兼寒者,可加姜黄、桂枝等温通散寒化瘀之品;兼气滞者,可加枳壳、香附理气止痛;兼气虚者,加黄芪、党参、白术等补中益气。若瘀血痹阻重证,表现胸痛剧烈,可加元胡、三棱、莪术等加强活血理气止痛的作用。

（二）翁老使用软坚药物作用

1. 莪术

【性味归经】味辛、苦,性温。归肝、脾经。

214

【作用功效】软坚行气,消积止痛。

【主治病证】用于风湿痛,头风痛,胸胁痛,腹泻痛;外用治跌打损伤。

【翁老经验】莪术功效与三棱相似,但温通力较大,可治疗血滞经闭腹痛、腹部包块、积聚;能行气消积止痛,用于饮食积滞、胸腹满闷作痛。翁老一般用量10g。

2. 三棱

【性味归经】味辛、苦,性平。归肝、脾经。

【作用功效】软坚活血,消积止痛。

【主治病证】主治血滞闭经,产后瘀滞腹痛,癥瘕积聚;饮食积滞,脘腹胀痛等病症。

【翁老经验】三棱破血之力胜于莪术,而莪术则有较强的理气作用。二药相须为用,能破血行气,消积止痛,起到其他活血化瘀药所不及的功效,加强破血逐瘀之功。且相较于同属破血药的动物药,三棱、莪术更为安全,更适于长期服用。翁老一般用量10g。

3. 水蛭

【性味归经】味咸、苦,性平。归肝经、膀胱经。

【作用功效】破血,逐瘀,通经。

【主治病证】用于癥瘕痞块,血瘀经闭。

【翁老经验】水蛭为动物药,为血肉有情之品,《神农本草经》:"水蛭味咸平。主逐恶血瘀血、破血癥积聚……",凡蓄血与血瘀证,如各种肿块、积聚、腹痛以及瘀积肿痛,外伤瘀肿,瘀阻经脉之半身不遂,瘀血内停之胸腹诸痛,水蛭均为良药。但其破血力猛峻,无严重瘀血者一般较少使用,使用时亦遵循最低剂量,酌情用之。翁老一般用量10g。

4. 鳖甲

【性味归经】味咸,性微寒。归肝、肾经。

【作用功效】软坚散结,滋阴潜阳。

【主治病证】骨蒸劳热、疟母、胁下坚硬、腰痛,经闭癥瘕等症。

【翁老经验】翁老用此药多遵《温病条辨》青蒿鳖甲汤之意,用于治疗热性病后期或久病阴虚内热者。翁老一般用量12g。

5. 穿山甲

【性味归经】味咸,性微寒。归肝、胃经。

【作用功效】活血散结,通经下乳,消痈溃坚。

【主治病证】主治血瘀经闭,癥瘕,风湿痹痛,乳汁不下,痈肿,瘰疬。

【翁老经验】《医学衷中参西录》:"穿山甲,味淡性平,气腥而窜,其走窜之性,无微不至,故能宣通脏腑,贯彻经络,透达关窍,凡血凝血聚为病,皆能开之"。翁老用于顽固性心绞痛和脑血栓患者,一般用量12g。

6. 夏枯草

【性味归经】味辛、苦,性寒。归肝、胆经。

【作用功效】清泄肝火,散结消肿,清热解毒,祛痰止咳,凉血止血。

【主治病证】用于乳痈,头目眩晕,口眼歪斜,筋骨疼痛,肺结核,带下,瘰疬,瘿瘤,目赤肿痛。

【翁老经验】翁老用于肝阳上亢之头痛、目眩、目赤肿痛,高血压、甲状腺功能亢进的患者。一般用量12g。

7. 牡蛎

【性味归经】味咸,性微寒。归肝、胆、肾经。

【作用功效】重镇安神,潜阳补阴,软坚散结。

【主治病证】心神不安,惊悸失眠;肝阳上亢,头晕目眩;痰核,瘰疬,瘿瘤,癥瘕积聚。

【翁老经验】翁老认为,牡蛎生用可平肝潜阳,常用于失眠心悸、烦躁不安、头晕眼花和耳鸣等肝阳上亢证;亦可用于痰火郁结之瘰疬、痰核等,以软坚散结。而牡蛎煅用则有收敛固涩之功,多用于虚汗、遗精、带下、崩漏及自汗、盗汗等肾虚遗精之症。高血压肝阳上亢的患者,多与珍珠母同用,以增强重镇潜阳之功效。翁老一般用量15g。

8. 煅瓦楞子

【性味归经】味咸,性平。归肺、胃、肝经。

【作用功效】消痰软坚,化瘀散结,制酸止痛。

【主治病证】用于顽痰积结,黏稠难咯,瘿瘤,瘰疬,癥痞块,胃痛泛酸。

【翁老经验】翁老临床多用煅瓦楞子以制酸止痛。用于慢性胃炎、反流性食管炎的患者,与三棱、莪术、鳖甲等同用,增强行气活血,散结消癥之功。翁老一般用量15g。

四、医案分析

1. 益气破血治疗冠心病支架术后反复血管狭窄

张某,男,72岁。

主诉:间断胸痛3年余。

现病史:患者于3年前,打牌时突发胸痛,位于胸骨后,伴汗出,具体性质描述不清,不向后背部及双肩放射,含服速效救心丸10粒后渐缓,后胸痛反复发作。就诊于北京某医院诊为"冠心病心绞痛"。行冠脉造影检查提示:前降支近段95%狭窄,遂植入支架1枚。术后规律口服阿司匹林、氯吡格雷、倍他乐克、辛伐他汀、硝酸酯类、雷米普利治疗，未再有胸痛发作。2011年复查冠脉造影：前降支近段原支架通畅，右冠脉近段90%狭窄，中段75%狭窄，遂再次植入支架2枚。2012年再次复查冠脉造影：左主干无狭窄，前降支无明显狭窄，回旋支无明显狭窄，钝缘支开口50%狭窄，近中段50%狭窄，右冠脉无明显狭窄，再次行介入治疗，于2012年1月17日在钝缘支植入支架1枚，11月于右冠脉植入支架1枚。术后仍规律口服上述药物。后因胸痛住院复查冠脉造影：左主干中段30%狭窄，前降支未见明显狭窄，钝缘支开口50%狭窄，原支架以远30%左右狭窄，右冠脉支架内不规则狭窄。出院后继续口服药物治疗，有时感觉胸部隐痛。后胸痛症状加重，快走时胸骨中下段后部呈压榨样疼痛，向咽部放射，休息或含服硝酸甘油后10分钟缓解，无发热，无呕吐。纳食尚可，睡眠差，大便干。舌质紫红，苔黄，脉弦。

既往史：高血压3年，血压最高140/90mmHg，平时服用雷米普利治疗，血压控制尚可。

个人史：吸烟史40余年，每日40支，已戒2年。饮酒史30年，每日500ml，已戒1年。

西医诊断：冠心病，支架术后，高血压。

中医诊断：胸痹——气虚血瘀，心脉痹阻。

处方：生黄芪15g，北沙参12g，麦冬10g，五味子10g，炒枣仁15g，黄芩12g，黄柏10g，黄连10g，土茯苓15g，菊花12g，丹参15g，川芎15g，红花12g，赤芍12g，郁金12g，三棱10g，莪术10g，川牛膝15g，决明子15g。14剂水煎服。

二诊：服药后症状减轻，血脂降至正常，舌质暗红，舌苔薄白，脉弦。

处方：生黄芪15g，丹参15g，北沙参12g，川芎12g，红花12g，郁金12g，川牛膝12g，茯苓12g，菊花12g，酸枣仁15g，五味子6g，三棱10g，莪术10g。

三诊：服中药1年余，病情稳定，症状好转，偶尔因天气，或夜间胸部憋闷，登四层楼、过天桥无明显不适。饮食尚可，睡眠可，大便正常。舌质暗红，苔薄白，脉弦。

处方：生黄芪15g，三七粉3g（冲服），地龙12g，北沙参15g，三棱10g，莪术10g，川牛膝12g，丹参15g，川芎12g，红花12g，赤芍12g，鸡血藤15g，郁金12g。30剂水煎服。

按语：造成胸痹的最根本原因是各种因素致瘀血阻滞心脉，即"不通则痛"，与血瘀证的现代机理研究和冠心病的发病机制相吻合。本例患者心脏造影显示多支血管狭窄，程度较重故需加强活血化瘀的力度。患者体质尚强，瘀血重，故翁老用冠心3号方为主组方，活血化瘀通脉，加三棱、莪术等加强活血之力；同时翁老还擅用藤类药物治疗瘀血致血脉不通的病症，如《本草便读》："凡藤类之属，皆可通经入络"所述，根据取类比象原则，对于久病不愈，邪气入络,络脉瘀阻者,加鸡血藤、络石藤以理气活血,散结通络。通过活血化瘀药物的配伍应用,能够疏通气血、调整阴阳、平衡气血,最终达到消除瘀血的目的。

2. 益气破血治疗冠心病不稳定型心绞痛

卢某某,男,66岁。2008年11月20日就诊。

主诉:发作性心前区疼痛10余年。

病史:发作性心前区疼痛,服用多种西药以及中成药、汤药病情时有反复。刻下症见:活动后尤其是走路急时心前区疼痛或胸闷不适,自服硝酸甘油1~2片,3~5分钟可缓解,每周发作3~4次,气短,无明显出汗,纳可,眠安,二便可,口唇紫黯,舌暗红,苔薄黄,脉弦。血压145/80mmHg。

既往史:高血压。

西医诊断:冠心病,不稳定型心绞痛,高血压。

中医诊断:胸痹——气虚血瘀,心脉痹阻。

治法:益气破血。

处方:生黄芪12g,三棱10g,莪术10g,川芎12g,赤芍12g,丹参15g,红花12g,葛根15g,元胡12g,当归12g,天麻10g,土茯苓15g。14剂。

二诊(2008年12月4日):胸闷、胸痛已不明显,时有头晕,气短好转,口唇紫黯稍好,脉弦,舌暗红,苔薄黄,血压150/80mmHg。治法:益气破血,佐以平肝。

处方:生黄芪12g,三棱10g,莪术10g,川芎12g,赤芍12g,丹参15g,红花12g,葛根15g,元胡12g,当归12g,天麻10g,钩藤12g。14剂。

三诊(2008年12月25日):心绞痛发作一次但较前减轻,活动尚可,仍时有头晕、气短,口唇紫黯减轻,但下肢略有浮肿,血压160/80mmHg。舌暗红,苔中部微黄,脉弦。治法:益气活血,佐以利水。

处方:生黄芪12g,太子参12g,茯苓15g,车前草15g,川芎12g,赤芍12g,丹参15g,红花12g,姜黄12g,郁金12g,元胡12g,当归12g,天麻10g。14剂。

四诊(2009年1月15日):近两周胸痛未发,头晕、气短明显好转,下肢仍有浮肿,舌暗红,苔中部微黄,脉弦。治法:益气活血,健脾利水。

处方:生黄芪12g,太子参12g,白术12g,猪苓12g,川芎12g,赤芍12g,丹参15g,红花12g,姜黄12g,郁金12g,元胡12g,当归12g,天麻10g。14剂。后随访,水肿已愈,胸痛偶有发作,平均每两周1~2次,程度明显减轻,病情稳定。

按语:此患者心绞痛顽固,服用多种中西药疗效不佳,翁老根据患者胸痛尤以活动后及走路急时加重,伴气短、口唇紫黯、舌黯,诊断为气虚血瘀,但患者病程长,心绞痛顽固,为瘀血日久,应活血破血为主,故用黄芪益气,三棱、莪术破血,丹参、赤芍、红花、姜黄、元胡等活血。二诊胸痛好转但出现下肢水肿,翁老考虑患者应用破血活血药,使瘀血减轻,胸痛缓解,但毕竟破血伤气,出现水肿,故二诊加太子参加强补气的作用。三诊加白术、猪苓健脾利湿,使正气得扶,瘀血得行,水饮得化,胸痛得止。

五、张东自身应用心得

冠心病心绞痛多是由于冠状动脉粥样硬化形成斑块所致,到出现心绞痛症状时大部分病变血管的管腔直径狭窄都在70%以上,这是一个慢性过程。叶天士提出久病入络,并认为"大凡经主气,络主血。久病血瘀",即久病络中之血瘀阻。现代多数中医学者认为,冠心病的病变以心脉瘀阻为主,同时可伴有气虚、气滞、痰浊等等。如果把心脉瘀阻这一病机做进一步深入探讨,准确的说应是心络瘀阻。那么心络瘀阻与心脉瘀阻有何不同呢? 叶氏认为络脉之邪的特点是:"邪与气血混成一所",冠状动脉粥样硬化斑块十分符合叶氏"邪与气血混成一所"的病理分析,久病血瘀、心络瘀阻是其病理本质。那么针对络脉的活血化瘀方法与一般的活血化瘀方法有何不同呢? 叶天士认为,在络之邪"散之不解,邪非在表;攻之不驱,邪非著里;补正祛邪,正邪并树无益",如果"医不明治络之法,则愈治愈穷矣"。那么络病之活血化瘀治法有何特点呢?

首先,络脉的特点是络脉小,支而横,尤其"阴络"在体内曲折幽深,所以"邪既入络,易入难出,势不能脱然无累"。其次,络病之邪的特点是络邪"混处血络之中,搜逐甚难",就此叶氏提出了"搜络"之法。"搜"有搜索、搜寻之意,正因为络脉之邪处于曲折幽深之处不易寻找和去除才用"搜络"之法。叶天士之"搜络"法常常应用虫类药物,如地鳖虫、穿山甲、水蛭、全蝎、地龙等,"用虫蚁搜逐血络",并配合活血化瘀的药物如桃仁、当归、新绛等等,一方面引活血药入络,"藉虫蚁血中搜逐,以攻通邪结";另一方面搜络之药"灵动迅速,追拔沉混气血之邪","蠕动之物可以松透病根",使得久病之瘀得以松动和追拔,而达到活血化瘀的目的,这是一般理气、补气药所不能及的,故叶氏说其与"攻积除坚徒入脏腑者有间"。冠状动脉的斑块和血栓正是属于络中瘀血、沉混气血之邪,搜络活血对于治疗顽固性的冠心病心绞痛常常会起到一般活血方法所达不到的疗效,这也是络病治疗的优势。

叶天士治疗络病之瘀血,其常用的活血化瘀药是桃仁、当归,并配伍柏子仁,这三味药常常联用。那么对于络中瘀血,叶氏为什么不用其他活血药呢? 原因在于久病入络,胶固深伏,易入而难出,虽可用搜络活血方法搜逐瘀血,但对于久病之邪,日久气血暗耗,络脉枯涩,络中之瘀每成干血。"干血"之名首现于张仲景《金匮要略》大黄䗪虫丸证,其治疗"五劳虚极……内有干血",干血的特点是瘀血干涩凝结,难以去除,故仲景用桃仁、地黄、杏仁、芍药等润泽多汁或有油性润滑的活血化瘀药,对于沉积的干血,先润泽之,使之易动,再用活血化瘀之药性化之,此即润络活血。叶天士配伍柏子仁不是因为患者有失眠;大黄䗪虫丸用杏仁不是因为要治疗咳嗽,而是因为柏子仁、杏仁都是润滑之品,桃仁、当归亦是如此,润中有通、活血通络,使干者得润,着者得行,治疗冠心病心绞痛尤有卓效。

邪在心络,坚固难出,已成顽疾,非虫蚁搜络活血之法难以通之;而冠状动脉的病变从血管内皮的损伤开始,络脉受损,日久气血暗伤,络脉枯涩,停留之瘀则成干血,非滋滑润泽活血之法无以行之。搜络活血、润络活血是治疗络病的主要方法之一,同时也是治疗冠心病心络瘀血的重要方法。但若单用"搜络活血"之法,虽有追拔攻逐之强,但辛温走窜之品往往耗血伤阴,不唯干血不行,反有耗血伤阴之弊;反之,若但倚"润络活血"之法,以心络之久病顽疾,非虫蚁搜逐之品难取佳效,且对于瘀血若仅润而行之,力量不足。因此笔者将两法合用以取长补短,补泻兼施、刚柔相济,使治疗攻而不伤阴,润而不滋腻。

搜络与润络法的合用,在张仲景的大黄䗪虫丸已有了明显的体现,此方既用水蛭、蛴螬等虫蚁搜络攻邪,又以生地、桃仁、杏仁润血行血,是治疗干血虚劳之祖方,但具体到冠心病心绞痛的治疗又应如何应用以上两法和选方用药呢? 学生认为,其治法当分轻重、缓急、虚实,对于稳定型劳力性心绞痛可以缓图,方药可以仿大黄䗪虫丸之意,融搜络活血与润络活血为一体,搜络活血可用水蛭、土鳖虫等等通络而不伤阴,润络活血选桃仁、归尾润泽活血而不滋腻,对于冠心病稳定型心绞痛较为适合,正和大黄䗪虫丸"缓中补虚"之意。

由于不稳定心绞痛起病急剧,虚实夹杂,若不及时控制症状、稳定斑块或缓解冠状动脉痉挛,很容易进展为急性心肌梗死。因此笔者在不稳定心绞痛的治疗上多急则治其标,以搜络活血为主,选攻逐搜络峻猛的全蝎、蜈蚣,配伍活血药搜络化瘀,并可祛风解痉、止痛,对于兼有冠状动脉痉挛的心绞痛尤其有效,两药通络止痛的作用较强,对于治疗以邪实为急的不稳定型心绞痛尤为适合,且搜络活血一法专用,力量专注,利于迅速稳定病情。待病情稳定,继之以润络活血,缓图其本。由于全蝎、蜈蚣辛温走窜,较之水蛭、土鳖虫伤阴尤甚,润络活血常用的桃仁、当归等其养阴之力恐难以相济,熟地虽滋阴力强但固涩有余而通络不足,故选生地、山萸肉为主。生地,养血滋阴而"逐血痹"(《神农本草经》),"盖取其性凉而滑利流通"(《本草经百种录》)以通血络;山萸肉,酸涩养阴,但"收涩之中兼具调畅之性,故又通利九窍,流通血脉"(《医学衷中参西录》),"破癥结"(《日华子本草》)。生地味甘苦性凉,山萸肉味酸性温,两药相合,酸甘化阴以养血,酸苦涌泄以祛邪,温凉相济而致平和。

笔者初以上述四味药为主,辅以丹参、桃仁为一复方,应用于冠心病不稳定型心绞痛的患者疗效却并不明显,后分析认为,四药走窜与收涩之力各自为甚,共处一方恐难以相济,反有掣肘之嫌,于是改为以全蝎、蜈蚣配伍丹参、桃仁的"搜络活血方"与以生地、山萸肉配伍丹参、桃仁的"润络活血方"交替应用的方法,或用"搜络活血方"一至几天,再用"润络活血方"一至几天,两方交替使用,而其中的转换变化以脉象的变化为主。笔者在临床中发现,脉象的变化往往在症状变化之前,常常初用"搜络活血方"几天(天数根据患者病情虚实的情况而定),脉象就由涩滞坚硬转为脉空软甚至少力,这种变化十分明显,且往往在口干目涩、舌红少苔等症状出现之前,这时就应及时用"润络活血方",兼见脉象少力的可加用人参以益气。而用"润络活血方"一段时间,脉象又会由空软渐渐转为涩滞(但较之前的涩滞坚硬为轻),这时又会改为"搜络活血方",如此根据脉象和病机的虚实变化,"润络活血"与"搜络活血"多次交替使用,直至病情稳定,则再改为缓图之法。

这种润络活血法与搜络活血法不断交替使用的方法,颇类似于中医治疗积聚的方法。如李士材在《医宗必读》中认为"盖积之为义,日积月累,匪朝伊夕,所以去之当有渐……余尝用阴阳攻积丸,通治阴阳二积,药品虽峻,用之有度,补中数日,然后攻伐,不问其积去多少,又与补中;待其神壮而复攻之,屡攻屡补,以平为期"。对于冠心病心绞痛这样的久病顽疾,正有似于癥瘕积聚,其治法有相似之处。

病例举例

赵某,男,61岁,辽宁省鞍山市人,2009年3月8日住院。

主诉:阵发胸痛五年,加重半年。

现病史:患者1994年4月6日上午、下午、晚上分别在活动、洗澡、吸烟时发作三次心前区压榨性疼痛,疼痛剧烈,伴汗出。在当地医院就诊,心电图示:Ⅰ、aVL、V_5、V_6导联ST段下移大于0.1mV,诊断"冠心病,心内膜下心梗",住院治疗,出院后常规服用消心痛、阿司匹林。但劳累后如步行200米即发作胸痛,休息5分钟左右可缓解。就诊前半年,正常步行50~100米即发作压榨性胸痛,伴胸闷,纳可,眠安。口唇紫黯,面色黧黑,舌质紫黯,有瘀斑,脉弦紧有力,血压150/80mmHg,心率70次/分,律齐。

既往史:高血压。吸烟史40余年,平均每日1~6包。。

治疗经过:入院后先予消心痛20mg,每日4次,阿司匹林75mg,日1次,氨酰心安12.5mg,日2次,硝苯地平缓释片10mg,日2次,肝素50mg皮下注射7天,中药静点葛根素、血栓通以活血化瘀。一周后,胸痛好转,可步行200米左右,可上一层楼,但继续治疗十余天,症状没有继续改善。于是停用静点中药,改口服汤药。

第一方:全蝎5g,蜈蚣1条,生蒲黄10g,丹参15g。三剂。恐药性峻猛,未让患者活动。四剂后,患者口唇及舌质紫黯有所好转,脉象则由弦紧有力逐渐变和缓,但到第五天,脉已重按有空的感觉,因未允患者进一步活动,心绞痛未发作,症状是否改善无法判定。于是改为扶正之方:山萸肉20g,生地20g,生蒲黄10g,丹参15g。服三剂后脉空好转,但继服两剂,脉象又现紧象(但较初诊时为好),这时患者已可步行300~400米不发作心绞痛,于是又改为第一方,如此两方不断交替,所服时间根据脉象来调整,中间曾把两方合为一方服用,疗效不明显,后又调整回原法。如此治疗一个月余,患者可以步行1kg或上三层楼不发作心绞痛,并好转出院。

(张 东)

第十节 通下活血法

通下活血法,是指通下法与活血化瘀法二者并用的一种活血化瘀法,其法或以通下法为主,佐以活血化瘀法,或以活血化瘀法为主,佐以通下法,或二者并重。其中广义通下法包括寒下法、温下法、润下法、补下法四法,均可与活血化瘀法相伍并用。临床常用通下活血法为狭义通下法即寒下法与活血化瘀法并用,多用于血瘀证兼夹腑气不通,热结于里证候,或阳明里实证兼见血瘀证候。常用寒下药即通腑泄热中药如大黄,芒硝,玄明粉,番泻叶等,且多配伍行气导滞药如枳实、厚朴、槟榔、莱菔子等。常用活血化瘀药如桃仁、红花、丹参、赤芍、丹皮、水蛭等。

一、治法源流

早在《黄帝内经》即有关于通下活血法的论述。《素问·缪刺论》云"人有所堕坠,恶血留内,腹中胀满,不得前后,当饮利药",利药即是攻下之药。《灵枢·水胀》载"石瘕生于胞中,寒气客于子门,子门闭塞,气不得通,恶血当泻不泻,衃以留止,日以益大,状如怀子,月事不以时下,皆生于女子,可导而下",此处"导而下"即以攻下祛瘀法治之。此外,《内经》明言"血实者宜决之"、"结者散之"、"留着攻之",可以认为是通下活血法的指导思想。

东汉张仲景《伤寒论》太阳病篇和阳明病篇均有"蓄血证",本《内经》"血实者宜决之"治则,创制治疗之方桃核承气汤、抵当汤、抵当丸;《金匮要略》治疗肠痈病之方大黄牡丹皮汤,治妇人产后"瘀血著脐下"所致的腹痛,以下瘀血汤治之,均为通下活血法之代表方,后世屡用不衰。故可以认为通下活血法滥觞于《伤寒杂病论》。

唐孙思邈《千金方》治疗不孕症用朴硝荡胞汤(朴硝、桃仁、茯苓、牡丹皮、大黄);治疗头痛、腹痛、产后瘀血未尽等症用蒲黄汤(蒲黄、桂心、川芎、桃仁、芒硝、生地、生姜、大枣）；治疗月经不通用桃仁汤（桃仁、当归、土瓜根、大黄、水蛭、虻虫、芒硝、牛膝、麻仁、桂心）。诸如此，皆是通下活血法的具体运用。可见孙思邈发展了通下活血法并将其广泛用于临床诸病。

宋金元时期，诸多医家有对通下活血法运用的经验，《丹溪治法心要·心痛》中载"心痛即胃脘痛，有死血在中，桃仁承气汤下之"；《丹溪治法心要·肠痛》云"大肠有瘀积，死血流注。用桃仁承气汤加连翘、秦艽"等，均是对仲景通下活血诸方的灵活运用。

明代张景岳在《景岳全书》中论述到"血有蓄而结者，宜破之逐之。以桃仁、红花、苏木、元胡、三棱、蓬术、五灵脂、大黄、芒硝之属"，此为张景岳对通下活血法方药的阐述。吴又可制桃仁承气汤（大黄、芒硝、桃仁、丹皮、当归、芍药），主治瘟疫阳明胃热移热于下焦的证候，是仲景桃核承气汤的变方。

清代温病学兴起，叶天士善用桃核承气汤，以之加减运用于温病阳明蓄血证，妇人热入血室，噎膈反胃，大便不通等病证。吴鞠通继承叶天士治疗温病的经验，并结合行医心得，在《温病条辨》中制定两个加减桃仁承气汤，分别治疗温病血蓄下焦证和妇人热入血室证。俞根初在《通俗伤寒论》中治疗宿瘀与邪热并结所见诸症，方取仲景桃核承气汤去桂枝，合犀角地黄汤及失笑散。吴又可、叶天士、吴鞠通、俞根初均在仲景通下活血法代表方桃核承气汤基础上代有发展，可以看出桃核承气汤由伤寒方而发展为温病方的过程。

晚清对活血化瘀法有发扬者，首推王清任和唐容川，可谓集大成者。王清任重视对气血理论的发挥，完善了活血化瘀法，创制了诸多确有疗效的活血化瘀方剂。其中治疗肝火燔灼之眼红肿痛，病机为实火内燔，灼伤津伤，腑气不通，瘀血阻滞，宜清热通腑则实火除，活血化瘀则瘀滞消，治以加味没药散取大黄、朴硝与没药、血竭相伍，并佐以石决明、清茶清肝明目，此方可师可法，是王氏以通下活血法为立法依据的代表方剂。唐容川对血瘀证深有阐发，擅长活血化瘀治疗各科病证。《血证论》中有较多运用通下活血法的经验，如治疗癥积，多取用桃仁承气汤、下瘀血汤、抵当汤类；蓄血发狂证用桃仁承气汤、抵当汤类，若胆识不及者，可用膈下逐瘀汤加大黄代之。对经闭属寒闭者，用温药下之，以附子理中汤加当归、桃仁、大黄、细辛、牛膝、肉桂治疗，此也属通下活血法，是针对寒证，可补通下活血法只能治疗热实证之不足。

近现代以来，随着活血化瘀研究的开展，活血化瘀法的研究也逐渐深入。很多医家继承并挖掘前人活血化瘀经验，结合自己的心得，归纳总结出多种活血化瘀法。翁老归纳出活血化瘀十二法，通下活血法就是其中之一。现代医家开展了很多有关通下活血法的临床和实验研究，以期探索其内在作用机制，扩大其临床运用。主要研究成果表现在以下三个方面：

（1）临床研究：有关通下活血法研究最早、成果最突出的是通下活血法治疗急腹症的研究。由天津南开医院吴咸中院士领衔的急腹症中医治疗研究，取得了中西医界的公认。其中很多研究用方使用了通下活血法，如复方大承气汤、桃仁承气汤加减方、肠粘连缓解汤、阑尾化瘀汤、阑尾清化汤、阑尾清解汤等，阐明其作用机理，加深了对中医理论实质的认识，促进了中西医药学在理论上的结合。也有很多医家将通下活血法运用到内、外、妇、儿、骨伤、皮肤等各科疾病的防治中，其中有很多治疗慢性疾病的经验与研究。

（2）实验研究：主要集中在对通下活血法代表方剂的实验室研究。如有关桃核承气汤类方及大黄牡丹皮汤类方等实验研究很多，很多能够阐释该类方剂的作用机理，有些还能扩大方剂的使用范围。如吴咸中教授在对急腹症临床研究的同时，也对其方剂开展了深入的实验研究。

（3）中药剂型改革：注射剂的使用方便、起效迅速，很适合急症的治疗。灌肠剂的使用，既可作用于局部，直达病所，改善局部肠黏膜的充血、水肿、糜烂及溃疡，治疗肠道本身疾病如溃疡性结肠炎，又可以通过肠道吸收从而作用于全身，且避免了峻下逐瘀药对胃及小肠的损伤，用于治疗其他部位疾病，如颅脑损伤、脑出血、慢性肾衰竭等。如邓铁涛教授临床经验方逐瘀通腑灌肠液，经临床研究表明，能够迅速降低颅脑损伤患者全血黏度、血浆黏度、红细胞压积、红细胞刚性指数、红细胞聚集指数，改善红细胞变形能力，减轻脑细胞水肿，降低颅内压，改善患者症状，提高临床疗效。

二、应用心法

翁老使用通下活血法不仅仅局限于治疗急腹症等急症，还广泛运用于慢性疾病的调治。通下活血法可以通过配伍其他治法，诸如清热解毒、清热泻火、清热利湿、祛湿化痰、行气导滞、疏肝理气、凉血活血、益气养血、祛风解表等，从而广泛运用于治疗内伤外感诸病。现总结翁老运用通下活血法的部分经验如下：

1. **头痛** 阳明头痛，以白虎汤为主方加减，止痛必用川芎，大便秘结加大黄10g以清泻阳明实热；瘀血头痛，以通窍活血汤加减，止痛必用川芎，瘀热在里必加大黄泻火止痛；肝阳化火所致头痛，以龙胆泻肝汤加减，活血止痛必用川芎，清泻肝火必加大黄。翁老治头痛常取川芎、大黄相伍，通腑泄热，化瘀止痛，两擅其功。

2. **失眠** 痰瘀内结，热扰心神者，法当祛瘀化痰，通下泄热，方取桃仁梦醒汤（桃仁、红花、当归、大黄、木香、大腹皮、桑白皮、菖蒲、远志、柏子仁）。

3. **痤疮** 痤疮多属热毒内蕴，壅遏气血，反复发作，已形成瘢痕，皮肤增厚、粗糙，常伴有女性月经不畅，色暗红，多血块，大便干燥或秘结，治当清热解毒为主,辅以通腑泄热,凉血活血。常用蒲公英、紫花地丁、白茅根、虎杖、金银花、金莲花、川军、赤芍、红花、桃仁、生甘草,苡米等。

4. **高血压**　肝阳上亢证、阴虚阳亢证,初期多见"肝热上冲"者,不用苦寒药不能清其热降其火,不易收到降压效果,常用苦寒药如大黄、芒硝、黄芩、龙胆草等。活血化瘀药有协助降压的作用。大黄、芒硝等苦寒下泄之药与活血化瘀药相配伍,能够较快降低血压。

5. **高脂血症**　血脂高而形体壮实,大便秘结,腹胀,苔厚腻,脉有力,伴有血瘀证时,辨证属胃热腑实兼血瘀证者,以清里通下法为主,兼用活血化瘀药。方取桃核承气汤加减:川军、枳实、厚朴、桃仁、红花、黄芩、栀子、胡黄连、甘草等;肥胖,腹部痞满,肢体沉重、痛疼、麻木,肌肤或眼睑有黄色斑或结节,尿黄,舌质黯,有瘀斑、瘀点,苔黄腻,脉滑数,辨证属湿热瘀结证,治宜清利湿热、活血化瘀,处方:大黄、丹皮、紫草、栀子、虎杖、茵陈、赤芍、决明子、泽泻、茯苓、苡米等。现代研究活血化瘀药具有降脂、软化血管、预防消除血管硬化斑块之功。

6. **糖尿病**　辨证属胃热炽盛血瘀证,治宜清胃泻火,通下活血。选用玉女煎合增液承气汤加减:生石膏、知母、生地、麦冬、玄参、牛膝、大黄、枳壳、生蒲黄、丹参、桃仁、黄连。

7. **肥胖病**　胃热湿阻者,治以活血化瘀、清热和胃,方用清胃饮:生大黄、草决明、虎杖、玫瑰花、胡黄连、赤芍、陈皮、生山楂、法半夏。通腑泄热可以通畅胃肠气机,既可排泄湿浊之邪,又可杜绝湿浊之源。活血化瘀药能够改善微循环和促进脂肪代谢而达到消除脂肪减肥的目的。

8. **脑梗死**　肝阳上亢,风痰上扰,血瘀于脑,治宜通下祛瘀,化痰通络,平肝息风,温胆汤、天麻钩藤饮加减:陈皮、半夏、茯苓、甘草、枳实、竹茹、天麻、钩藤、黄芩、川军、川牛膝、桃仁,红花等。尽早使用通腑泄热药如大黄、芒硝、瓜蒌、枳实、厚朴等,可以迅速平息亢逆。活血化瘀药如川芎、红花、桃仁等,能够促使血肿尽快吸收。

9. **郁证**　肝气郁结,气滞血瘀,郁久化热,治当理气解郁,活血化瘀,或佐以清心肝火之药。此证多伴有腑气不畅,大便干或秘结,通下以泄热,能明显改善烦躁、烦热、失眠等症状。常用方为柴胡、当归、赤白芍、菖蒲、郁金、川楝子、黄芩、栀子、大黄等。

10. **消化道溃疡**　属胃热者,伴有胃痛,反复发作,痛处固定而拒按,便秘,舌有瘀点或瘀斑,在对证方中加大黄、瓜蒌泻热通便,桃仁、红花、丹参、川芎、乳香、没药等化瘀止痛药。

11. **急性肾炎**　浮肿、血尿,且身上起风疹或其他过敏性皮炎,大便干或秘结者,治宜表里双解。防风通圣散加减:防风、荆芥、薄荷、连翘、川芎、当归、白芍、生石膏、黄芩、生大黄、生甘草,祛风解表,清里通下,养血活血。注意使其大便溏但不宜过泻。

12. **慢性肾炎、慢性肾功能不全** 浮肿重而久不消,尿中有红细胞不消者,在辨证方中加入大黄10g,体质差者加川军6g,并酌加活血药如当归、川芎、益母草、红花等,能促进浮肿消退,减少尿中红细胞。

13. **慢性病毒性肝炎** 其中黄疸型辨证属阳黄血瘀证,治宜清热利湿、活血化瘀。方用茵陈蒿汤加味:茵陈、生大黄、栀子、黄芩、丹参、川芎、连翘、赤芍、郁金等。方中生大黄、丹参、川芎、赤芍、郁金通下活血,血行毒解而黄易却。

14. **肝硬化** 肝硬化腹水兼有黄疸时,腹大坚满,胸胁作痛,面色萎黄,齿鼻衄血,小便短赤,大便秘结,舌质紫红或黯,有瘀点、瘀斑,苔黄腻,脉弦数,治宜清热活血,通下利水,茵陈蒿汤和桃红四物汤加减:茵陈、栀子、大黄、桃仁、红花、当归、川芎、赤芍、生地、丹皮、穿山甲、益母草。方中大黄既可通腑泄热,又可活血化瘀以利于黄疸消退,与其他活血化瘀药相配伍即是通下活血法的具体运用。

15. **真性红细胞增多症** 辨证多属肝热、肝火、瘀血,治宜清肝泻火为主,配合活血化瘀为辅,龙胆泻肝汤加减为主方:龙胆草、黄芩、栀子、泽泻、柴胡、生地、青黛、川芎、鸡血藤、大黄等。大黄取其通下活血之功。

16. **过敏性紫癜** 辨证属热邪犯胃,伤及阳明经络,除紫癜外尚有腹痛,重时是绞痛,恶心呕吐,便血或黑粪,发热,舌红苔黄腻,脉数等。治宜凉血活血止血,通腑和胃泄热,犀角地黄汤加味:水牛角、生地、丹皮、赤芍、玄参、川军、生甘草、藕节、地榆、黄芩等。

三、方药分析

(一)翁老常用通下活血古方今用

1. 麻子仁丸

【来源】《伤寒论》

【组成】麻子仁6g,芍药15g,炙枳实10g,大黄3~6g,厚朴10g,杏仁6g,蜂蜜若干。

【功用】润肠泄热,行气通便。

【主治】胃肠燥热,脾约便秘证。大便干结,小便频数。

【方解】方中麻子仁性味甘平,质润多脂,功能润肠通便,是为君药。杏仁上肃肺气,下润大肠;白芍养血敛阴,缓急止痛为臣。大黄、枳实、厚朴即小承气汤,以轻下热结,除胃肠燥热为佐。蜂蜜甘缓,既助麻子仁润肠通便,又可缓和小承气汤攻下之力,以为佐使。综观本方,虽用小承气以泻下泄热通便,而大黄、厚朴用量俱从轻减,更取质润多脂之麻仁、杏仁、芍药、白蜜等,一则益阴增液以润肠通便,使腑气通,津液行,二则甘润减缓小承气攻下之力。本方具有下不伤正、润而不腻、攻润相合的特点,以达润肠、通便、缓下之功,使燥热去,阴液复,而大便自调。翁老多取此方治疗老年患者便秘,常去大黄之峻,加入郁李仁、决明子等润肠通便药,缓缓取效。与活血化瘀药配伍,常用于治疗心血管患者伴有大便秘结者。

2. 桃核承气汤

【来源】《伤寒论》

【组成】桃仁10g,大黄6~9g,桂枝12g,芒硝6g,炙甘草6~9g。

【功用】泻下逐瘀。

【主治】下焦蓄血,少腹胀满,大便色黑,小便自利,或谵语烦躁者。

【方解】方中桃仁破血活血;大黄泻热逐瘀;桂枝通利血脉;芒硝助大黄泻热;甘草缓中。本方通下祛瘀,适用于热结、血瘀便实证。临床上用于瘀血所致狂躁型精神病,外伤,骨折促进其愈合,肝炎,宫外孕,流行性出血热,单纯性肥胖,湿疹,闭经,神经性头痛等。翁老曾用此方治疗精神分裂症属血瘀证者、蓄血发热等病证。但须辨证确属瘀热内结、体格壮实者方可使用。

3. 大黄牡丹皮汤

【来源】《金匮要略》

【组成】冬瓜子15g,大黄、桃仁各12g,丹皮、芒硝各9g。

【功用】泻下逐瘀,消痈散结。

【主治】肠痈初起及瘀热内结的痈疡、恶疮,经水不调,赤白带下,赤白痢疾等。

【方解】方中大黄苦寒攻下,泻热逐瘀,荡涤肠中湿热瘀结之毒;丹皮苦辛微寒,能清热凉血,活血散瘀,两药合用,泻热破瘀,共为君药。芒硝咸寒,泻热导滞,软坚散结,助大黄荡涤实热,使之速下;桃仁活血破瘀,合丹皮散瘀消肿,共为臣药。冬瓜仁甘寒滑利,清肠利湿,引湿热从小便而去,并能排脓消痈,为治内痈要药,是为佐药。综观全方,合泻下、清利、破瘀于一方,湿热得清,瘀滞得散,肠腑得通,则痈消而痛止,为治湿热瘀滞肠痈的有效方剂。近代常用来治疗阑尾炎,阑尾脓肿,盆腔炎,肝脓肿,慢性肝炎等。

（二）翁老自拟润下活血组方

【组成】火麻仁15g,决明子12g,郁金12g,生地15g,赤芍12g,丹参15g,生黄芪15g。

【功用】益气养阴,活血化瘀,润肠通便。

【主治】冠心病气阴两虚、血瘀内阻证,伴有便秘或大便干结。

【方解】方中生黄芪甘温益气,生地甘苦寒养阴清热,郁金、赤芍、丹参活血化瘀,火麻仁、决明子富含油脂而润肠通便。全方共凑益气养阴、活血化瘀、润肠通便之功。翁老认为火麻仁、决明子等富含油脂,滋润肠道,通便而力缓,无大黄的腹痛、恶心、呕吐等消化道不良反应,也无长期使用大黄导致的结肠黑变的副作用,特别适合老年冠心病患者伴有便秘。冠心病患者容易发生便秘,不仅令患者感到焦躁和痛苦,还是一个引起冠心病心绞痛急性发作的危险因素。因此,保持大便通畅,不仅能缓解患者症状,还能预防因排便困难引起的冠心病急性发作。此外,翁老以此方加味治疗脑卒中辨证属气阴两虚、瘀热内阻伴有便秘或大便干结者。

(三)翁老使用通下活血药物作用

1. 火麻仁

【性味归经】味甘,性平。归脾、胃、大肠经。

【作用功效】润肠通便。

【主治病证】主治肠燥便秘。

【翁老经验】火麻仁甘平,质润多脂,能润肠通便,且又兼有滋养补虚作用。适用于老人、产妇及体弱津血不足的肠燥便秘证。临床常与决明子、瓜蒌仁、苏子、杏仁、蜂蜜等润肠通便药同用,如五仁丸、润肠丸等,或与大黄、厚朴等配伍,以加强通便作用,如麻子仁丸。现代药理研究证实火麻仁具有镇痛抗炎作用,有心肌损伤保护作用,能够降血压、调节脂质代谢、抑制血小板聚集,对于心血管疾病有较好的作用。翁老常用火麻仁治疗心血管疾病伴有便秘或大便干结者。翁老一般用量12~15g。

2. 决明子

【性味归经】味甘、苦、咸,性微寒。归肝、大肠经。

【作用功效】清热明目,润肠通便。

【主治病证】主治目赤肿痛、羞明多泪、目暗不明,头痛,眩晕,肠燥便秘。

【翁老经验】翁老认为决明子甘苦咸寒,气禀轻扬,能升能降,常与黄芩、赤芍、生地等配合清肝泻火,用于治疗肝郁化火所致的目赤肿痛,头痛眩晕等,便秘者与火麻仁、桃仁、杏仁等相伍润肠通便。本品既可清肝泻火,又可补肝肾明目,配伍山萸肉、生地、石斛等,可用治肝肾阴亏所致的视物昏花、目暗不明。此外,决明子可降血压、化脂质、消肥胖,用于治疗高血压、高脂血症、肥胖。但须注意脾虚便溏、低血压者不宜使用。翁老一般用量10~12g。

3. 大黄

【性味归经】味苦,性寒。归脾、胃、大肠、肝、心包经。

【作用功效】泻下攻积,清热泻火,凉血解毒,逐瘀通经。

【主治病证】主治积滞便秘,血热吐衄,目赤咽肿,热毒疮疡,烧烫伤,血瘀证,湿热痢疾、黄疸、淋证。

【翁老经验】大黄苦寒沉降,气味俱厚,力猛善走,是泻下攻积的要药。《汤液本草》称大黄"如戡定祸乱以致太平无异,所以有将军之名"。其中生大黄泻下力强,熟大黄则泻下力减弱,且可消除生大黄的腹痛、恶心、呕吐等消化道不良反应;酒制大黄泻下力较弱,活血作用较好,宜用于血瘀证。翁老常用大黄合枳实、厚朴通腑泄热、行气导滞,配桃仁、丹皮通下活血,配葶苈子攻下痰饮,配茵陈、栀子清热除湿,配黄连清泻心火,配黄芩、栀子清肺泻火,配龙胆草清肝泻火,配生石膏清泻胃火,配金银花、连翘、蒲公英等清热解毒等。大黄是翁老运用通下活血法的主药,如通窍活血汤加大黄治疗头痛,天麻钩藤饮加大黄、桃仁等治疗脑梗死,桃核承气汤方中大黄配伍桃仁、丹皮等治疗蓄血发热、糖尿病、高脂血症等。翁老一般用量6~10g。

4. 桃仁

【性味归经】味苦、甘,性平。有小毒。归心、肝、大肠经。

【作用功效】活血祛瘀,润肠通便,止咳平喘。

【主治病证】主治瘀血阻滞病证,肺痈、肠痈,肠燥便秘,咳嗽气喘。

【翁老经验】翁老认为桃仁味苦降泄,入心肝经走血分而活血,其味甘则和畅血脉,故甘苦相合,药性平和,攻伐而不致太过。桃仁富含油脂,能润燥滑肠,故可用于肠燥便秘证。翁老常用配伍经验,如桃仁配红花、当归等活血通经,桃仁配大黄破血、泄热、逐瘀,桃仁配桂枝活血、通经、止痛,桃仁配柴胡活血祛瘀、理气疏肝,桃仁配杏仁、火麻仁等润肠通便。桃仁配大黄是翁老通下活血的经典药对,配伍其他治法可用于治疗多种疾病。如配伍芒硝、桂枝、当归、赤芍、丹皮,代表方为桃核承气汤通下泄热、破血逐瘀,用于治疗蓄血发狂、蓄血发热、妇人热入血室等;配伍芒硝、丹皮、冬瓜子、薏苡仁,代表方为大黄牡丹皮汤通下活血、消痈散结治疗肠痈、前列腺炎、肛周脓肿等;配伍茵陈、栀子、丹皮、赤芍等治疗急性病毒性肝炎;配伍桑白皮、菖蒲、远志、柏子仁,代表方为桃仁梦醒汤祛瘀化痰、通下泄热治疗痰瘀内结、热扰心神的失眠;配伍红花、当归、丹参、郁金等通经活血治疗血瘀经闭等。翁老一般用量10~12g。

四、医 案 分 析

1. 通下活血法治疗风热头痛(郭士魁老中医)

李某,男,55岁。1975年9月23日初诊。

病史:经常头痛10年,大便秘结,3~7天一行近30年。口感喜冷饮,腹胀不舒,急躁易怒。舌质红略暗,苔黄腻,脉弦滑。

西医诊断：头痛。

中医诊断：头痛——瘀热内结，阴虚风动证。

治法：清热祛风止痛，通腑活血育阴。

处方：川芎15g，菊花15g，白芷9g，藁本9g，升麻6g，生地18g，知母12g，生石膏30g，马尾连6g，生大黄6g。

二诊（1975年9月30日）：服后头痛缓解，大便通畅，腹胀消除，全身感到很轻快。舌质略红，苔薄黄，脉弦滑。上方去大黄加川朴12g，火麻仁15g。继服。

原按：本例患者，长期便秘、腹胀、腑气不通，胃肠积热，上扰清窍，阻遏清阳而经常头痛烦躁。给予清热祛风，通腑活血育阴之剂；菊花、白芷、藁本祛风清热止痛；升麻清热升举阳气；生石膏、马尾连、大黄清泻阳明之热，祛腑内之积；生地、知母养阴清热。（《中国百年百名中医临床家——郭士魁》）

按：本案患者素有胃肠积热，上扰清窍而致头痛，头痛久而屡发，多为风热入于血络而夹瘀。郭老辨证属风热头痛，予清热祛风、通腑活血育阴之剂。方中大黄清泻胃肠积热，"以泻代清"，寓意"釜底抽薪"，多能收到火息风静之效。头痛必用川芎，即可引药之高巅之上，又可祛风活血止痛。川芎与大黄相伍，一者升达祛风活血，一者清降通腑泄热，升降相因，对于风火入络之头痛是对症之配伍。此配伍即是通下活血法的具体运用。

2. 通下活血法治疗蓄血发狂证（翁老）

丁某，男，31岁，工人。1994年9月11日初诊。

病史：三年来因为有妄想症（夸大自己的能力），并有冲动及思想漂浮不定，曾在某精神病院住院两次，共计一年余，诊断为精神分裂症，治疗后病情有改善，但易反复，不稳定。此次出院三个月余，家人发现又有"妄想"的表现，自我感觉良好，认为有领导才能，可以管理大型公司，配备汽车，并经常兴奋，烦躁不安，失眠，头痛头胀，食欲亢进，脉弦，舌苔黄，舌质暗红，有瘀斑。

西医诊断：精神分裂症。

中医诊断：狂躁——蓄血发狂。

治法：疏肝理气，活血化瘀。

处方：柴胡12g，香附、青皮、法半夏各10g，苏子15g，珍珠母30g，桃仁、红花各15g，赤芍20g，郁金、川军各15g，生龙骨30g。6剂，水煎服，日一剂。

二诊：前方服6剂，大便每日2~3次，便溏，诸症不减，仍躁狂不已，脉弦，苔薄黄，舌质暗红，有瘀斑，上方去陈皮、法半夏，加三棱、莪术各20g。6剂，水煎服，日一剂。

三诊：前方又进6剂，大便仍溏，每日2~3次，有腹痛，但躁狂减轻，冲动减少，睡眠仍差，脉弦，苔黄，舌质暗红，有瘀斑。前方加减：三棱、莪术、桃仁、红花各15g，赤芍20g，郁金15g，川军10g，柴胡12g，香附15g，五味子10g，生龙骨、珍珠母各30g,酸枣仁15g。12剂,水煎服,日一剂。

四诊:连服12剂,病情有好转,"妄想"虽有,程度减轻,冲动减少,自我感觉逐渐接近实际,大便有好转,仍心烦不宁,睡眠差,脉弦,苔薄,舌质暗红,有瘀斑。处方:三棱、莪术、桃仁、郁金、五味子各12g,赤芍15g,柴胡、香附各12g,合欢皮30g,枣仁、丹参各15g,珍珠母30g。30剂,水煎服,日一剂。

五诊:连服30剂,妄想冲动发作减少,生活自理,睡眠也有好转,大便正常,脉弦,苔薄白,舌质暗红,有瘀斑。处方:丹参、赤芍各15g,桃仁、红花、三棱、莪术、郁金各12g,柴胡10g,合欢皮30g,酸枣仁15g,五味子、莲子心各10g,百合20g。

原按:本例狂躁性精神病,属于中医蓄血发狂,宜以活血化瘀,疏肝理气治之,血瘀重,故重用三棱、莪术、大黄等才能使狂躁得以减轻,因久用破血药会有伤正之虑,故得效则减量,但不宜停药,连续治疗将近年余,病情比较稳定,没有大的反复(《翁维良临床经验辑要》)。

按:本案例翁维良教授辨证属瘀热内结、蓄血发狂,宗通下活血法代表方"桃核承气汤"意治之。配伍疏肝理气、平肝潜阳法。初服效不显,辨证属瘀血痼结,非破血逐瘀不可,加用三棱、莪术破血散结方获显效。此案为运用通下活血法的典型验案。运用通下活血法治疗精神类疾病始于张仲景《伤寒杂病论》桃核承气汤、抵当汤(丸),现代医家将此法运用于多种精神疾病,研制了很多验方如活血主方、四味达营汤、活血化瘀方、桃黄片等,均是通下活血法的具体运用。

五、张昱通下活血法治疗慢性肾衰竭

张某,女,50岁,教师。2010年9月25日初诊。

病史:间断头晕疲乏3年,加重伴恶心胸闷1个月余。患者自诉2007年偶测血压升高,150/100mmHg,体检发现血肌酐174μmol/L,后于北医三院住院治疗,给予金水宝5片口服,每日3次,包醛氧化淀粉胶囊5片口服,每日2次,苯环酸氨氯地平片5mg口服,每日1次等治疗。出院后继续口服上述药物,间断服用过中药治疗,血肌酐呈缓慢上升。最近患者周身疲乏,头晕头胀,恶心纳呆,腰酸痛,时有咳嗽恶寒,无喘憋,眠可,大便偏干,日一次,小便量少,夜尿4~5次,舌黯,有瘀点瘀斑,薄黄腻,脉沉细。辅助检查:2010年9月13日查血肌酐570μmol/L,Hb 92g/L,BP 170/90mmHg。

西医诊断:慢性肾衰竭,肾性高血压。

中医诊断:关格——浊瘀内阻,兼肝阳上亢。

治法:活血泄浊,平肝潜阳。

处方:桃核承气汤合黄连温胆汤加减。桃仁10g,熟大黄15g(后下),桂枝

6g,红花6g,黄连10g,苏叶12g(后下),姜半夏10g,土茯苓20g,生薏仁30g,川萆薢20g,陈皮12g,白术20g,太子参30g,生牡蛎30g(先煎),天麻20g,丹参20g,鸡内金20g。14剂,水煎服,日一剂。口服以上中成药及降压药继续服用,并补充叶酸、铁剂及促红素。配合中药灌肠治疗,每日一次。

二诊(2010年10月5日):患者恶心呕吐、头晕有所减轻,大便一日3次,体力有恢复,饮食尚可,夜尿2~3次,舌黯苔黄略腻,脉沉细。复查血肌酐489μmol/L。处方:上方加鸡血藤30g,当归10g。14剂。

三诊(2010年10月20日):患者一般情况有好转,无明显头晕,饮食睡眠尚可,体力有所恢复,大便一日一次,夜尿2~3次,舌黯,苔略黄腻,脉沉细。复查血肌酐423μmol/L,Hb 104g/L。上方加茵陈30g,佩兰10g,以加强清化湿热之力。后患者血肌酐维持在380~430μmol/L之间。

按:本人师承翁维良教授,继承了翁老活血化瘀的学术思想,擅用活血化瘀法治疗肾脏疾病。在诊治慢性肾衰竭的临床实践中,对通下活血法的使用积累了一定的经验。首先,通腑导浊给邪以出路。慢性肾衰因肾气日衰,胃气趋败,脾失升清降浊,肾失化气布津,水液无主,泛滥无治,蕴藏于脏腑、肌肤而为浊毒。因肾失开阖,不能藏精泄浊,失于泄浊则肌酐、尿素氮等浊邪难除而堆积,浊邪犯中则恶心、吐逆;浊邪泛滥肌肤则见水肿。因此,泄浊当为急务,泄浊当以通腑为法。通州都(膀胱)之腑利湿泄浊,使浊邪从小便而去,多用淡渗利湿、清热解毒药如薏苡仁、茯苓、淡竹叶等。通大肠清泄肠腑,使浊邪从大便而出,首选大黄,因其性味苦寒,为"气味重浊,直降下行,走而不守"之品,据现代药理研究,大黄的清热解毒、泻下作用能使血中氮质潴留得以改善,但慢性肾衰胃气趋败,存得一分胃气便得一分生机,而泄浊非一日之功,生大黄之苦寒清热解毒、泻下作用久用易损脾伐胃,且生大黄多使患者腹痛不适,故降泄肾浊,多用制大黄,其用量以不伤胃气为度,使大便稀而不水泻,每日解大便以两次为宜,多用熟大黄5~20g取效,偶有无效者,方用生大黄。在泄浊的同时,多加入太子参、黄芪、茯苓、白术、鸡内金、炒谷麦芽等益气健脾消食药以时时顾护胃气,以防泄浊而损伤脾胃。其次,活血化瘀以通畅肾络。慢性肾衰病情缠绵,久病入络,久虚必瘀,气虚运血无力致瘀;阴虚灼血为瘀,总使肾络瘀阻而络伤,络伤血溢故尿血,故多种肾脏疾病如肾小球肾炎、肾盂肾炎、糖尿病肾病在发展到慢性肾衰之前即有镜下血尿或肉眼血尿,既出血必有凝止,离经之血便是瘀,此亦络伤血瘀之谓。既有瘀血,必用活血化瘀。现代医学所指肾脏疾病中肾小球弥漫性增生、纤维化改变、肾盂肾盏的炎性增生、瘢痕狭窄、肾实质纤维增生也需活血化瘀以治之,在治疗慢性肾衰时,常可加入丹参、赤芍、川芎、川牛膝、当归等活血化瘀药。

在辨证治疗的同时,常配合使用中药灌肠方:生大黄30g,蒲公英30g,生牡蛎30g,炮附子10g,淫羊藿10g,川芎20g,广木香10g。方中大黄具有泻下作用,能促进肠道氮质的排泄,同时还能抑制肾小球硬化,延缓慢性肾衰竭的发展速度。川芎活血化瘀,能够增加肠壁和肾血流量,提高肠壁毛细血管的通透性。此灌肠方也运用了通下活血法。

主要参考文献

1. 吴咸中. 承气汤类方现代研究与应用[M]. 北京: 人民卫生出版社,2011 : 314-318, 330-336.

2. 翁维良. 翁维良临床经验辑要[M]. 北京: 中国医药出版社[M]. 2001 : 20-63.

3. 翁维良. 活血化瘀治疗疑难病[M]. 北京: 学苑出版社,1993 : 155-202.

4. 翁维良,于英奇. 中国百年百名中医临床家——郭士魁[M]. 北京: 中国中医药出版社,2001 : 13-14.

5. 张昱. 中医治疗慢性肾功能衰竭的临床体会[J]. 中国医药导报,2007,35(4)105- 106.

6. 贺海波,石孟琼. 火麻仁的化学成分和药理活性研究进展[J]. 中国民族民间医药, 2010,15(8): 56-57.

（李刘生　张　昱）

第十一节　养阴活血法

养阴活血法是由养阴法与活血法所组成,用以治疗阴虚血瘀所致的各类疾患。阴虚血瘀在人体中是相互联系、相互制约、相互影响的。阴液损伤是产生瘀血的重要因素,阴液是气血盛衰和气血正常运行的重要物质基础,应用养阴活血法就是为了改变阴虚血瘀这一根本病机,使正气得复,病血去新血生,津液气血流通,机体功能恢复。因此,它不同于单纯养阴,也与单纯活血有别。翁老常常应用养阴活血法治疗心血管系统以及其他系统疾病均取得较好的效果,并在学生们自身的临床中得到很好的验证。现从治法源流、应用心法、方药解析、医案分析、自身应用心得几方面进行探讨。

一、治法源流

因虚为患是《内经》的重要思想,认为机体的功能衰退是疾病发生发展的重要原因,比如其记载 "病久入深,营卫之行涩,经络时疏,故不通"。《内经》中亦有关于老人气血功能衰退,血液循环阻滞不畅容易发生疾病的论述: "老者之气血衰,其肌肉枯,气道涩"。养阴学说在祖国医学理论体系和临床实践上也占重要地位,祖国医学所说的阴液,主要包括: 精,津,液,血,髓五个部分。

血流行于脉中,为营养周身各组器官的重要物质。

《内经》最早论述了滋阴养血活血法的病因病机。如《素问·腹中论》指出:"病名血枯,此得之年少时,有所大脱血","气竭肝伤"成瘀,"故月事衰少不来",并用乌贼骨丸治疗精血亏损,瘀血内阻型血枯证,方中乌贼骨、茜草活血化瘀,雀卵、鲍鱼益精养血。此为文献记载的最早的养血活血方剂。汉墓出土的一批医简中,关于治"瘀"及"久瘀"的处方为:干当归、芎䓖、牡丹皮、漏芦、蜀椒及贝母为散,"以淳酒和饮"。此方养血活血,理气解郁,组方很有科学性,可见养阴在治疗瘀血方面也有记录。养阴活血在治疗血瘀证占重要地位。

张仲景在《伤寒杂病论》中对"养阴"的临床应用作了初步发挥。承《内经》之意,在《金匮要略》依此法创制了胶艾汤、大黄䗪虫丸等方剂。自唐代开始,出现了大量体现滋阴养血活血法的方剂,反复指出"误汗"、"误下"或妄用热疗(灸法)可以因耗伤人体"阴液",而成种种难治的"坏症",采用"急下存阴"、"釜底抽薪"等疗法来保存人体的"阴液"。当归芍药散、温经汤等,组方当归、川芎、芍药、地黄,治以和阴阳,养阴活血治疗瘀血。张景岳对"血证"也很有体会,《景岳全书·杂证谟·血证》称:"血有虚而滞者,宜补之活之,以当归、牛膝、川芎、熟地、醇酒之属"养阴活血等。并认为:"补血行血无如当归","行血散血无如川芎";认为有"气逆而血留","气虚而血滞","气弱而血不行"者,因"血必由气,气行则血行,故凡欲治血,或攻或补,皆当以调气为先"。在治法上,养阴活血丰富了瘀血学说的治疗学内涵。

以此为基础,王清任在《医林改错》一书中,创制会厌逐瘀汤治疗"瘟毒烧炼会厌,血凝不能盖严气门"所致"饮水即呛"。全方由生地、玄参、桔梗、桃仁、红花、甘草、当归、柴胡、枳壳、赤芍十味中药组成,滋阴养血,化瘀解毒,至今仍是治疗温病热入营分而见咽喉肿痛的常用方剂。

《类证治裁》四物化郁汤以熟地、白芍等配伍当归、川芎、红花、桃仁主治血郁;何膝煎以首乌、鳖甲配伍牛膝、当归、橘红治疗阴疟日久,血瘀积于左胁下。唐容川在《血证论》中指出"新血日生,瘀血无处可留,迫之不得不去","新血生,则瘀血自去",反之"新血不生,则旧血也不能自去","知此,则知以去瘀为新生之法,并知以新生为去瘀之法",故其治疗因瘀而致虚者,以祛瘀为主,养血为辅,瘀血去则新血生;治疗因虚致瘀者,以养血为主,祛瘀为辅,待新血生则瘀血去。

近代张锡纯在《医学衷中参西录》遵此法创制曲直汤以山萸肉、知母配伍生明乳没、当归、丹参治疗肝虚腿疼;创制资生通脉散以玄参、白芍、山药、龙眼肉、山萸肉、枸杞子等配伍桃仁、红花治血枯经闭,饮食减少,灼热咳嗽者。治阴虚劳热,立十全育真汤(野台参、生黄芪、生山药、知母、元参、生龙骨、生牡蛎、丹参、三棱、莪术），于养阴中加益气祛瘀药。

现代医家对养阴活血法多有发挥。如著名中医骨伤学家林如高，依此法创制活血润燥生津汤，该方由天门冬、麦冬、熟地、瓜蒌实、瓜蒌根、白芍配伍桃仁、红花、当归组成，对阴亏血少，大便秘结者，有良好的效果；翁老认为冠心病心绞痛久病耗气伤津出现阴虚证者，宜配伍养阴生津之品；周端治疗急性冠脉综合征创益气养阴活血方等。

二、应用心法

（一）郭士魁养阴活血法应用经验

心血管疾病病程长，病变复杂，单纯一种方法常常很难取得长期满意的疗效，因此郭老经常会诸法并用，郭老认为对于心脏，心气、心血、心阴、心阳、心神往往相互影响，互为因果，不能截然分开，因此郭老常常融益心气、养心阴、活心血、温心阳、安心神、宽胸化痰等诸法于一方或交替使用，治法虽多，但井然有序，针对病情，丝丝入扣。

1. 益气育阴，养心活血

病案举例

李某，女，79岁。

郭老会诊（1977年12月2日）：患者原有高血压，冠心病3年。近一年来经常胸闷、胸痛、向左肩放射，含硝酸甘油可缓解。头晕、心慌、经常昏厥，曾到某医院看急诊二次，诊为冠心病、高血压、阵发性心房颤动、心动过缓（窦房结功能低下）。曾用地高辛、阿托品等药物治疗未愈。昨日来院急诊，监测心律为：阵发性心房颤动，心室率100~110次/分，阵发性完全性房室传导阻滞，交界性逸搏，偶见窦性停搏。心房颤动转复时，窦停较长，起搏较晚，致昏厥。舌质红，中心有裂纹，少津，苔少，脉缓结代。心率46~50次/分，血压140/80mmHg。

辨证：气阴两虚，心脉瘀阻。

立法：益气育阴，养心活血。

方用：党参18g，黄芪18g，丹参24g，红花9g，川芎16g，五味子15g，麦冬16g，生地18g，浮小麦30g，炙甘草18g，全瓜蒌18g，薤白16g，生龙牡各18g。

二诊（1977年12月16日）：服药后，胸闷、憋气好转，心悸仍有发生，每在心房颤动转复时头晕、乏力但无昏厥。舌质红，有裂纹，苔薄白，脉沉细缓，心律齐。心率46次/分，血压140/80mmHg。方用：党参18g，葛根18g，生地18g，柏子仁16g，生黄芪18g，干姜16g，丹参24g，川芎15g，红花9g，桂枝16g，炙甘草18g，珍珠母30g。

三诊(1977年12月23日):服药后,两天未发生房颤,昨日发作一次,心率120次/分,转复时有轻度头晕,近来无胸闷及心绞痛。舌质红,中心裂,苔薄白。脉沉细缓。心律齐,心率46次/分。方用:党参24g,黄芪15g,当归16g,白术16g,茯苓18g,陈皮9g,升麻6g,葛根18g,丹参30g,川芎16g,桂枝9g,柏子仁9g,五味子16g,炙甘草16g。

四诊(1978年1月11日):服药后,心悸减少,有三天未发生房颤,但有轻度胸闷,无心绞痛。睡眠可。舌质红,中心裂,苔薄白,脉弦细迟偶有代象,心律偶有不齐,心率42~48次/分,血压140/80mmHg。方用:党参18g,生地18g,麦冬16g,五味子9g,桂枝9g,葛根18g,桃仁9g,川芎16g,当归16g,黄芪18g,细辛3g,丹参18g,补骨脂15g,炙甘草16g。

五诊(1978年1月25日):服药后,无胸闷及心绞痛,心悸很少发生,近两周发生一次心房颤动,约30分钟自动转复,无明显头晕,睡眠好,舌质略红,中心裂,苔薄白,脉细缓。心律齐,心率48~50次/分,血压130/70mmHg。继服上方。

按语:本例患者病变复杂,有冠心病、高血压、阵发性心房颤动、心动过缓、阵发性完全性房室传导阻滞、交界性逸搏、窦性停搏,心率快至120次/分,慢至心率40次/分,伴胸闷、胸痛、心悸、头晕,甚至昏厥。辨证为气阴两虚,心脉血瘀,以党参、黄芪补心气;生地、麦冬养心阴;浮小麦、炙甘草、五味子、柏子仁、生龙牡宁心神;川芎、丹参、红花活心血;瓜蒌、薤白化痰宽胸,后又以桂枝、干姜、细辛温通心阳。对于复杂之病变,集补心气、温心阳、养心阴、安心神、活心血,诸法并用,可谓面面俱到,如此才能取得较好的疗效。

2. 安神养心活血

郭老对于心血管疾病的治疗非常重视"心主血,心藏神"这一中医传统理论。在临床应用活血化瘀或益气活血药物的同时,非常注重养心血、养心阴。如临床多用当归、生地、玉竹等药物,在活血化瘀的基础上,灵活配伍益气、化痰、清热等药物。郭老非常重视"心藏神",无论是对于冠心病、心律失常的治疗还是对于心力衰竭、高血压的治疗,经常加用养心安神的药物,如酸枣仁、五味子、柏子仁、首乌藤、珍珠母等,郭老认为血脉瘀阻则心神不藏,反之心神不藏则心血易阻,因此郭老多在益气活血、理气活血、开窍活血等诸多方法中又增加了安神活血一法。

病案举例

郭某,女。47岁,工人。

初诊(1976年1月20日):半年来心悸、烦躁、出汗、眠差,月经三个月未至。心电图为窦性心动过速、房性早搏。近来诸症加重,心慌、心烦不安。舌质略黯,边尖赤中心有裂,苔薄白,脉沉弦细数有促象。可闻及早搏10~15次/分,未闻及病理性杂音,心率94次/分,血压130/86mmHg。心电图:窦性心律,频发性

房性早搏,T波改变。郭老诊后:

辨证:心阴虚损,心神不宁。

治法:育阴养心,镇静安神。

处方:百合15g,生地15g,珍珠母24g,柏子仁9g,菖蒲16g,远志9g,川芎16g,鸡血藤18g,麦冬9g,元参16g,乌梅16g,炙甘草6g。

二诊(1976年2月3日):进上方14剂。心悸、心慌完全缓解,睡眠进步,心烦减轻,舌质略黯边尖赤,中心裂,苔薄白,脉沉弦细,心律齐,心率86次/分,血压120/85mmHg,上方继服。

三诊(1976年2月17日):服上药,精神好转,心烦减轻,无心悸、心慌,睡眠进步,复查心电图正常。继服上方6~12剂。

按语:本例患者心阴不足,见舌红有裂纹,心神不宁,心烦不安,心悸脉结,治疗选用育阴养心,镇静安神之剂。百合、生地为《金匮要略》中的百合地黄汤,有养阴安神之功,再配伍元参、麦冬、乌梅养阴;柏子仁、菖蒲、远志、珍珠母镇静宁心安神;炙甘草养心调和诸药,共奏育阴养心,镇静安神之功。

3. 补肾养阴活血

郭老认为高血压的病机发展多经历由实及虚、由肝及肾、由阴及阳的过程。在治疗方面,需要根据病程的不同阶段和兼夹证,准确辨证,随证施治,方可获效。郭老擅用清肝降火、行气活血、息风通络、平肝降逆、调理冲任等治法治疗高血压。

初发病多为实证、热证,可见头痛目赤、烦躁易怒、便干尿黄,脉弦滑有力等肝热上冲的症状。宜用清泻肝火之法,常用黄芩、栀子、菊花、白薇、龙胆草、草决明、夏枯草、钩藤清降肝火;同时注意顾护脾胃,防止苦寒伤胃,苦燥伤阴,常佐以养阴健脾药,如陈皮、生地等。

肝热日久,必损阴液,可出现头晕头昏、失眠多梦、口干、舌红少津、脉弦细等阴虚阳亢的症状。宜用平肝降逆、平肝息风之法。常用代赭石、旋覆花、生石决明、牛膝等药物平肝降逆;钩藤、全蝎、蝉蜕、羌活、蜈蚣等平肝息风。

肝肾同源、肝虚及肾,则可出现头晕眼花、腰膝酸软、目干耳鸣、夜尿频多、舌红少苔、脉细尺弱等肝肾阴虚的症状。宜用滋补肝肾、补肾养阴之法,可合用活血通络、行气活血药味协助降压。补肾养阴常用药物有:牛膝、杜仲、女贞子、黄精、生地、麦冬、枸杞子等。若为老年患者,可出现虚阳上越症状,此时不宜用太多苦寒药物,应以扶正为主,可用一些清虚热药物,如:地骨皮、知母、白薇等。

(二)翁老养阴活血法应用经验

1. 应用养阴活血法的基本思想

(1)血与阴:阴液损伤是产生瘀血的一个重要因素,人体血脉中的血液含有营气与津液，《灵枢·决气篇》所说："中焦受气取汁，变化而赤是谓血"。阴津为血液的重要组成成分，水津充沛，血液才能运行，反之津液不足则无以载血，血行涩滞而易形成血瘀。周学海所说："血犹舟也，津液者水也"（《读医随笔》）。临床上常常看到邪热灼伤津液，造成津液不足，而致血行不畅，形成瘀血之证。或由于脏腑功能的异常，津液和血液无以化生，致使血行不畅而导致瘀血的形成，《金匮要略》称为"干血痨"的形成，即是气血津液亏损所致的血行瘀滞。

（2）老年之瘀多阴虚：翁老的患者以老年人为多，翁老认为血瘀证是老年人常见病和多发病，但老年人常常阴分不足，《内经》认为"女子七七任脉虚，男子七八肾气衰"，老年人由于内脏功能减退，气血阴阳失调，阴精津液不足，则血液运行不畅，身体津液枯槁，血脉犹"如积秽沟渠"，"必多拥（壅）塞"，是老年阴虚瘀血的病理基础。

老年患者阴虚血瘀在客观指标方面常常表现为血液黏度升高、血小板聚集率增高、血栓易于形成、血液成分异常及红细胞变形能力降低等。老年血瘀的临床治疗有其特殊性，同是血瘀证，青壮年与老年人由于年龄及体质上的不同，治疗则有所偏重；同是老年血瘀的患者，如高血压、冠心病、充血性心力衰竭、心律失常、糖尿病、中风后遗症、脑梗死等，同证而病不同，有时治疗上差别颇大；老年人急性血瘀与慢性血瘀在程度上及病性上均有差别，急性血瘀证临床表现的多是热证、实证，而多种疾病导致的慢性血瘀证，阴虚血瘀常常出现。所以翁老在临床辨证用药上也有所不同，如心血管病除选用丹参、红花、川芎、赤芍之类外，常常配伍生地、麦冬、沙参、玉竹等。

（3）益气、养阴、活血，诸法并用：翁老治疗心血管疾病时非常重视心气、心阴与心血之间的关系，翁老认为气为血之帅，气虚则行血不利而产生瘀血，但阴为血之源，心阴不足，血干而枯同样会导致瘀血，反之血瘀又会耗气伤阴，加重气血之虚。对于不同的疾病气虚、血虚以及血瘀的原因和轻重缓急的比例也不同，如心肌炎多是热毒内侵，大多先伤阴，进一步耗气，气阴两虚使一部分患者最后会导致血瘀，所以对于心肌炎的患者则大多以益气养阴，清热解毒为主，辅以活血化瘀。对于心力衰竭的患者则大多是先有心气耗损，气虚导致血瘀，进一步气不生血，瘀血耗阴导致心阴虚，所以心力衰竭以气虚血瘀为主，后期则兼有阴虚。冠心病的患者则大多数是先有瘀血阻于心络，瘀血既生，长期则耗气伤阴，导致气阴两虚。而心律失常则较为复杂，气虚、阴虚、瘀血可以互为因果，或为气虚进一步导致气阴两虚兼有血瘀，或先有气滞血瘀，继而耗伤气阴，则要根据患者的病情灵活应用。选用益气养阴的药物翁老常用黄芪、党参、沙参、麦冬、五味子、玉竹、生地等等配伍活血化瘀的药物，但翁老认为黄芪补脾肺之气、偏于走表；党参既补脾气、同时也补心气，偏于走里；而太子参,不但补心气,而且气阴双补,所以对于典型的气阴两虚的患者,翁老更多的选用太子参。翁老临床擅于应用益气养阴活血法,用于治疗冠心病、心力衰竭、心律失常等疾病。翁老应用补气药多用黄芪,黄芪"补元阳,充腠理,治劳伤,长肌肉。气虚而难汗者可发,表疏而多汗者可止。其所以止血崩血淋者,以气固而血自止也;故曰血脱益气"。翁老用黄芪多配伍养阴药如北沙参、黄精、玉竹。其中,翁老最常用的是北沙参。北沙参"甘淡而寒,其体清虚,专补肺气,因而益脾与肾"。《本草纲目》认为黄芪也入脾肺,性味甘温;北沙参性味甘寒,二者为伍,甘味以益气,而一寒一温,相和则平,因此二者相和益气而不温燥,养阴而不寒凉,可谓相得益彰,因此翁老最常用这两味药。另外翁老常用黄精与黄芪相配。黄精,甘、平,归脾、肺、肾经。补气养阴,健脾,润肺,益肾。《日华子本草》:"补五劳七伤,助筋骨,生肌,耐寒暑,益脾胃,润心肺"。《本草纲目》:"补诸虚,止寒热,填精髓"。因为黄精甘平,既补气又养阴,与黄芪相配,可以济黄芪之温燥,益气养阴,并行不悖。翁老养阴药有时也配伍玉竹。玉竹,味甘,性平。归肺、胃经。《日华子本草》:"除烦闷,止渴,润心肺,补五劳七伤,虚损,腰脚疼痛,天行热狂"。《本草纲目》:"主风温自汗灼热,及劳疟寒热,脾胃虚乏,男子小便频数,失精,一切虚损"。

(4)因时制宜的阴虚血瘀观:因时制宜是指根据时令气候节律特点,来制订适宜的治疗原则,因时之"时"主要指自然界的时令气候特点。《灵枢·岁露论》说:"人与天地相参也,与日月相应也"。因而年月季节既可影响自然界不同的气候特点和物候特点,同时对人体的生理活动与病理变化也带来一定影响。因此翁老在治疗高血压时非常注重根据季节变化来调整用药。

到了秋季时节,天气干燥易伤阴,因此翁老在治疗高血压的处方中亦常常加用北沙参、麦冬等养阴之品。北沙参,甘苦淡,凉,《本草从新》:"专补肺阴,清肺火,治久咳肺痿"。《饮片新参》:"养肺胃阴,治劳咳痰血"。麦冬,甘,微苦,微寒,归心、肺、胃经。《本草汇言》:"清心润肺之药。主心气不足,惊悸怔忡……或虚劳客热,津液干少;或脾胃燥涸,虚秘便难"。翁老北沙参一般用10~15g,麦冬10~12g,配伍活血化瘀药物,但尽量不用如川芎、降香等温燥之性的活血化瘀药物。

到了夏季,天气湿热,翁老则会用藿香、佩兰、荷叶、薄荷同用,但湿热也常常耗气伤阴,所以《千金方》才有夏月常服生脉饮的治疗。暑热伤阴,不但要注意去湿,还要注意护阴,因此也常常会用石斛、沙参、麦冬、天冬等养阴不助湿的药物配伍活血化瘀。

2. 运用养阴活血法治疗各种疾病经验

(1)冠心病:冠心病心绞痛久病易耗气损伤阴津,故兼见阴虚证者,宜配伍养阴生津之品。翁老一般选用北沙参、南沙参、生地、麦冬、玄参、玉竹、石斛等甘凉质润的养阴药,只因气滞血瘀或久病气血失调易生内热,故养阴生津同时应注意选择不滋腻助热之品。活血药方面一般多用桃仁、当归等药物,既可活血化瘀,又有润燥滑肠之功。其中当归养阴血,又有辛温开散之性,对于治疗因气血不疏、津液聚集、输布不利所致阴津亏虚的表现尤为合适。冠心病心绞痛久病多见虚证、血瘀。而虚损日久,气血生化乏源,加之瘀血阻碍新血化生,故常可兼见血虚之证。用药则一般以阿胶珠、龙眼肉、大枣为主,并配伍兼有养血活血功能的当归、丹参、鸡血藤等药物,使补而不滞。

翁老在临床中应用"冠心2号"得心应手。但在不断的临床实践中翁老发现由于冠心病是一个慢性疾病,往往需要长期服药,翁老有一些较重的患者服药三五年的很常见,因此临床上就需要一个适合长期服用的方剂。"冠心2号"的药性虽然已近平和,但降香一味长期服用毕竟芳香耗散伤阴,用于冠心病急性期有较好的缓解心绞痛的作用,但若长期服仍嫌其有伤阴之弊。因此翁老从临床出发,改降香为郁金,用郁金既保留了降香活血、行气、通窍的长处,又较为温和,避免了降香久服耗散气血的弊端。因此郁金、红花、川芎、丹参、赤芍成为了翁老临床常用的固定方剂,翁老称为"冠心3号"。翁老应用此方非常灵活,郁金通散活血,但性味寒凉,改降香为郁金,是变"温通"为"凉通",而且不伤阴,对于阴虚血瘀的患者翁老常常以冠心3号为基础,有时候去掉温燥之川芎,加北沙参、麦冬、玉竹等。

(2)高血压:翁老治疗高血压会从多角度着眼,例如患者的年龄因素。翁老非常重视高血压患者年龄对病机的影响。例如患者如果是青年,翁老认为患者多为在肝阳上亢的基础上有肝火上炎的因素,青年人阳气盛,肝火容易偏盛,常常是引起高血压的病因之一,同时也是病机之一,患者常常舌红苔黄腻,情绪急躁,易怒,脉弦有力常伴有洪大之象,翁老对于这样的患者常常用珍珠母重镇平肝,用夏枯草、黄芩、菊花清泄肝火;青年人无论是因为工作加班还是娱乐,经常熬夜,日久会阴虚,翁老常常用北沙参、麦冬、石斛等养阴清热的药物。

对于中年人,翁老认为中年人肝肾始衰,同时由于中年人无论是工作还是家庭都有较大的压力,多是劳心过度,耗伤心神,耗伤心血。因此翁老对于中年的高血压患者,在平肝潜阳、补肝肾的基础上尤其注重养心阴、养肝血,安神养心,故临床常用五味子、当归、酸枣仁。老年人肝肾已衰,所以必然在这部分高血压患者的治疗中一般会应用补肝肾的药物,但翁老认为虽然高血压的患者多肝肾阴虚,但实际上多是阴阳两虚,只是相对阳来讲,阴分更虚一些,因此补阴不要过度,要注意阴阳平衡,有时常常应用阴阳平补的方法,如多用杜仲、桑寄生。又如熟地黄、生地黄,翁老也用这两味药阴阳并补,但剂量都不会超过15g,一般就是10~12g。更常用的是二至丸,即女贞子、旱莲草,滋阴而不滋腻。

三、方药解析

（一）翁老常用养阴活血组方

【组成】丹参12g,川芎12g,红花12g,赤芍12g,生地10g,知母12g,麦冬10g,太子参12g,北沙参12g,五味子10g。

【功用】养阴活血。

【主治】阴虚血瘀证。症见胸部疼痛,灼痛隐痛为主,心慌烦躁,心悸怔忡,五心烦热,口燥咽干,潮热,夜间盗汗明显,舌暗红,苔少或少泽,苔薄或剥,脉细数或结代。

【方解】本方以冠心2号方活血化瘀为主,太子参、麦冬、五味子,为生脉饮的变化,益气养阴,为加强养阴的力量。变人参为太子参,太子参味甘、微苦,性平,归脾、肺经,体润性和、补气生津;再加北沙参,味甘,性凉,养阴清肺,益胃生津;生地黄,既可养阴,又可活血通脉;知母滋阴降火。

（二）翁老使用养阴药物作用

1. **北沙参**

【性味归经】味甘、微苦,性微寒。归肺、胃经。

【作用功效】养阴清肺,益胃生津。

【主治病证】用于肺热燥咳,劳嗽痰血,热病津伤口渴。

【翁老经验】沙参分南、北两种,一般认为两药功效相似,均属养阴药,具有养阴清肺,益胃生津的功效。北沙参功效较佳,专长于入"胃",偏于养阴生津止渴。翁老一般用量12g。

2. **南沙参**

【性味归经】味甘,性微寒。归肺、胃经。

【作用功效】养阴清肺,清胃生津,补气,化痰。

【主治病证】主治气管炎,百日咳,肺热咳嗽,咯痰黄稠。

【翁老经验】南沙参专长于入"肺",偏于清肺祛痰止咳。翁老一般用量12g。

3. **麦冬**

【性味归经】味甘、微苦,性微寒。归胃、肺、心经。

【作用功效】养阴生津,润肺清心。

【主治病证】用于肺燥干咳,阴虚痨嗽,喉痹咽痛,津伤口渴,内热消渴,心烦失眠,肠燥便秘。

【翁老经验】翁老临床常将其用于热伤气阴,心烦口渴,汗出体倦者,多与北沙参、玉竹、知母等配伍使用；或用于因心阴不足，导致心烦不眠，舌红少苔，多与酸枣仁、丹参、夜交藤、合欢皮等配伍使用；或用于因胃阴不足，导致的舌干口渴，纳呆不饥等症，多与玉竹、党参、茯苓等配伍使用。翁老一般用量12~15g。

4. 天冬

【性味归经】味甘、苦，性寒。归肺、肾、胃经。

【作用功效】养阴润燥，清肺生津。

【主治病证】治阴虚发热，咳嗽吐血，肺痿，肺痈，咽喉肿痛，消渴，便秘。

【翁老经验】天冬功能润燥滋阴，清肺降火。临床多与麦冬同用，以养阴生津，治疗阴虚重者；其配伍决明子、当归、麻仁、生地还可用于肠燥便秘。翁老一般用量为10~15g。

5. 百合

【性味归经】味甘，性微寒。归肺、心、胃经。

【作用功效】养阴润肺，清心安神。

【主治病证】阴虚久嗽，痰中带血，热病后期，余热未清，虚烦惊悸、失眠多梦、精神恍惚，痈肿，湿疮。

【翁老经验】翁老临床常用百合，配伍酸枣仁、远志、合欢皮，养心安神定志，用于各种慢性疾病导致的焦虑抑郁、神经衰弱、心烦失眠等症；或以百合为主药，配伍生熟地、麦冬、贝母，取百合固金汤之意，治疗肺燥咽痛、咳喘痰血等症。翁老一般用量10~15g。

6. 石斛

【性味归经】味甘，性微寒。归胃、肾经。

【作用功效】益胃生津，滋阴清热。

【主治病证】用于阴伤津亏，口干烦渴，食少干呕，病后虚热，目暗不明。

【翁老经验】翁老临床常用石斛与玉竹、北沙参、玄参等配伍，治疗高血压、糖尿病、动脉粥样硬化等疾病的胃肾阴虚，或阴虚火旺证，症见口渴，多饮，虚劳消瘦，头晕目眩，肾虚腰痛等症。同时翁老认为，石斛具有补肾益肝明目之功效，对于老年人因肝肾不足，导致的两目昏花，视物模糊者，多配伍熟地、山药、山茱萸、枸杞子、菊花等，取石斛夜光丸之意，补肝肾明目。翁老一般用量10~15g。

7. 玉竹

【性味归经】味甘，性微寒。归肺、胃经。

【作用功效】养阴润燥，生津止渴。

【主治病证】燥咳，劳嗽，热病阴液耗伤之咽干口渴，内热消渴，阴虚外感，头昏眩晕，筋脉挛痛。

【翁老经验】翁老常用玉竹配伍北沙参、麦冬、五味子,用以养阴润燥,生津止渴。用于肺胃阴伤导致的燥热咳嗽、咽干口渴,或阴虚燥热导致的口干、消渴;或用于心衰患者,常规应用利尿药导致的阴虚证。翁老一般用量10~15g。

8. 黄精

【性味归经】味甘,性平。归脾、肺、肾经。

【作用功效】补气养阴,健脾,润肺,益肾。

【主治病证】用于治疗脾胃虚弱,体倦乏力,口干食少,肺虚燥咳,精血不足,内热消渴等症。

【翁老经验】翁老常用黄精配伍生黄芪、生晒参、党参等,用以补肾健脾,益气养阴生精,治疗老年冠心病、心力衰竭气阴两虚者。《本草便读》有:"黄精,为滋腻之品,久服令人不饥,若脾虚有湿者,不宜服之,恐其腻膈也。此药味甘如饴,性平质润,为补养脾阴之正品"。由于黄精为滋腻之品,故在应用时常配伍陈皮、砂仁、郁金等理气健运之品,或联合应用荷叶、藿香、佩兰等芳香醒脾之品,以防滋腻碍脾胃。翁老一般用量12~15g。

9. 旱莲草

【性味归经】味甘、酸,性寒。归肝、肾经。

【作用功效】滋补肝肾,凉血止血。

【主治病证】肝肾不足,眩晕耳鸣,视物昏花,腰膝酸软,发白齿摇,劳淋带浊,咯血、吐血、衄血、尿血,血痢,崩漏,外伤出血。

【翁老经验】翁老临床常用旱莲草与女贞子同用,即二至丸,以补益肝肾,治疗因肝肾阴虚导致的一系列症状。若两目干涩,视物昏花,可加枸杞子、当归、菊花、决明子等养肝明目之品;若头晕目眩较甚,还可加天麻、葛根、钩藤等平肝清肝之品;若腰膝酸软、畏寒肢冷等肾阳虚症状显著,则同时配伍应用菟丝子、巴戟天、肉苁蓉等阴阳并补。翁老一般用量为10~15g。

10. 女贞子

【性味归经】味甘、苦,性凉。归肝、肾经。

【作用功效】滋补肝肾,乌须明目。

【主治病证】肝肾阴虚,头晕目眩,须发早白,视物昏花,阴虚发热。

【翁老经验】女贞子为清补之品,药性较平和,翁老临床多用于肝肾阴虚需长期调补者,多与旱莲草同用,取二至丸之意,以滋补肝肾。翁老一般用量10~15g。若耳鸣耳聋,可与菊花、天麻、枸杞子等同用;若腰膝酸软,可与熟地、菟丝子、杜仲、川断等同用。

11. 龟板

【性味归经】味甘,性寒。归肾、肝、心经。

【作用功效】滋阴,潜阳,益肾健骨,养血补心。

【主治病证】肝肾阴虚所致的阴虚阳亢、阴虚内热、阴虚风动,症见惊悸、失眠、健忘、潮热、盗汗、五心烦热,或麻木拘急、肢体抽搐,舌红而干等。

【翁老经验】临床多配伍白薇、地骨皮、知母、生地等补肝肾,清虚热,治疗肝肾阴虚内热证;对肝肾阴虚导致的阳亢于上,头晕目眩,常配伍生牡蛎、珍珠母、天麻、钩藤、川牛膝重镇潜阳,平肝止眩晕;因心血不足导致的心神失养、惊悸虚烦、失眠健忘,常配伍远志、生龙骨、石菖蒲等重镇养心安神。翁老一般用量15g。腹甲所熬之胶称龟板胶,常用于膏方中,以养血补血。

12. 五味子

【性味归经】味酸、涩,性寒。归肺、大肠、肾经。

【作用功效】收敛固涩,益气生津,补肾宁心。

【主治病证】咳嗽,咯血,自汗,盗汗,遗精崩漏。

【翁老经验】《本经》记载,五味子"主益气,补不足,强阴,益男子精"。翁老临床常与北沙参、麦冬配伍,取生脉饮之意,用于慢性心衰、冠心病、糖尿病等气阴两虚证,以益气生津、敛肺止汗;对于阴液不足之盗汗、口渴,常配伍麦冬、玄参等滋补养阴;五味子能补肾养心,故常与酸枣仁、柏子仁、夜交藤合用以养心安神,一般用量6g。

13. 白芍

【性味归经】味苦、酸,性微寒。归肝、脾经。

【作用功效】养血敛阴,柔肝止痛,平抑肝阳。

【主治病证】适用于阴虚发热、月经不调、胸腹胁肋疼痛、四肢挛急,泻痢腹痛、自汗盗汗、崩漏、带下等症。

【翁老经验】芍药,始载于《神农本草经》;《本草经集注》分为赤、白两种。素有"白补赤泻、白收赤散"之说,即白芍较之赤芍更偏于补阴,偏于收敛;而赤芍更偏于活血散瘀。故翁老临床常用白芍与养阴、利水、凉血、安神、理气、补血、活血化瘀等药物联用,如五味子、茯苓、赤芍、首乌藤、炒酸枣仁、香附、丹参、当归等,以养阴血,柔肝止痛,平抑肝阳为主要功效。一般用量10~15g。

14. 阿胶

【性味归经】味甘,性平。归肺、肝、肾经。

【作用功效】补血,滋阴,润肺,止血。

【主治病证】用于血虚萎黄,眩晕心悸,肌痿无力,心烦失眠,虚风内动,肺燥咳嗽,劳咳咯血,吐血,便血崩漏等。

【翁老经验】阿胶药食两用,为传统的滋补上品,多用于补血养阴,尤其是更年期、老年期女性患者,表现为肝肾亏虚,阴血不足的患者。可与熟地、当归、黄芪等补益气血药同用;亦可与淫羊藿、巴戟天、旱莲草、女贞子、枸杞子等补益肝肾药同用;或与龟板、鳖甲、白芍、生地等滋补养阴药配伍;同时予陈皮、枳壳、柴胡、香附、佛手、砂仁等理气药配伍,以使补而不滞。阿胶也是膏方的五大胶类之一,故为翁老滋补调养膏方的必用药物之一。翁老一般用量12~15g。

15. 生地黄

【性味归经】味甘、苦,性凉。归心、肝、肾经。

【作用功效】滋阴清热,凉血补血,润肠通便。

【主治病证】温热病之高热、口渴、舌红绛;阴虚火旺的口干口渴、头晕目眩;心阴不足,心火偏亢,惊悸怔忡,心烦不眠;肠燥津伤之便秘。

【翁老经验】生地,味甘性寒能生津,有养阴润燥生津的作用,故临床多配伍白芍、玄参、麦冬、五味子等养阴生津之品;其味甘苦、性寒而入血分,能清营血分之热,故多与赤芍、玄参、麦冬、竹叶、丹参等配伍,以凉血活血;同时因其质润多液,亦常与火麻仁、决明子、肉苁蓉等配伍以润肠通便,对于老年、体质虚弱、素有便秘的慢性病患者尤为适宜,通便而不伤正气。一般用量10~15g。

16. 太子参

【性味归经】味甘、微苦,性平。归脾、肺经。

【作用功效】益气生津,补肺健脾。

【主治病证】治肺虚咳嗽,脾虚食少,心悸,怔忡,水肿,消渴,精神疲乏。

【翁老经验】太子参具有以下特点:①益气但不升提;②生津而不助湿;③扶正却不恋邪;④补虚又不峻猛。用于某些确需补益而又不宜使用人参的病证。翁老临床对于气阴两虚的患者常会选用太子参,多于其他参类。翁老一般用量10g。

17. 知母

【性味归经】味苦,性寒。归肺、胃、肾经。

【作用功效】滋阴降火,润燥滑肠。

【主治病证】治烦热消渴,骨蒸劳热,肺热咳嗽,大便燥结,小便不利。

【翁老经验】翁老常用知母配伍生石膏、黄芩、黄连等清热,并能养阴;对老年肠燥便秘常配伍生地、火麻仁、决明子润肠通便;下焦湿热常配黄柏,以清利湿热。翁老一般用量10~12g。

18. 山萸肉

【性味归经】味酸、涩,性微温。归肝、肾经。

【作用功效】补益肝肾,收敛固涩。

【主治病证】腰膝酸痛,头晕耳鸣,健忘,遗精滑精,老人遗尿尿频,崩漏带下月经不调,大汗虚脱,内热消渴。

【翁老经验】山萸肉,具有补力平和、壮阳而不助火,滋阴而不腻膈,收敛而不留邪的特点,故临床常配伍黄精、生地、旱莲草、女贞子、淫羊藿、巴戟天、菟丝子等用于肝肾不足的老年高血压偏肾阴虚的患者。翁老一般用量6~12g。

四、医案分析

1. 养阴活血治疗支架术后伴心房扑动

叶某某,男,60岁。

主诉:胸闷憋气、严重失眠,房扑6个月余。

现病史:患者于2002年4月因心梗植入支架1枚。2013年6月4日冠脉造影提示右冠脉全程弥散性狭窄,最近端最重95%狭窄,中段最重85%狭窄,远段85%狭窄,左室后支开口狭窄80%。遂再次植入5枚支架。就诊时见证:面色灰暗,眼周发黑,精神萎靡,需要将头部靠在桌子上,语声低微无力,焦虑抑郁,心烦急躁,五心烦热,盗汗明显,严重失眠,胸闷憋气,饮食不香,大便干。舌质紫红,舌苔少,舌面干,裂纹明显。脉弦细结代。

既往史:陈旧性广泛前壁心肌梗死,支架植入后,左心扩大,阵发性房颤,高血压,2型糖尿病,糖尿病肾病,阑尾炎切除术后。

西医诊断:冠心病,支架植入术后,心房扑动,阵发性房颤,高血压,2型糖尿病,糖尿病肾病。

中医诊断:胸痹——阴虚血瘀。

治法:养阴活血。

处方:生黄芪15g,太子参15g,麦冬10g,五味子10g,合欢皮15g,丹参15g,川芎12g,红花12g,赤芍12g,茯苓15g,车前草15g,川牛膝12g,葛根15g,天麻12g,佛手12g,神曲15g,炒白术12g,当归12g,菊花12g,黄连10g,酸枣仁15g。30剂。

二诊:患者喘憋明显,吞咽困难,乏力,但程度较前缓解,精神状况较前有所改善,睡眠情况有所改善,四肢冰冷,大便正常,舌质暗红苔薄白,脉微细。

处方:三七粉3g(冲服),生黄芪15g,南沙参12g,北沙参15g,丹参12g,川芎12g,红花12g,赤芍12g,桔梗15g,玉竹15g,苦杏仁10g,郁金12g,茯苓15g,香附10g,合欢皮15g,百合15g,鸡血藤15g。14剂。

三诊:活动后气短减轻,夜间可平卧,饮食不佳但较前有所改善,舌质紫红,少苔,脉沉细无力。2014-4-8心脏彩超:支架植入术后全心扩大,左室功能减低,左室心尖部室壁瘤形成,三尖瓣中度反流,肺动脉高压,射血分数31%,左室内径66mm,右室前后径28mm,左房前后径47mm,右房内径57mm×47mm。

处方: 生晒参10g(先煎),生黄芪15g,麦冬10g,黄精12g,五味子10g,玉竹15g,北沙参15g,百合12g,丹参15g,川芎12g,红花12g,赤芍12g,茯苓15g,车前草15g,生薏米15g,鸡血藤15g,川牛膝15g,酸枣仁15g,炒神曲15g,鸡内金12g。30剂。

按语: 翁老不拘泥于活血化瘀治疗,强调治病要详审病机,辨别虚实标本主次,有针对性地治疗。本例患者心前区闷痛、舌暗红,为有瘀证候,但以性情急躁、心烦易怒、严重失眠、夜间盗汗明显为主要表现,气阴两虚、加之瘀血为主要病机,故治宜养阴活血化瘀为主。本案以养阴益气、兼祛热邪水湿为主,配合冠心3号方,共奏养阴益气、清热活血通脉之效。

2. 补肾养阴,平肝活血治疗高血压

朱某某,女,52岁。2008年12月1日初诊。

主诉: 阵发头晕10年,加重一年。

现病史: 患者高血压10年,反复更换多种降压药物,血压一度控制良好。但近年来逐渐出现头晕、头胀等症状,视力减退明显。去年闭经,有烘热、出汗等症状,血压160/100mmHg左右。刻下症: 眠好,大便正常,舌质红,苔黄腻,脉细弦。

西医诊断: 高血压。

中医诊断: 眩晕——肝肾阴虚,肝阳上亢。

治法: 补肾养阴,平肝活血。

处方: 天麻12g,钩藤12g(后下),葛根15g,黄芩12g,菊花12g,白薇12g,杜仲12g,赤芍12g,郁金12g,川芎12g,珍珠母20g(先煎),酸枣仁15g,五味子10g,女贞子12g,旱莲草12g。7剂。

二诊(2008年12月10日): 血压120~140/70~90mmHg,头晕好转,但仍有头痛,视物不清,睡眠好,心不烦,脉细,苔薄黄腻。

处方: 天麻10g,钩藤12g(后下),葛根15g,黄芩12g,杜仲12g,珍珠母20g(先煎),酸枣仁15g,五味子10g,土茯苓12g,泽泻12g,菊花12g,谷精草12g,决明子12g。14剂。

按语: 患者中年女性,正值围绝经期,肝肾亏虚,阴虚不能制阳,阳亢于上,上扰清窍,致头晕、头痛。予女贞子、旱莲草、白薇补肝肾之阴,清虚热;天麻、钩藤、葛根、黄芩、菊花,平肝阳、清肝火。患者虽然没有睡眠障碍,翁老仍然用了珍珠母、酸枣仁、五味子安神养心,意在安神使血脉和顺,赤芍、郁金、川芎活血调血以助血脉调畅。复诊血压下降,但湿热仍盛,故加土茯苓、泽泻等清利湿热。女性高血压患者,更年期时由于内分泌失调,情绪变化大,导致血压极其不稳定,翁老认为这部分患者多是肝肾阴虚所致,以阴虚火旺为主,因此治疗以滋阴补肾、平肝清肝、清虚热为法,同时注意安神养心。翁老临床多用女

贞子、旱莲草配伍,意取二至丸,以滋补肝肾。翁老还常用地骨皮、白薇、胡黄连清虚热。

3. 益气养阴,活血利水治疗扩张型心肌病合并心力衰竭

张某某,男,65岁。2008年6月30日初诊。

现病史:患者2005年9月因心力衰竭、房颤就诊,诊断扩张型心肌病。左室内径74mm,射血分数39%。2007年进一步加重,喘憋不能平卧,经治疗好转。就诊时症见:时有喘憋,但可平卧,活动后加重,出汗多,烦躁,心悸,咳嗽咳痰,耳鸣。舌质黯,苔中部黄,脉结代。

西医诊断:扩张型心肌病,心力衰竭。

中医诊断:喘证——气阴两虚,瘀血内阻。

治法:益气养阴,兼以活血。

处方:生黄芪15g,黄精15g,玉竹12g,丹参15g,红花12g,赤芍12g,葛根15g,杏仁10g,桔梗15g,远志10g,土茯苓15g,泽泻15g。7剂。

二诊(2008年7月14日):喘憋减轻,活动量增加,仍汗出,但较前稍好,早上痰多,乏力较重。

处方:生黄芪15g,黄精15g,白术12g,防风12g,玉竹12g,丹参15g,红花12g,赤芍12g,桔梗15g,土茯苓15g,车前草15g。14剂,以后以此方出入加减。

三诊(2009年4月30日):患者活动量较大,可上五层楼,每天可去集贸市场购物,出汗减少,少量咳痰,苔干而黄,脉细弦。

处方:太子参15g,北沙参15g,麦冬15g,五味子10g,玉竹12g,黄芪20g,山萸肉10g,赤芍12g,红花12g,川芎12g,白果10g,茯苓15g。14剂。

患者一直以益气养阴活血之法出入加减,患者2009年10月复查超声左室内径60mm,EF 45%。

按语:患者诊断扩张型心肌病,心衰较重,翁老辨证为气阴两虚、血瘀阻络,以生黄芪、太子参、白术益气;黄芪、白术、防风又为玉屏风散之意;黄精、玉竹、北沙参、麦冬、五味子、山萸肉养阴;太子参、麦冬、五味子又为生脉饮,为益气养阴之代表方;赤芍、红花、川芎活血;桔梗、杏仁等止咳化痰;茯苓、泽泻利水。翁老以此方出入加减,患者坚持服用,终使活动耐量明显增加,左室内径减小,射血分数增加,取得了较好的疗效。

五、自身临床经验

在学生的临床中学习应用翁老养阴活血法广泛应用于心血管疾病中,如冠心病、高血压、心力衰竭、心律失常、高脂血症以及各种疑难疾病。在学习翁老养阴活血的基础上,学生又进一步将养阴活血之法细分如下:阴虚见于肺阴

虚、心阴虚、脾胃阴虚、肝阴虚、肾阴虚,不同脏腑的阴虚应该选用不同的药物。

心阴虚:心主血,心藏神,心阴不足常常会导致心神不安、失眠、心悸、焦虑等,因此多会选用补心阴安神的药物配伍活血化瘀药,酸枣仁常用15g,五味子10~15g,珍珠母15~20g,夜交藤15g。神安,心才能主血脉,血脉调畅,瘀阻得行,心脉则通。酸枣仁,味酸,平,入心、脾、肝、胆经。《别录》:"主烦心不得眠,脐上下痛,血转久泄,虚汗烦渴,补中,益肝气,坚筋骨,助阴气,令人肥健"。朱震亨:血不归脾而睡卧不宁者,宜用此(酸枣仁)大补心脾,则血归脾而五藏安和,睡卧自宁。《本草汇言》:"酸枣仁,均补五藏,如心气不足,惊悸怔忡,神明失守"。五味子性温,味酸甘,归肺、心、肾经,对中枢神经系统具有明显的镇静作用。夜交藤,甘微苦,平,入心、脾、肾、肝经。养心,安神,通络,祛风,共奏安神定志之功。活血化瘀药多用丹参,丹参微凉,养血活血,不伤阴。

肝阴虚:常有眼睛干涩,月经不调,心绞痛常常表现为冠状动脉痉挛出现变异性心绞痛,肝阴不足,阴虚肝风内动,常常出现高血压。因此要用养肝阴活血化瘀的药物。如赤芍酸寒,养阴活血;丹皮,苦寒,不但能够活血化瘀,还可以泻肝中相火。

肾阴虚:常常出现腰酸、五心烦热、盗汗等症状,高血压、糖尿病的患者常见,临床上多选用生地黄。《药性论》:"解诸热,破血,通利月水闭绝,亦利水道,捣薄心腹,能消瘀血。患者虚而多热,加而用之"。《本草从新》:"泻小肠火,清燥金,平诸血逆,消瘀通经"。

肺阴虚:常常用北沙参、南沙参、麦冬、知母配伍活血化瘀药。

脾胃阴虚:则多用活血化瘀药配伍山药、石斛、玉竹、黄精等药。

(张　东)

第十二节　补血活血法

补血活血法是补血养血药物与活血化瘀药物联合使用的方法,用于治疗气血亏虚,瘀血内阻所致的各种疾病。血虚与血瘀有着一定关系,血虚脉道干涩,血行不畅,或离经之血即为瘀血;瘀血阻滞,脉道不畅,脏腑失于濡养,也会导致或加重血瘀。翁老认为瘀血不去,新血难生,故治疗时要补血与活血兼顾,补血而不滋腻,活血而不伤正。

一、治法源流

血,是循行于脉中的富有营养的红色的液态物质,是构成人体和维持人体生命活动的基本物质之一。血主于心,藏于肝,统于脾,布于肺,根于肾,有规律地循行脉管之中,在脉内营运不息,充分发挥灌溉全身的生理效应。血虚周身失养,出现全身多种衰弱表现,需以补血法进行治疗。

1. 先秦时期

《内经》是我国早期的医学理论著作之一,其中已有"血枯"、"血脱"、"血虚"等代表血虚的病证名称,而且对于血的化生、循行、功效、血虚证的临床表现及治疗方法等进行了相关论述。《灵枢·决气》说:"中焦受气取汁,变化而赤,是谓血"。《灵枢·营卫生会》云:"中焦……泌糟粕,蒸津液,化其精微,上注于肺脉,乃化而为血,以奉生身,莫贵于此"。说明脾胃运化,化生水谷精微,变赤为血,可以濡养周身。如果胃不受纳,长期饮食营养摄入不足,脾虚无以化生精微,则无物生血。《灵枢·决气》篇云:"血脱者,色白,夭然不泽,其脉空虚,此其候也"。提出了面色㿠白、爪甲苍白、脉道空虚等是血虚证的临床表现。《灵枢·营卫生会》云:"血者,神气也"。《素问·宣明五气论》说:"心藏神,肺藏魄,肝藏魂,脾藏意,肾藏志"。血是精神活动的物质基础,血虚可以出现心悸、恐惧等症状。《素问·三部九候论》提出的"虚则补之"以及《素问·阴阳应象大论》提出的"精不足者,补之以味"这是补益大法形成的理论基础。

气血是构成人体的基本物质,又是维持人体生命活动的物质基础,气血失和是疾病发生的主要原因。《素问·调经论》曰"人身所有者,血与气耳","五脏之道,皆出于经隧,以行气血,血气不和,百病乃变化而生"。论述了气血于脉道循行不畅造成血液瘀滞,化生百病。《内经》中虽无"瘀血"的提法,但有"恶血、留血"的记载。《内经》中还有"血脉凝泣","血气扬溢,络有留血"之描述。如《素问·缪刺论》说:"人有所堕坠,恶血留内"等有关瘀血形成的论述,并提出了"结者散之","留者攻之"和"血实宜决之","菀陈则除之者,出恶血也"等治则,确立了活血化瘀的理念。

2. 秦汉时期

《神农本草经》根据药物的性能和使用目的的不同分为上、中、下三品,以应"天、地、人"三才。上品无毒可以久服,大多属于滋补强壮之品,其中记载有人参、阿胶、地黄、大枣等养血药物的功效。

东汉张仲景所著《伤寒杂病论》阐述了血虚证的病因病机,论述了血虚证的临床表现,并创制了相应的方剂。《金匮要略·中风历节病脉证并治第五》曰"少阴脉浮而弱,弱则血不足,浮则为风,风血相搏,即疼痛如掣"。由于阴血先虚,风邪乘虚而入,由表侵及血脉,风血相搏,不通则痛。本证虽未提治法,但据其病机,当以养血为主,兼以祛风,此乃"治风先治血,血行风自灭"。《金匮要略·血痹虚劳病脉证并治第六》云:"男子面色薄者,主渴及亡血,卒喘悸,脉浮者,里虚也",此为血虚之脉症表现。《金匮要略·妇人产后病脉证治第二十一》云:"新产血虚、多出汗、喜中风,故令病痉;亡血复汗、寒多,故令郁冒;

亡津液,胃燥,故大便难";"血虚而厥,厥而必冒";"血虚下厥,孤阳上出,故头汗出",首先指出了失血是血虚的病因之一;其次论述了产后由于失血过多,血虚阴亏,津液外泄,汗出多,筋脉失养,虚风内动而抽搐痉挛;血虚阴亏,虚阳上浮而眩晕、昏冒;产后血虚,肠燥津伤而大便难;或产后失血,血虚阴亏,阳气独盛,迫津外出而见但头汗出等产后血虚诸症。书中还创制了多首治疗血虚证的养血名方,如治产后血虚寒凝腹痛的当归生姜羊肉汤;《金匮要略·妇人妊娠病脉证并治第二十》:"妇人有漏下者,有半产后因续下血都不绝者,有妊娠下血者,假令妊娠腹中痛,为胞阻,胶艾汤主之",此方可用于月经淋漓不净的漏下,或半产后下血不止者,或妇人妊娠期间,血液漏下不能入胞养胎者,均可以养血止血法治疗,用胶艾汤治之;《金匮要略·血痹虚劳病脉证并治第六》云:"虚劳虚烦不得眠,酸枣仁汤主之",思虑过度,暗耗阴血而虚烦不眠者,以安神养血法,用酸枣仁汤治疗。

3. 唐宋时期

唐·蔺道人所著《仙授理伤续断秘方》中首创四物汤,提出"凡伤重肠内有瘀血者用此",认为凡是跌打损伤,肠内有瘀血者都可用该方。

宋代《太平惠民和剂局方》将四物汤用于治疗妇科疾病:"调益荣卫,滋养气血。治冲任虚损,月水不调,脐腹㽲痛,崩中漏下,血瘕块硬,发歇疼痛,妊娠宿冷,将理失宜,胎动不安,血下不止,及产后乘虚,风寒内搏,恶露生瘕聚,少腹坚痛,时作寒热",主治妇人月经不调、崩中漏下、胎动不安、产后恶露不下等症,其中记载四物汤是妇女月经生育以及一切血病的通用方。

4. 明清时期

喻嘉言《医门法律》曰:"虚劳之证,《金匮》叙于血痹之下,可见劳则必劳其精血也。荣血伤,则内热起,五心常热,目中生花见火,耳内蛙聒蝉鸣,口舌糜烂,不知五味,鼻孔干燥,呼吸不利,乃至饮食不生肌肤,怠惰嗜卧,骨软足疲",指出血虚可有发热、眼花、耳鸣、口疮、疲劳倦怠等表现。"盖饮食多自能生血,饮食少则血不生,血不生则阴不足以配阳,势必五脏齐损,越人归重脾胃,旨哉言矣。至仲景《金匮》之文,昌细会其大意,谓精生于谷,谷入少而不生其血,血自不能化精,《内经》于精不足者,必补之以味。味者,五谷之味也,补以味而节其劳,则积贮渐富,大命不倾",阐述了血虚证的病因病机及治疗方法。

唐容川重视气血说,提出了阴阳水火气血论。认为:"人之一身不外阴阳,而阴阳二字,即是水火,水火二字即是气血。水即化气,火即化血"。水火气血本属一家,血虚者必致气虚,血脱则气散,对慢性出血者则宜气血双补,重视调理脾胃功能。其《血证论》阐述了各种血证的证治,还选录了二百余方。他强调采用"去瘀生新"治疗血证的原则,提倡止血、消瘀、宁血、补血四大治血证原则。"此时血之原委,不暇究治,惟以止血为第一要法,血止之后,其离经而未吐出者,是为瘀血,既与好血不相合,反与好血不相能……日久变证,未可预料,必亟为消除,以免后来诸患,故以消瘀为第二法,止吐消瘀之后,又恐血再潮动,则须用药安之,故以宁血为第三法,邪之所凑,其正必虚,去血既多,阴无有不虚者矣,阴者阳之守,阴虚则阳无所附,久且阳随而亡,故又以补虚为收功之法"。

王清任在总结了前人治疗瘀血经验的基础上,创立了自己的瘀血学说,强调了脏腑、气血与血瘀的关系,创立了补气活血法、行气活血法、温经活血法、温阳活血法等治疗方法,创制了补阳还五汤、五逐瘀汤等经典方剂。

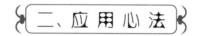

二、应用心法

(一)郭士魁补血活血法应用经验

郭老治疗疾病时注重气血辨证,因此益气活血的同时也注重补血,选择的活血化瘀药物多兼有补血作用,选用的健脾益气药物兼有养血作用。如益气活血汤(黄芪、党参、黄精、当归、川芎、赤芍、郁金)以黄芪、党参健脾益气养血,当归补血活血,配合活血化瘀药物使用。再如冠通方(党参、当归、郁金、薤白、鸡血藤、红花、三棱、莪术、乳香、没药)以党参健脾益气养血,当归、鸡血藤、红花补血活血,即使配伍三棱、莪术等破血行气活血药物,也无伤正之忧。

(二)翁老补血活血法应用经验

1. 血虚与血瘀有着密切关系

血虚脉道干涩,血不能运行全身,血运失畅,日久必导致血行滞缓,形成瘀血;瘀血不去,阻滞脉道,进一步影响血的运行,脏腑经络无以濡养,必然影响新血生成,更加重血虚。正因为血虚、血瘀相互影响,所以血虚与血瘀也常常相兼为病。血虚证需以补血药物为主治疗,血瘀证需以活血药物为主治疗。因此翁老在临床治疗时认为宜养血药与活血药相配伍,以达到养血活血,祛瘀生新的作用,用于瘀血内阻,新血未生,血瘀而兼血虚者。唐容川曾说:"不补血而去瘀,瘀又安能尽去哉?……补泻兼行,瘀既去而正不伤"。无论是心血管系统疾病,还是其他系统疾病,只要有血瘀证同时合并有气血亏虚时,就要采用补血活血法,如果单独、一味的活血化瘀治疗,反而易耗气伤血,疗效不佳。

2. 翁老补血活血治疗心血管疾病常见人群

(1)更年期:女子"七七,任脉虚,太冲脉衰少,天癸竭,地道不通,故形坏而无子也"。肾气渐衰,冲任脉亏虚,天癸将竭,肾精不足,精不生血,阴不生津,致津枯血燥,血液运行不畅而成瘀滞;肾阴亏虚,肾水不能上济心火,心火亢盛,灼津耗液,血行黏滞而成瘀;或水不涵木,木失条达,肝郁气滞,则致气机不畅,气滞则血行不利成瘀;或肝郁而化火,心火亢盛,心肝火旺,迫血妄行,溢出脉外,离经之血为瘀血;或肝阳上亢,气机上逆,血随气动皆可成血瘀。此时期以肾虚为本,血瘀为标,阴阳平衡失调,血瘀的形成可导致脏腑气血失和,功能失调。处于更年期的女性患者,如果既往有冠心病病史,则因肾虚血虚,加重了体内的瘀血,加速了病情的进展,加重了疾病的症状。

因此,翁老认为更年期妇女合并冠心病者,治疗时要以补肾养血,活血化瘀为法。同时,由于患者肾气衰,冲任亏虚,天癸将竭,精血亏虚,心肾不交,经常出现失眠多梦,心神不宁。治疗时需心肾同治,养心血,安心神,故佐以交通心肾,养心安神治法。临证选择药物时,以补肾养血药物为主,配伍活血化瘀药物使用。如:熟地、桑寄生、枸杞子、夜交藤、龟板、肉苁蓉、酸枣仁、天麻等。

（2）老年期:翁老就诊患者中多为老年冠心病患者,气血亏虚为发病的根本病因。老年期的特点就是多虚多瘀。老年人多有多种基础疾病,且久病多瘀。《读医随笔·虚实补泻论》曰:"叶天士谓久病必治络,病久气血推行不利,血络之中必有瘀凝……"年老久病,先天之肾与后天之脾亏虚,肾精血亏虚,脾虚不能化生精微,生成血液的物质不足,必然会造成血虚;或由于各种原因导致吐血、咳血、便血、尿血等失血性疾病而造成血虚。气虚推动血液运行无力,血虚脉道干涸血行不畅,均会导致血瘀。因此无论何种原因导致的血瘀状态是老年期的一种常见病理状态。正是由于此期虚实夹杂的特性,治疗时也要标本兼治,扶正祛邪,用药不能攻伐太过,并要根据病情虚实、轻重、缓急注意补虚扶正。临证时擅用和血及活血类药物,谨慎应用破血类药物。和血药物多使用养血活血之当归、鸡血藤、三七、丹参、芍药;健脾益气养血之黄芪、党参;补肾养血安神之夜交藤、酸枣仁。活血化瘀药物指有活血、行血、通瘀作用者,包括川芎、红花、川牛膝、生蒲黄、郁金、姜黄。慎用破血活血药物:如三棱、莪术。如果患者瘀血严重,可少量使用,同时配合益气扶正药物共同使用,使祛邪而不伤正。

3. 翁老临床治疗血虚型冠心病常用方法

（1）补血养血法:白芍、阿胶、大枣。

（2）健脾益气养血法:黄芪、党参。

（3）补肾养血法:熟地、桑寄生、枸杞子、夜交藤、龟板、肉苁蓉、酸枣仁、天麻。

（4）补血活血法:当归、鸡血藤、三七、丹参。

三、方药解析

（一）翁老常用养血活血古方今用

1. 胶艾汤

【来源】《金匮要略》

【组成】川芎12g，阿胶12g，甘草6g，艾叶6g，当归12g，芍药15g，干地黄15g。

【功用】养血活血，温经止血。

【主治】妇人漏下，或半产后下血不绝；妊娠下血，腹痛为胞阻；损伤冲任，月水过多，淋漓不断；跌打损伤，肠腹瘀血者。

【方解】方中以阿胶滋阴养血，固冲止血，艾叶暖宫安胎，止胎动下血，共为君药；当归、白芍、生地、川芎为后世的四物汤，功专养血调经，补冲任，安胎孕；甘草配白芍缓急止痛，诸药共为佐使。

2. 归脾汤

【来源】《正体类要》

【组成】白术12g，当归12g，白茯苓15g，黄芪（炒）12g，远志10g，龙眼肉15g，酸枣仁（炒）15g，人参10g，木香6g，甘草（炙）3g，生姜12g，大枣15g。

【功用】益气补血，健脾养心。

【主治】①心脾气血两虚证。心悸怔忡，健忘失眠，盗汗，体倦食少，面色萎黄，舌淡，苔薄白，脉细弱。②脾不统血证。便血，吐血，皮下紫癜，妇女崩漏，月经超前，量多色淡，或淋漓不止，舌淡，脉细弱。

【方解】方中以参、芪、术、草甘温之品，补脾益气以生血，使气血旺而血生；当归、龙眼肉甘温补血养心；茯苓、酸枣仁、远志宁心安神；木香辛香而散，理气醒脾，与大量益气健脾药配伍，使补而不滞；甘草调和脾胃，以资化源。全方共奏益气补血，健脾养心之功，为治疗思虑过度，劳伤心脾，气血两虚之良方。本方的配伍特点：一是心脾同治，重点在脾，使脾旺则气血生化有源，方名归脾，意在于此；二是气血并补，但重在补气，意即气为血之帅，气旺则血自生，血足则心有所养；三是补气养血药中佐以木香理气醒脾，补而不滞。

本方之宗旨符合翁老的临证理念，治心要调脾，脾旺则气血生化有源，正气充沛，祛邪之时不忘扶正；脾健运化如常，水液代谢正常，无痰湿之虑，同时服用药物之后，可以正常消化吸收，药物疗效甚佳；平素药物组方时注重使用理气醒脾开胃之品，如炒神曲、生山楂、鸡内金、佛手、木香等。治心之时除了活血化瘀通心脉外，注重养心血，安心神，双心同调。

3. 酸枣仁汤

【来源】《金匮要略》

【组成】酸枣仁15g,甘草6g,知母10g,茯苓15g,川芎12g。

【功用】养血安神,清热除烦。

【主治】虚烦失眠,心悸不安,头目眩晕,咽干口燥,舌红,脉弦细。

【方解】方中重用酸枣仁为君,以其甘酸质润,入心、肝之经,养血补肝,宁心安神。茯苓宁心安神;知母苦寒质润,滋阴润燥,清热除烦,共为臣药,与君药相伍,以助安神除烦之功。佐以川芎之辛散,调肝血而疏肝气,与大量酸枣仁相伍,辛散与酸收并用,补血与行血结合,具有养血调肝之妙。甘草和中缓急,调和诸药为使。诸药相伍,标本兼治,养中兼清,补中有行,共奏养血安神、清热除烦之效。

翁老认为目前患者的疾病越来越复杂,兼夹症状很多,无论是由于疾病病痛影响,还是生活家庭工作压力影响,很多患者存在焦虑抑郁等心理问题。此时在活血化瘀大法的基础上,身心同治、心肝同治疗效甚好。心主神明,心藏神,心具有主宰五脏六腑、形体官窍的一切生理活动和精神意识思维活动的功能。肝藏魂,主疏泄,调畅情志,调畅气机;肝失疏泄,气机失调,肝不藏魂,神志异常。故治心时,既要调心血、养心神,身心同治,又要疏肝气、养肝血,心肝同治。

4. 四物汤

【来源】《仙授理伤续断秘方》

【组成】白芍药15g,当归12g,熟地黄15g,川芎12g。

【功用】补血调血。

【主治】头晕目眩,心悸失眠,面色无华,妇人月经不调,量少或经闭不行,脐腹作痛,甚或瘕块硬结。舌淡,口唇、爪甲色淡,脉细弦或细涩。

【方解】方中熟地,甘温味厚质润,入肝肾经,长于滋养阴血,补肾填精,为补血要药,故为君药。当归,甘辛温,归肝、心、脾经,为补血良药,兼具活血作用,且为养血调经要药,用为臣药。佐以白芍养血益阴,川芎活血行气。四药配伍,共奏补血调血之功。

翁老临床使用本方时会根据患者病情灵活使用地黄及芍药。如果患者大便干,有热象,可将熟地换为生地,具有清热生津,凉血调经,润肠通便的作用,为加强补肾填精作用,常配合菟丝子、旱莲草联合使用;如患者血瘀明显,将白芍换为赤芍加强活血力量,如患者既有血虚血瘀,又有肝郁不疏情况,可白芍与赤芍联合使用。

5. 当归补血汤

【来源】《内外伤辨惑论》

【组成】黄芪15g,当归12g。

【功用】补气生血。

【主治】血虚阳浮发热证。肌热面赤,烦渴欲饮,脉洪大而虚,重按无力。亦治妇人经期、产后血虚发热头痛;或疮疡溃后,久不愈合者。

【方解】方中重用黄芪,其用量五倍于当归。其一:本方证为阴血亏虚,以致阳气欲浮越散亡,此时,恐一时滋阴补血顾里不及,而致阳气外亡,故重用黄芪补气而专固肌表,即"有形之血不能速生,无形之气所当急固"之理;其二:有形之血生于无形之气,故用黄芪大补脾肺之气,以资化源,使气旺血生。配以少量当归养血和营,则浮阳秘敛,阳生阴长,气旺血生,而虚热自退。翁老用此方多治疗血虚兼有血瘀的冠心病患者,病机以气血亏虚,瘀血阻滞为主,治疗以益气养血,活血化瘀为法。以黄芪益气生血,以资化源,使气旺血生,当归养血补血,活血化瘀。正是由于治疗目的的不同,药物所起到的作用不同,故药物之间的剂量配伍也不同,黄芪多用15g,当归多用10g。

6. 八珍汤

【来源】《丹溪心法》

【组成】当归12g,赤芍12g,川芎12g,熟地黄15g,人参10g,白茯苓15g,甘草3g,砂仁3g。

【功用】和气血,理脾胃。

【主治】气血两虚,脾胃不和之虚损者。面色苍白或萎黄,头晕目眩,四肢倦怠,气短懒言,心悸怔忡,饮食减少,舌淡苔薄白,脉细弱或虚大无力。

【方解】方中人参与熟地相配,益气养血,共为君药。白术、茯苓健脾渗湿,助人参益气补脾。当归、白芍养血和营,助熟地滋养心肝,均为臣药。川芎为佐,活血行气,使地、归、芍补而不滞。炙甘草为使,益气和中,调和诸药。

翁老养血补血时注重益气,擅于黄芪与参相配。其中北沙参性微寒,养阴清肺,益胃生津,气虚不甚,肺胃阴伤者翁老多用;太子参药性平和,补益脾肺,益气生津,为益气清补生津之品,补益力薄;党参补脾养胃,润肺生津,健运中气,益气以补血,健脾运而不燥,滋胃阴而不湿,润肺而不寒凉,养血而不滋腻,能鼓舞清阳,振动中气,而无刚燥之弊;人参晒干后为生晒参,因其性较平和,不温不燥,既可补气、又可生津,力量较党参、太子参强,适用于体质虚弱之人,增强体质和抗病能力,翁老使用较多;红参提高耐缺氧的能力比生晒参强,其性温,对于阳虚甚,病情重,疾病处于终末期的患者,可选用温补之力更强的红参。

(二)翁老常用补血活血组方

【组成】生黄芪12~15g,党参12~15g,当归10g,丹参15g,芍药12g,茯苓

12~15g,合欢皮15~20g。

【功用】益气补血,活血化瘀。

【主治】气血亏虚,瘀血内阻之证。症见面色萎黄或㿠白,气短乏力,头晕眼花,心悸多梦,胸闷胸痛,舌淡黯,脉沉细。

【方解】方中生黄芪、党参健脾益气,以资化源,使气旺血生,为君药。当归、丹参养血活血,补血而不留瘀,补而不滋腻,活血而不耗血,祛邪而不伤正,为臣药。芍药养血理气行血、茯苓健脾渗湿,宁心安神,为佐药。合欢皮活血化瘀,解郁安神,调和诸药为使药。全方共奏健脾益气,补血活血,养心安神之功。

（三）翁老使用补血活血药物作用

1. 白芍

【性味归经】味苦、酸,性微寒。归肝、脾经。

【作用功效】养血调经,柔肝平肝,缓急止痛,敛阴止汗。

【主治病证】适用于血虚萎黄,阴虚发热,月经不调,胸腹胁肋疼痛,四肢挛急,泻痢腹痛,自汗盗汗,崩漏带下,头痛眩晕等症。

【翁老经验】赤芍行气活血补血,以祛邪为主;白芍疏肝理气,养血柔肝,以扶正为主。芍药有通血脉,调肝血,善治血中之气结证。为加强疏肝柔肝力量,可白芍与赤芍同时使用。翁老一般用量为10~15g。

2. 阿胶

【性味归经】味甘,性平。归肺、肝、肾经。

【作用功效】补血止血,滋阴润肺,安胎。

【主治病证】血虚萎黄,眩晕心悸,肌痿无力,心烦不眠,虚风内动,肺燥咳嗽,劳嗽咳血,乏力,吐血尿血,便血崩漏,妊娠胎漏。

【翁老经验】目前随着人们生活水平的提高,越来越多的人服用膏方进行养生保健,强身健体,美容养颜,调理亚健康状态,阿胶为必用之品。同时也多用于治疗血液疾病、保胎安胎、月经病、防治老年病、防癌抗癌等方面。翁老一般用量为10~15g烊化。

3. 大枣

【性味归经】味甘、平,性温。归脾、胃、心经。

【作用功效】补中益气,养血安神,健脾益胃,缓和药性。

【主治病证】脾虚食少,乏力便溏,气血津液不足,营卫不和,心悸怔忡,妇人脏躁。

【翁老经验】大枣为药食同源之品,安全无毒,可长期服用,能够养血安神、滋补脾胃,如果年老体弱的人群经常食用大枣,能够增强体质、提高免疫力、延缓衰老。大枣中含有环磷酸腺苷,能增强肌力,扩张血管,增加心肌收缩力,对心血管疾病有良好的作用。但大枣性温,略滋腻,如脾胃不和,湿热或痰湿内盛、脘腹胀满、小儿疳积、纳呆食少、舌苔厚腻者慎用。翁老一般用量为10~15g。

4. 生黄芪

【性味归经】味甘,性微温。归肺、脾经。

【作用功效】补气升阳,固表止汗,利水消肿,生津养血,行滞通痹,托毒排脓,敛疮生肌。

【主治病证】气虚乏力,食少便溏,中气下陷,久泻脱肛,便血崩漏,表虚自汗,气虚水肿,内热消渴,血虚萎黄,半身不遂,痹痛麻木,痈疽难溃,久溃不敛。

【翁老经验】翁老临床多以生黄芪配伍党参、太子参、北沙参、生晒参以健脾益气扶正;配伍丹参、鸡血藤、三七粉等益气养血活血;配伍茯苓、葶苈子、车前草、桂枝等益气温阳利水。翁老一般用量为10~15g。

5. 党参

【性味归经】味甘,性平。归肺、脾经。

【作用功效】补中益气,健脾益肺,养血生津。

【主治病证】肺脾气虚,食少倦怠,脾虚泄泻,气血两亏,面色萎黄,咳嗽虚喘,心悸气短,津伤口渴,内热消渴。

【翁老经验】党参能健脾胃,健脾运而不燥,滋胃阴而不腻,养血而不偏滋腻,鼓舞清阳,振动中气,气血双补。临证时常与生黄芪配伍加强健脾益气扶正力量;与丹参、赤芍、川芎、郁金、桃仁、红花益气活血,使气行血亦行。翁老一般用量为10~15g。

6. 熟地黄

【性味归经】味甘,性微温。归肝、肾经。

【作用功效】补血滋阴,益精填髓。

【主治病证】血虚萎黄,眩晕耳鸣,心悸怔忡,月经不调,崩漏带下,不孕不育,产后诸病,腰膝酸软,骨蒸潮热,盗汗遗精,内热消渴,须发早白,肾虚喘促。

【翁老经验】翁老认为,熟地味厚气薄,能滋肾水,填肾精,养阴血,临床中常与当归、白芍、川芎同用养血活血;与山茱萸、龟板、鳖甲等同用补肾填精。翁老一般用量为10~15g。

7. 桑寄生

【性味归经】味苦、甘,性平。归肝、肾经。

【作用功效】祛风湿,益肝肾,强筋骨,通经络,安胎元。

【主治病证】风湿痹痛,腰膝酸软,筋骨无力,崩漏经多,妊娠漏血,胎动不安、头晕目眩。

258

【翁老经验】桑寄生有补肝肾,强筋骨,养血祛风作用。如患者为冠心病合并高血压,有头晕目眩,头胀痛,可桑寄生合并天麻、钩藤、决明子联合使用,共同达到补肝肾,平肝息风的作用。若患者有腰腿痛,腰酸腿软症状,桑寄生可与鸡血藤、络石藤、狗脊等药物配伍,以补肝肾,强腰膝,止痹痛。翁老一般用量为10~12g。

8. 枸杞子

【性味归经】味甘,性平。归肝、肾经。

【作用功效】滋补肝肾,益精明目。

【主治病证】血虚萎黄,头晕目眩,耳鸣耳聋,目视不清,腰膝酸软,阳痿遗精,消渴引饮。

【翁老经验】枸杞子补肾养血,填精明目,药食同源,安全、无毒副作用,不仅适用于治疗心脑血管疾病,在养生保健、亚健康调理、治未病中更常使用。《本草纲目》记载"枸杞子甘平而润,性滋补……能补肾、润肺、生精、益气,此乃平补之药"。与菊花、谷精草配伍补肾填精,养血明目;与生地黄、麦冬配伍,滋阴填精清热,治疗阴虚消渴。翁老一般用量为10~15g。

9. 夜交藤

【性味归经】味甘,性平。归心、肝经。

【作用功效】养血安神,祛风通络。

【主治病证】失眠多梦,血虚身痛,肌肤麻木,风湿痹痛,皮肤瘙痒。

【翁老经验】翁老认为夜交藤既有养血安神作用,作为藤类药物还可通利经络关节。与酸枣仁、柏子仁、远志合用养血安神,治疗阴虚血少之失眠;与鸡血藤、络石藤、狗脊合用养血祛风,通络止痛。翁老一般用量为10~15g。

10. 龟板

【性味归经】味咸、甘,性微寒。归肾、肝、心经。

【作用功效】养血安神,祛风通络。

【主治病证】用于阴虚潮热,骨蒸盗汗,头晕目眩,虚风内动,筋骨痿软,心虚健忘,腰膝酸软,血虚萎黄,崩漏带下。

【翁老经验】龟板又称龟甲,养血作用以龟甲胶更优。具有养心安神,养血通络的作用。配伍酸枣仁、柏子仁可滋心阴、宁心神;配伍生地、丹参、当归养血补阴;配伍丹皮、生地、玄参、麦冬可清虚火、养心阴;配伍秦艽、羌活、独活可祛风胜湿、舒利关节。龟板常规用量为15~30g,先煎。翁老一般用量10~15g,烊化。

11. 肉苁蓉

【性味归经】味咸、甘,性温。归肾、大肠经。

【作用功效】补肾阳,益精血,润肠通便。

【主治病证】阳痿不孕,腰膝酸软,筋骨无力,肠燥便秘。

【翁老经验】肉苁蓉既可温肾阳,补精血,还有润肠通便的作用。因此临证时对于既有肾虚血虚,又有便秘的患者翁老经常使用。如老年人气血亏虚,肠道动力不足,蠕动无力者,常与生黄芪、生地、火麻仁配伍益气润肠通便。如肠燥津伤便秘,常与生地、火麻仁、决明子配伍使用,清热滋阴,润肠通便。由于肉苁蓉性温,故相火偏旺、胃弱便溏、实热便结者禁用。翁老一般用量为10~20g。

12. 酸枣仁

【性味归经】味酸、甘,性平。归肝、胆、心经。

【作用功效】养心补肝,宁心安神,敛汗生津。

【主治病证】心肝血虚引起的心烦不安,心悸怔忡,失眠多梦,体虚多汗,津伤口渴。

【翁老经验】酸枣仁养心血、补肝血、安五脏,使气血调和,夜眠得安。因人寐则魂藏于肝,肝阴充足则能寐,若肝阴不足则不能藏魂,魂不归肝则不得眠。酸枣仁味酸平,仲景认为:“夫肝之病,补用酸”。用酸枣仁之酸味入肝,养肝血肝阴补肝之体;临床常与川芎、丹参、赤芍、郁金等合用。翁老一般用量为15~20g。

13. 天麻

【性味归经】味甘,性平。归肝经。

【作用功效】养血息风,平抑肝阳,祛风止痉,通络止痛。

【主治病证】用于血虚肝风内动的头痛眩晕,小儿惊风,癫痫抽搐,破伤风,肢体麻木,半身不遂,风湿痹痛等。

【翁老经验】对于有高血压或有头晕目眩、头胀痛等症状患者,配伍钩藤、决明子、桑寄生等药物,可共同达到补益肝肾,平肝潜阳,平眩定痛的作用,并有稳定血压的作用。同时也常与丹参、川芎、赤芍、郁金等活血化瘀药物共同使用,可起到养血活血,息风止晕作用。翁老一般用量为10~12g。

14. 当归

【性味归经】味甘、辛,性温。归肝、心、脾经。

【作用功效】补血活血,调经止痛,润肠通便。

【主治病证】血虚萎黄,眩晕心悸,月经不调,经闭痛经,崩漏,虚寒腹痛,肠燥便秘,肌肤麻木,风湿痹痛,跌扑损伤,痈疽疮疡等。

【翁老经验】补血宜用当归身,破血宜用当归尾,止血宜用当归炭,补血活血宜用全当归。当归补血行血,补中有动,行中有补,为血中之气药。无论血虚、还是血瘀所引起的一切病证,均可使用。翁老一般用量为10~15g。

15. 鸡血藤

【性味归经】味苦、甘,性温。入肝、肾二经。

【作用功效】活血补血,调经止痛,舒筋活络。

【主治病证】妇女月经不调,痛经,闭经,风湿痹痛,手足麻木,肢体瘫痪,腰膝酸痛,血虚萎黄等。

【翁老经验】鸡血藤有补血活血,通络止痛之功效,藤类药物可入人体之微小络脉。腰腿疼痛常与狗脊、络石藤、路路通、丝瓜络等药物联合使用;冠心病,心绞痛者常与丹参、川芎、郁金、赤芍、桃仁、红花、元胡等活血行气药物联合使用。翁老一般用量为15g。

16. 丹参

【性味归经】味苦,性微寒。入心、肝经。

【作用功效】养血祛瘀,通经止痛,清心除烦,凉血清痈。

【主治病证】胸痹心痛,脘腹胁痛,癥瘕积聚,热痹疼痛,心烦不眠,月经不调,痛经经闭,疮疡肿痛。

【翁老经验】"一味丹参,功同四物",丹参养血活血祛瘀,安全无毒,补泻兼施。现代研究显示:丹参有增加冠脉血流量、改善微循环,提高抗缺氧能力,抗心脑缺血,抗氧化,清除自由基,抗血栓形成,抗血小板聚集,调节血脂作用的作用。郭老的冠心2号方及翁老的冠心3号方中均以丹参为主要药物。翁老一般用量为12~15g。

17. 三七

【性味归经】味甘、微苦,性温。入肝、胃经。

【作用功效】止血,散瘀,消肿,定痛。

【主治病证】吐血,咯血,衄血,便血,血痢,崩漏,癥瘕,产后血晕,恶露不下,跌扑肿痛,外伤出血,痈肿疼痛等。

【翁老经验】三七擅入血分,具有止血不留瘀血,活血不伤新的优点,尤以瘀血阻滞者为宜,可补血活血,化瘀止痛。故冠心病发作伴有胸痛者尤为适宜,尤其适用于老年人多瘀多虚的病症。现代药理研究表明,三七具有抗心律失常,扩张冠脉、改善心肌血氧供应,抑制心肌收缩力,减慢心率,降低外周血管阻力,降低心肌耗氧量,降血压,抗休克,抗炎,抗衰老,抗氧化,镇静,镇痛,调节免疫功能等作用。翁老多以三七粉3g冲服入药,如病情严重,瘀血严重者可用到6g。

四、医案分析

1. 补肾养血活血法治疗冠心病,支架术后

李某,女,49岁。2015年1月11日初诊。

主诉:胸闷反复发作2年,加重伴颜面浮肿半月。

现病史: 患者有冠心病、支架术后病史2年。刻下症见: 劳累后或睡眠不好时偶有胸闷,无胸痛,自觉左侧肩胛区酸楚不适,就诊前半月自觉颜面浮肿,双手胀感,午后减轻,冬天自觉畏寒明显,易外感。纳可,寐差,梦多,醒后即忘,二便调。舌暗红,舌体胖大,苔黄厚,脉沉。

既往史: 糖尿病史11年。月经情况: 2013年起3~4个月行经1次,经量少,色暗。

西医诊断: 冠心病,不稳定型心绞痛,支架术后。

中医诊断: 胸痹——肾虚血亏,痰瘀阻络。

治法: 补肾养血,益气活血。

处方: 三七粉3g(冲服),生黄芪15g,瓜蒌15g,薤白15g,法半夏10g,炒白术12g,桂枝12g,陈皮10g,丹参15g,川芎12g,红花12g,赤芍12g,郁金12g,地龙12g,旱莲草12g,菟丝子12g,茯苓15g,车前草15g,五味子10g,合欢皮15g,炒枣仁15g。

上述药物共60剂做膏方。每次口服12g,每日服用2次。服用膏方3个月余复诊时患者睡眠好转,无明显胸闷、左肩胛不适症状,畏寒好转,未再感冒。由于天气转暖,患者继续口服汤药治疗。随着痰湿减轻,化痰药物逐渐减少,继续以补肾养血,活血化瘀为法加减治疗。

按语: 冠心病的病理基础是冠状动脉粥样硬化,继而引起血管狭窄或阻塞,造成心肌缺血缺氧,这种病理基础符合中医的血瘀理论,因此胸痹的根本病机是血瘀。女性冠心病患者,本有血瘀的存在,加之处于更年期这个特殊的生理时期,肾气衰,冲、任亏虚,天癸将竭,精血亏虚,脉道干涩,血液运行不畅而加重血瘀。因此翁老认为,在治疗时应标本兼治,以三七粉、生黄芪、丹参、酸枣仁益气补肾养血活血;菟丝子、旱莲草滋肾阴,温肾阳;川芎、红花、赤芍、郁金、地龙活血化瘀;炒白术、陈皮、茯苓健脾培补后天以养先天,同时健脾以助化痰湿;瓜蒌、薤白、法半夏化痰通络;桂枝、车前草温阳利水。全方以补肾养血、活血化瘀为主,佐以健脾活血、化痰活血、温阳活血、利水活血多种方法联合使用,共同达到肾虚得补,血虚得养,血瘀得通,痰浊得化。其中翁老特殊选择使用了同时具有补血活血作用的药物三七粉:《滇南本草》云:"治跌打损伤,生用破血,炙用补血";《本草纲目拾遗》中记载:"人参补气第一,三七补血第一,味同而功亦等,故称人参三七,为中药中之最珍贵者",三七有补血止血不留瘀血,活血化瘀不伤新的优点。生黄芪补气固表,利水消肿,生津养血:《本草纲目》中将其列为上品,誉为"补药之长",补气生血是指无形之气能生有形之血;在《内外伤辨惑论》中提出"血不自生,须得生阳气之药,血自旺矣";"阳旺则能生阴血";张元素的《珍珠囊》云:"黄芪甘温纯阳,其用有五:补诸虚不足,一也;益元气,二也;壮脾胃,三也;去肌热,四也;排脓止痛,活血生血,内托阴疽,为疮家圣药,五也"。丹参养血祛瘀:《妇人明理论》记载:"一味丹参散,功同四物汤";《本草从新》说:"丹参补心,破宿血,生新血……功兼四物";《本草正义》云:"丹参……《本经》所谓益气,《别录》所谓养血,皆言其积滞既去,而正气自伸之意"。酸枣仁养心血补肝血,宁心安神:《本草崇原》说:"酸枣仁久服安五脏,轻身延年。言不但心腹和平,且安五脏也。五脏既安,则气血日益,故又可轻身延年"。《药鉴》云:"盖血不归脾,则五脏不安和,而睡卧自不宁矣。今既大补心脾,则血归脾,而五脏和,睡卧岂有不宁者哉"。

2. 补肾养血活血法治疗心律失常,冠心病

苗某,女,55岁。2014年7月20日初诊。

主诉:心慌反复发作5年,胸闷胸痛1年余。

现病史:患者5年前无明显诱因出现心慌心悸,无胸闷胸痛,曾行Holter:窦性心律,异位心搏,偶发房早,短阵房速,偶发室早。口服西药治疗(具体不详),症状缓解。1年前活动后出现心慌,胸闷,偶感胸痛,曾做运动平板试验(−),冠造提示:前降支30%狭窄,前降支近段混合性斑块,管腔约轻度狭窄。口服阿司匹林、硝酸酯类药物治疗。刻下症见:劳累后时感心慌心悸、气短、胸闷,无明显胸痛,早晚口苦,急躁心烦,尿频,无明显眼睑水肿,下肢凉感。纳可,眠欠佳,入睡偏难,梦多,大便可,舌暗红,苔薄白,脉弦细。

西医诊断:心律失常,房早,室早,短阵房速,冠心病

中医诊断:胸痹——肾虚血亏,气滞血瘀。

治法:补肾养血,行气活血。

处方:百合12g,北沙参12g,丹参15g,银柴胡10g,生黄芪12g,黄芩12g,赤芍10g,法半夏10g,炒白术12g,白芍10g,郁金12g,远志10g,佩兰12g,藿香12g,薄荷3g(后下),牡丹皮12g,炒薏苡仁12g,酸枣仁15g,枸杞子15g,五味子10g,生山楂15g,三七粉3g,荷叶15g,炒神曲15g,茯苓15g,阿胶10g,龟甲胶20g,鳖甲胶4g。

由于患者愿服膏方,故上述药物共30剂做膏方。每次口服12g,每日服用2次。服用膏后3月复诊。患者无明显心慌心悸,无胸闷胸痛,气短减轻,急躁心烦减轻,睡眠尚可。再次以膏方调理,继续以补肾养血,行气活血为法治疗。由于此时季节更换,天气由暑热转为秋凉,故去藿佩、薄荷。

按语:根据症状考虑,其有肾虚血虚的情况,同时有肝郁气滞的因素。故治疗时以滋阴补肾,补血活血,疏肝理气为主。处方以百合、北沙参、鳖甲胶滋阴;丹参、生黄芪、酸枣仁、枸杞子、三七、白芍、阿胶、龟甲胶补肾、补血、活血;银柴胡、薄荷、黄芩、牡丹皮疏肝、行气、清热;赤芍、郁金活血化瘀;远志、五味子宁心安神。由于就诊时正值暑湿之季,根据因时制宜的原则,翁老加佩兰、藿香、薄荷芳香化湿,法半夏、茯苓、炒白术、炒薏苡仁健脾化湿;由于方中有诸多胶类,为防止滋腻碍胃,加生山楂,荷叶,炒神曲健脾和胃消积。

患者病情不重,症状相对较轻,血瘀不甚严重,故方中并未大量使用活血

化瘀,甚至破血药物,而以柔和的补肾补血活血药物为主。其中,枸杞子滋补肝肾,益血明目,《本草汇言》:"俗云枸杞善能治目,非治目也,能壮精益神,神满精足,故治目有效。……殊不知枸杞能使气可充,血可补,阳可生,阴可长,火可降,风湿可去,有十全之妙用焉"。白芍具有养血调经,缓急止痛等作用,《神农本草经》谓其"味苦平,主邪气腹痛,除血痹,破坚积寒热疝瘕,止痛,利小便,益气"。阿胶补血止血,李时珍《本草纲目》中称其为"圣药",诉阿胶"和血滋阴,除风润燥……圣药也","疗女人血痛血枯,经水不调,无子,崩中带下,胎前产后诸疾,男女一切风病,骨节疼痛,水气浮肿,虚劳咳嗽,喘急,肺痿唾脓血,痈疽肿毒"。龟甲胶有养血安神功效,《本草择要纲目》载:"血滞麻痹,久嗽虚疟,属金水,功长于补阴,治血治劳,盖龟鹿皆灵而有寿,龟首常藏向腹,能通任脉,故取其甲,以补心、补肾、补血,皆以养阴也"。此医案说明翁老根据病情轻重,选择不同的活血化瘀药物,使用不同的活血化瘀方法,并且多种活血方法联合使用,此方补血活血、行气活血、滋阴活血,清热活血联合使用。

3. 益气补血活血法治疗冠心病

曹某,男,72岁。2014年12月21日初诊。

主诉:心前区不适5年,加重1个月。

现病史:患者既往有冠心病病史5年,平时活动多或上一层楼后感心前区酸痛不适,休息5分钟左右可自行缓解(未含服药物)。近一月患者心前区不适发作频繁,含服速效救心丸3~4分钟左右可缓解,关节有时疼痛,行走尚可,口干口渴。纳食欠佳,睡眠一般,多梦,无噩梦,大便可,尿频。舌黯,苔白,脉沉弦。ECG:大致正常,心率82次/分,律齐。

西医诊断:冠心病,不稳定型心绞痛。

中医诊断:胸痹——气血亏虚,瘀血阻络。

治法:益气养血,活血化瘀。

处方:生黄芪12g,北沙参12g,麦冬10g,玉竹12g,五味子10g,黄精12g,赤芍12g,郁金12g,丹参15g,川芎12g,红花12g,合欢皮15g,鸡血藤12g,茯苓15g,炒神曲15g,厚朴10g,佛手12g,荷叶15g,川牛膝12g。

上方日一剂,分2次服用。共服药60剂,再次就诊时患者自述心前区酸痛不适症状较前减轻,发作次数减少,程度减轻,未含服药物,纳食好转,睡眠可,梦减少,仍关节疼痛。继续以益气养血,活血化瘀为法,其关节痛,加秦艽、络石藤、路路通搜风通络止痛。

按语:老年期气血亏虚,单纯活血化瘀,易耗气伤血。患者高龄久病,气血亏虚,故活动后或上一层楼后感心前区酸痛不适,症状明显。故益气、补血、活血均要重视。患者口干口渴,气阴两虚,故以玉竹、黄精、北沙参、五味子、麦冬益气养阴;生黄芪、丹参、鸡血藤补血活血;赤芍、郁金、川芎、红花、川牛膝活血化瘀；茯苓、炒神曲、厚朴、佛手、荷叶健脾行气和胃。其中鸡血藤活血补血、调经止痛。《本草纲目拾遗》曰："大补气血，与老人妇女更为得益"；《现代实用中药》载：鸡血藤"为强壮性之补血药，适用于贫血性之神经麻痹症……妇女月经不调，月经闭止等，有活血止痛之效"；《饮片新参》言其"去瘀血，生新血，流利经脉"。同时翁老重视调理老年人脾胃功能，处方用药时必用健脾理气和胃之品，一来健脾培补后天，以养气血；二来健脾和胃，改善患者脾胃功能，改善进食情况，有利于化生水谷精微，补益气血，同时利于患者接受药物，促进药物的消化吸收，发挥更好的疗效。对于老年人，翁老用药平和，无苦寒峻猛之品，药物剂量较小，力求安全平缓，缓功慢补，祛邪而不伤正。

4. 益气补血活血法治疗冠心病，支架术后

杨某，男，61岁。2015年2月1日初诊。

主诉：胸闷胸痛3年，加重3~4天。

现病史：患者既往有冠心病，支架植入术后病史3年。近3~4天劳累后时有胸痛发作，未含服药物，休息约3~4分钟自行缓解，头晕。纳眠可，小便可，舌暗红，苔薄黄，脉沉弱。

既往史：高脂血症病史。有吸烟饮酒史，每天吸10余支，每天喝白酒2~3两。有甲状腺结节病史，近期计划作手术切除。

西医诊断：冠心病，不稳定型心绞痛，支架植入术后，高脂血症。

中医诊断：胸痹——气血亏虚，瘀血阻络。

治法：益气养血，活血化瘀。

处方：党参10g，玄参10g，生黄芪15g，天麻10g，地龙12g，三棱10g，莪术10g，丹参15g，川芎12g，红花12g，赤芍12g，郁金12g，焦山楂15g，炒神曲15g，茯苓15g，鸡血藤15g。

上方日一剂，分2次服用。共服药30剂，再次就诊时患者自述胸痛基本未再发作，偶有胸闷不适，无头晕症状，自感气短乏力，继续以益气养血，活血化瘀为法，加太子参12g，玉竹12g益气养阴，去三棱、莪术，加三七粉益气补血活血。又继续服用60余剂。

按语：患者本虚标实，但急则治其标，故胸痛发作明显时以活血化瘀为主，佐以健脾益气。以党参、生黄芪健脾益气补血；丹参、天麻、鸡血藤补血活血；地龙、川芎、红花、赤芍、郁金活血化瘀；三棱、莪术破血活血，加强活血力量。以焦山楂、炒神曲、茯苓健脾消积和胃，助胃肠消化吸收药物。由于考虑破血之品久用耗气伤血，加之老年人本已正气亏虚，先天与后天衰退，不可再伤正气，故待胸痛缓解，病情相对稳定，标本兼治，以益气补血扶正，活血化瘀祛邪为法。此时，去三棱、莪术破血耗气之品，加三七粉益气补血活血，活血化瘀力量强，但扶正祛邪而不伤正。并加太子参、玉竹以加强益气补虚扶正力量。

五、补血活血法在老年病临床治疗中的再认识

老年患者多虚多瘀。其血虚的病因病机多为：①先天之肾与后天之脾亏虚，脾运化失常，肾气化失司，血液无以化生而发生血虚。②胃气不和，胃失受纳，纳食减少，化源不足，水谷精微无以化生，而发生血虚。③各种原因的失血：如咳血、吐血、呕血、尿血、便血等。可因阴虚内热或火热内盛，灼伤脉络，迫血妄行；或肝郁气滞、郁久化火，痰湿内蕴、郁久化热，热灼血脉，迫血妄行；或气虚不能固摄血液，血溢脉外。

针对不同血虚的病因病机，需要采取不同的治疗方法。脾失健运，不能化生水谷精微者，治疗宜健脾益气补血；肾虚气化失司，精血亏虚者宜补肾填精养血；脾胃亏虚，胃失受纳者，宜健脾和胃补血；阴虚内热，迫血妄行者，治疗宜滋阴凉血止血；火热内盛者宜清热凉血止血；肝郁化火者宜疏肝理气，凉血止血；痰湿化热者宜清热化痰，清利湿热，凉血止血；气虚不固者，治以健脾益气，固涩止血。

医案：益气补血活血法治疗消化道出血合并心绞痛

王某，男，92岁。2015年4月27日初诊。

主诉：胸闷胸痛7年余，间断黑便1个月，加重3天。

现病史：患者既往有冠心病病史7年余，平素口服阿司匹林、倍他乐克，病情平稳，劳累后偶感胸闷胸痛，不用含服药物1分钟左右可自行缓解。1月前出现黑便，疲乏无力，前往北京某医院就诊，诊断为消化道出血，停服阿司匹林，予抑酸止血对症治疗，黑便缓解，但出现胸闷胸痛憋气。前往阜外医院就诊，诊断为冠心病，不稳定型心绞痛，重度贫血，予输血、扩冠、抑酸、保护胃黏膜等治疗后症状缓解。后口服氯吡格雷、硝酸酯类、倍他乐克、呋塞米、螺内酯。3天前患者无明显诱因再次出现黑便，停用氯吡格雷，但病情逐渐加重，时有胸闷胸痛发作，精神差，面色㿠白，少气懒言，纳食少，时感恶心，无呕吐，无胃痛，头晕，无头痛，多眠思睡，小便少，舌淡黯，苔白，脉沉弱。查血常规：Hb 72g/dl。心电图：ST-T改变。便潜血：阳性。

西医诊断：冠心病，不稳定型心绞痛，消化道出血，贫血。

中医诊断：胸痹——气血亏虚，瘀血阻络。

治法：健脾益气，补血止血。

处方：生黄芪15g，党参15g，炒白术12g，茯苓15g，砂仁6g，陈皮12g，白及10g，佛手10g，煅瓦楞子15g（先煎），鸡内金12g，三七粉3g（冲服）。

上方服用7剂后，患者精神好转，纳食好转，无胸闷胸痛发作，大便逐渐转为褐色，复查便潜血阴性。考虑出血已止，加当归10g补血活血，黄精15g健脾

益气,补肾养血。使补血而不留瘀,活血而不加重出血。服用7剂后患者病情稳定出院,继续服用上方7剂。再次复诊时,患者精神可,可在屋内少量活动,无胸闷胸痛发作,无黑便,纳食正常,上方去煅瓦楞子,加丹参15g,阿胶10g加强补血活血力量。后随诊患者病情稳定,基本无明显不适,可正常日常生活。

按语:患者初诊时证属气血亏虚,气虚不能固摄血液,血溢脉外;同时存在血瘀阻络。故治疗予健脾益气以固摄血液,同时予香砂六君子汤加减补气以生血,加白及、煅瓦楞子抑酸和胃、止血生肌;佛手、鸡内金行气和胃消积,以助脾胃运化。患者虽有消化道出血,但并未使用单纯的止血药物,而以三七粉益气补血、活血止血,使补血而不助瘀,活血而不加重出血。二诊时患者出血基本已止,故加作用和缓的当归补血活血,配合生黄芪、黄精寓意益气补血。三诊时患者病情基本稳定,脾胃运化功能好转,加滋腻之阿胶、有四物功效之丹参专攻补血以扶正。

主要参考文献

1. 辛爱芹. 养血活血法机理浅析[J]. 四川中医,2012,30(9):28-30.

2. 张磊,于海亮,尹荟萃,等.《黄帝内经》血虚浅析[J]. 中医学报,2011,26(154):309-310.

3. 曹晓光,唐勇,王冠军,等. 浅议《仙授理伤续断秘方》中"气血"理论[J]. 四川中医,2009,27(1):40-41.

4. 赵黎. 刍议养血、活血、止血[J]. 辽宁中医药大学学报,2015,17(2):99-101.

5. 翁维良,于英奇. 中国百年百名中医临床家——郭士魁[M]. 北京:中国中医药出版社,2001:13-14.

6. 翁维良,于英奇. 现代著名老中医名著重刊丛书(第一辑)·郭士魁临床经验选集(杂病证治)[M]. 北京:人民卫生出版社.2005.

7. 谢鸣. 方剂学[M]. 1版. 北京:人民卫生出版社,2002.

8. 刘效军. 三七的现代临床应用[J]. 光明中医,2011,26(11):2355-2356.

9. 侯佳玉. 中国药理学[M]. 北京:中国中医药出版社. 2002:772-774.

10. 孙凤志,孙明江,吕旭潇. 中药三七止血活血作用的研究进展[J]. 医学研究杂志,2013,42(9)

11. 王炜辰,吴学辉,郑芳. 丹参药理学研究进展[J]. 海峡药学,2013,25(10):24-25.

(李 岩)